Christoph Delp

Beweglichkeit

durch Dehnen, Faszienmassage und Mobility-Training

pietsch

Dieses Buch ist meiner Mutter Anne Delp gewidmet.

Titelbild: Shutterstock.com/JJ-stockstudio
Fotos Innenteil: Christoph Delp
Ausnahmen:
S. 6 shutterstock.com/Prostock-studio; S. 7 shutterstock.com/Serhii Bobyk; S. 8 shutterstock.com/Anatoliy Cherkas; S. 9 shutterstock.com/Standret; S. 13 shutterstock.com/fizkes; S. 16 shutterstock.com/fizkes; S. 24 shutterstock.com/DmitryStock; S. 25 shutterstock.com/Prostock-studio; S. 27 shutterstock.com/Ihor Bulyhin; S. 78 shutterstock.com/Dusan Petkovic; S. 80 shutterstock.com/4 PM production; S. 81 shutterstock.com/fizkes; S. 144 shutterstock.com/George Rudy; S. 145 shutterstock.com/bedya; S. 204 shutterstock.com/Inside Creative House.

Darsteller*innen der Übungen:

Chiara Schmitt (Fitnessmodel, Model)
Libby Jennings (Fitnessmodel, Model)
Tanja Keller (Fitnessmodel, Stuntfrau)
Max Roll (Kampfsportler, Personal Trainer, Fitnessmodel)

Mein Dank gilt der Firma Blackroll® für das Produktsponsoring und Selina Hettich (Blackroll®) für die Produktberatung.
BLACKROLL AG
Hauptstraße 17, CH-8598 Bottighofen
www.blackroll.com

ISBN 978-3-613-50909-4

Ein Unternehmen der Paul Pietsch Verlage GmbH & Co. KG
Auflage 2020

Sie finden uns im Internet unter www.pietsch-verlag.de

Lektorat: Ulrike Ruh
Einbandgestaltung: Kornelia Erlewein
Innengestaltung: Sabine Ufer
Druck und Bindung: Appel & Klinger Druck und Medien, 96277 Schnekenlohe
Printed in Germany

Inhalt

TEIL 1:
Der Einstieg

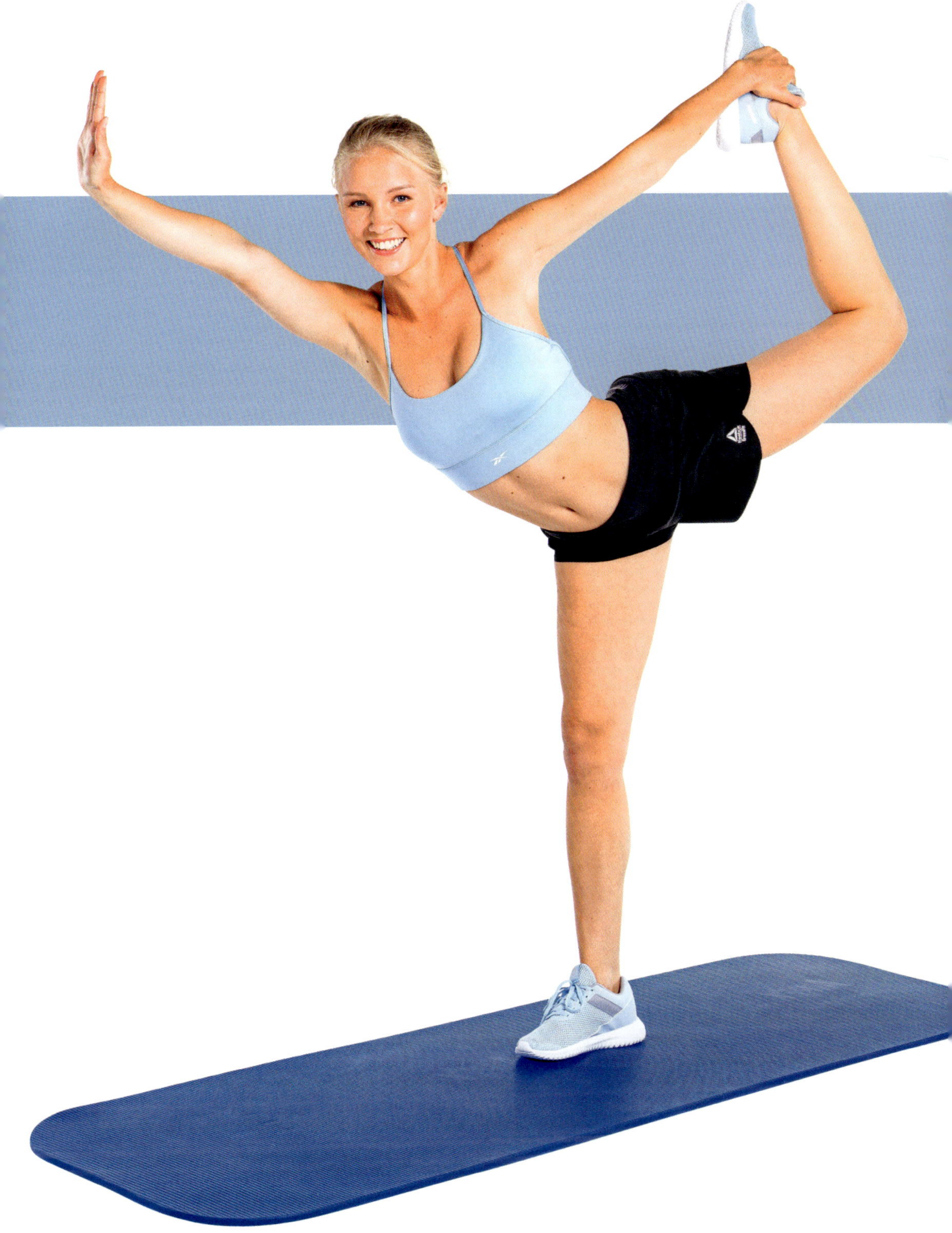

Wissenswertes zur Beweglichkeit

Eine gute Beweglichkeit ermöglicht es uns leistungsfähig und schmerzfrei zu sein. Um die Beweglichkeit zu trainieren, wird kontinuierlich nach effektiven Methoden gesucht. Wir wollen unsere Leistungspotentiale erreichen, Schmerzen und Verletzungen schnell überwinden und die Regeneration beschleunigen.
Es hat sich gezeigt, dass gerade im Training der Beweglichkeit noch Verbesserungen möglich sind. So sind in den letzten Jahren zahlreiche Trainingsformen auf dem Fitnessmarkt erschienen, u.a. wurden Mobility-Training, Faszienmassage, Yoga-Therapie und Animal Movement populär. Manche Trainer entwickelten ihre eigenen Bewegungskonzepte wie »Movement Culture«.

Früher wurde unter Beweglichkeitstraining häufig das Ausführen von Dehnübungen verstanden. Dehnübungen werden zwar weiterhin eingesetzt, wobei einige Modifikationen und Erweiterungen empfehlenswert sind, doch sollte das Training durch Mobility-Übungen und Faszienmassage ergänzt werden. Mit der Kombination aus Roll-, Mobility- und Dehnübungen kannst du hervorragende Ergebnisse im Beweglichkeitstraining erzielen. Dazu gehört auch Yoga mit seinen unterschiedlichen Ausprägungen, weshalb du Yoga-Übungen im Mobility-Training ebenso wie im Dehnen finden wirst.
Die Erkenntnisse im Beweglichkeitstraining sind nicht nur für den Sport von großer Bedeutung, sondern können ebenso für den Alltag

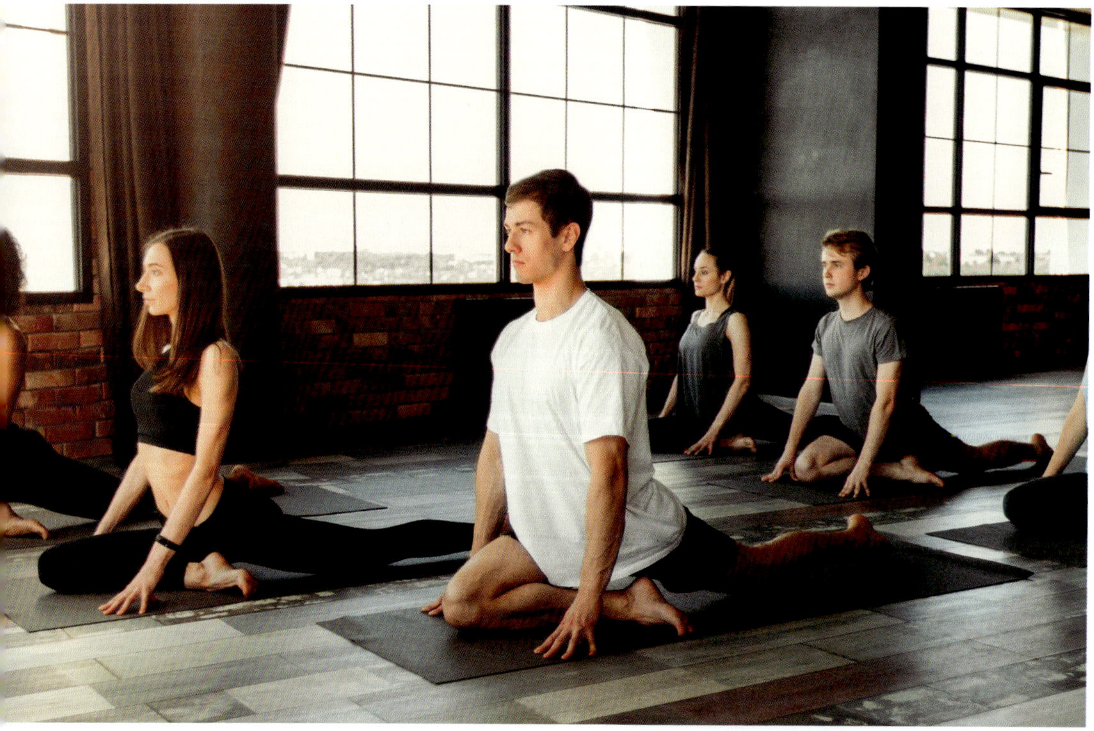

Auch Yoga-Übungen werden im Beweglichkeitstraining genutzt (»D 38«, Seite 189).

genutzt werden. So werden beispielsweise Roll-, Mobility- und Dehnübungen eingesetzt, um Einschränkungen im Nacken und in den Unterarmen während der Arbeit am Computer zu beseitigen. In vielen Haushalten liegen mittlerweile Faszienrollen und -bälle vor, denn das Ausrollen nach einer anstrengenden Tätigkeit tut unserem Körper gut, und schmerzende Körperpartien können mit diesen Tools selbstständig behandelt werden.

Dieses Buch liefert die Grundlagen zum Beweglichkeitstraining, klärt über die häufigsten Fragen und Missverständnisse auf und stellt die wichtigsten Übungs-Tools vor. Die Trainingsmethoden zu Faszienmassage, Mobility und Dehnen werden detailliert erklärt. Du lernst die wichtigsten Übungen und zahlreichen Variationsmöglichkeiten für Einsteiger und Fortgeschrittene kennen. Im abschließenden Buchteil werden Work-outs für das selbstständige Training vorgestellt. Nutze sie als Grundlage und passe sie mit fortschreitender Erfahrung an deine individuellen Bedürfnisse an. Wenn du bereits regelmäßig Übungen zur Verbesserung

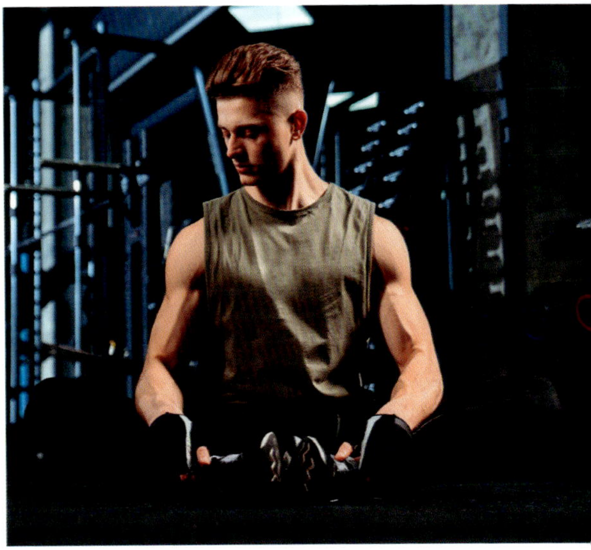

Dehnübungen sind ein Teil des Beweglichkeitstraining (»D 37«, Seite 188).

deiner Beweglichkeit anwendest, kannst du dein Training mit den Übungen und Methoden aus dem Buch ergänzen. Nutze Roll-, Mobility- und Dehnübungen, um dich gut zu fühlen, leistungsfähig und schmerzfrei zu sein und dies auch langfristig zu bleiben.

INFO: Bevor du mit dem Training beginnst:

Wenn du regelmäßig sportlich aktiv bist, kannst du umgehend mit deinem Beweglichkeitstraining beginnen und die Übungen und die Programme ausführen. Auch wenn du lange Zeit keinen Sport getrieben hast, kannst du mit den Einstiegsprogrammen starten. Führe die Übungen in diesem Fall besonders vorsichtig aus. Wenn du allerdings krank bist, beginne mit dem Training erst dann, wenn du wieder gesund bist.

Geh beim Training behutsam vor und beginne zunächst mit leichten Übungen, mit der Zeit kannst du zu den anspruchsvollen Übungen übergehen. Überfordere deinen Körper nicht und versuche nicht, mit Gewalt und unter Schmerzen Mobility-Übungen auszuführen und Dehnpositionen einzunehmen, denn damit erreichst du keine Verbesserung deiner Beweglichkeit, sondern riskierst, dich zu verletzen. Den gewünschten Erfolg im Beweglichkeitstraining erzielst du, indem du bewusst trainierst und die Anforderungen kontinuierlich und behutsam steigerst.

Was ist Beweglichkeit?

Unter dem Begriff »Beweglichkeit« wird in diesem Buch verstanden, dass die Bewegungen im natürlichen Gelenkspielraum optimal ausgeführt werden können. Die Bewegungen müssen im vollen Umfang (Range of Motion) schmerzfrei möglich sein und die Positionen vollständig stabilisiert werden, d. h. es muss jederzeit eine Bewegungskontrolle vorliegen. Ziel ist es, sich in seinem Körper wohlzufühlen, leistungsbereit und beschwerdefrei zu sein und sich in einer guten Haltung fortzubewegen. Eine gute Beweglichkeit erfordert nicht nur, Dehnpositionen statisch einnehmen zu können, sondern auch die Kraft entwickelt zu haben, alle Bewegungspositionen zu beherrschen. Zudem soll das Fasziengewebe geschmeidig und elastisch sein, damit es voll leistungsfähig ist.

Damit du diese Beweglichkeit erreichst, empfehle ich dir ein kombiniertes Beweglichkeitstraining aus Mobility- und Dehnübungen auszuführen und zudem deine Faszien und Muskeln mit der Rollmassage zu pflegen. Welche Methoden und Übungen sich am besten eignen, hängt sowohl davon ab, wann du die Übungen einsetzt als auch von deinen individuellen Bedürfnissen. Wie du effektiv rollst, mobilisierst und dehnst, erfährst du in diesem Buch.

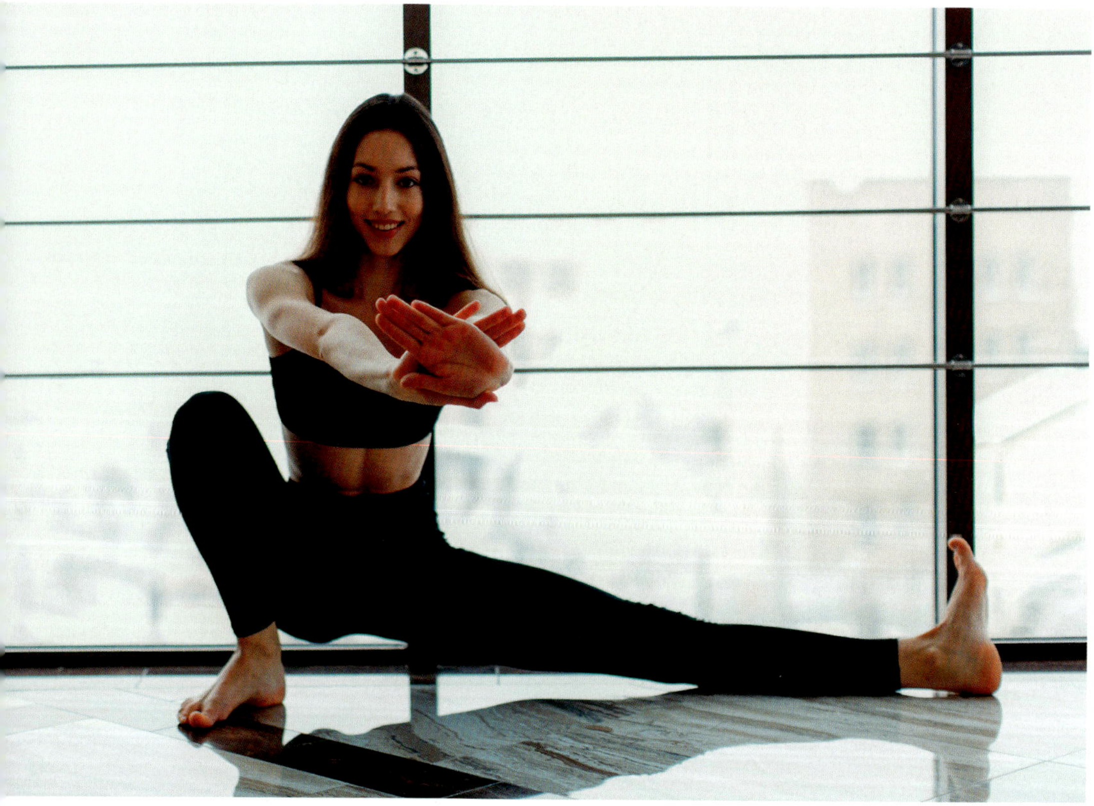

Jede Bewegung muss vollständig kontrolliert werden und schmerzfrei erfolgen (»M 48«, Seite 133).

Elemente des Beweglichkeitstrainings

In den letzten Jahren haben sich die Faszienmassage und das Mobility-Training etabliert. Bei der Faszienmassage werden Schmerzstellen gezielt behandelt und zudem die Elastizität des Gewebes gepflegt. Im Mobility-Training wird das Ausführen von Bewegungen im optimalen Bewegungsumfang gefördert. Auch das klassische Dehnen hat seit vielen Jahren positive Effekte gezeigt, u. a. im Verbessern der statischen Beweglichkeit sowie in der Entspannungsförderung nach dem Training und im Alltag.

Das Beweglichkeitstraining hat zum Ziel, dein körperliches Wohlbefinden und deine Leistungsfähigkeit zu fördern sowie Verletzungsgefahr und Verschleiß zu mindern. Ein gutes Beweglichkeitstraining nutzt aus den möglichen Trainingsinhalten das, was für dich – abhängig von deinem aktuellen körperlichen Zustand – sinnvoll ist.

Yoga ist als eigene Trainingskomponente nicht aufgeführt, weil eine klare Abgrenzung der vielen Yoga-Stile schwierig ist und die Trainer zudem ihren Unterricht an eigene Erkenntnisse und Erfahrungen anpassen. Klassische Yoga-Übungen ebenso wie Übungsmodifikationen findest du in den Buchteilen »Mobility« und »Dehnen«.

Du wirst in deinem Fitness- und Beweglichkeitstraining weitere Übungen kennenlernen. Wenn du das Gefühl hast, dass sie dir helfen, kombiniere sie mit den Buchinhalten. Trainiere aufmerksam und nutze alles, was dir dabei hilft, deine Trainingsziele zu erreichen.

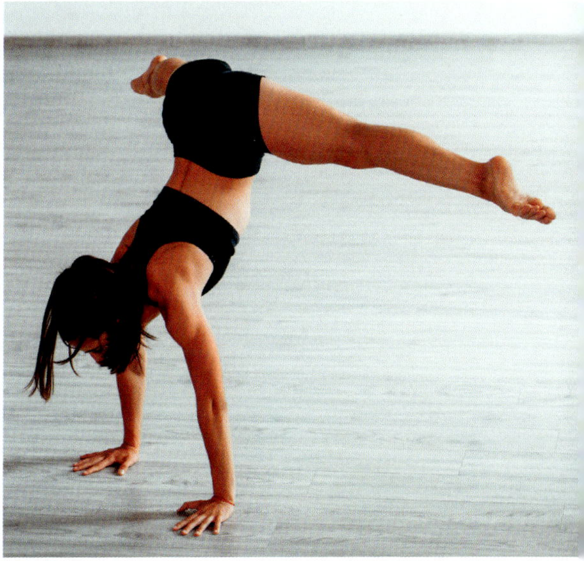

Faszienmassage (Rollmassage)

Intensive körperliche Belastungen, Fehlstellungen und Stress können dazu führen, dass unsere Muskulatur mit Verspannungen und Verhärtungen reagiert und unsere Faszien verkleben und verfilzen. Als Resultat verspüren wir Schmerzen, und wir machen Ausweichbewegungen, um sie zu umgehen. Unsere Beweglichkeit wird dadurch eingeschränkt, auch die Verletzungsgefahr erhöht sich.

Du kannst die Faszienmassage – auch Rollmassage genannt – nutzen, indem du mit der Faszienrolle (Hartschaumrolle) oder dem Faszienball Rollbewegungen über verspannte Muskelpartien beziehungsweise verklebtes Bindegewebe ausführst. Das Abrollen kann schnell dabei helfen, Verspannungen und Verklebungen zu lösen und schmerzende Stellen zu beseitigen und ist somit eine wirkungsvolle Methode, um die Beweglichkeit des Körpers

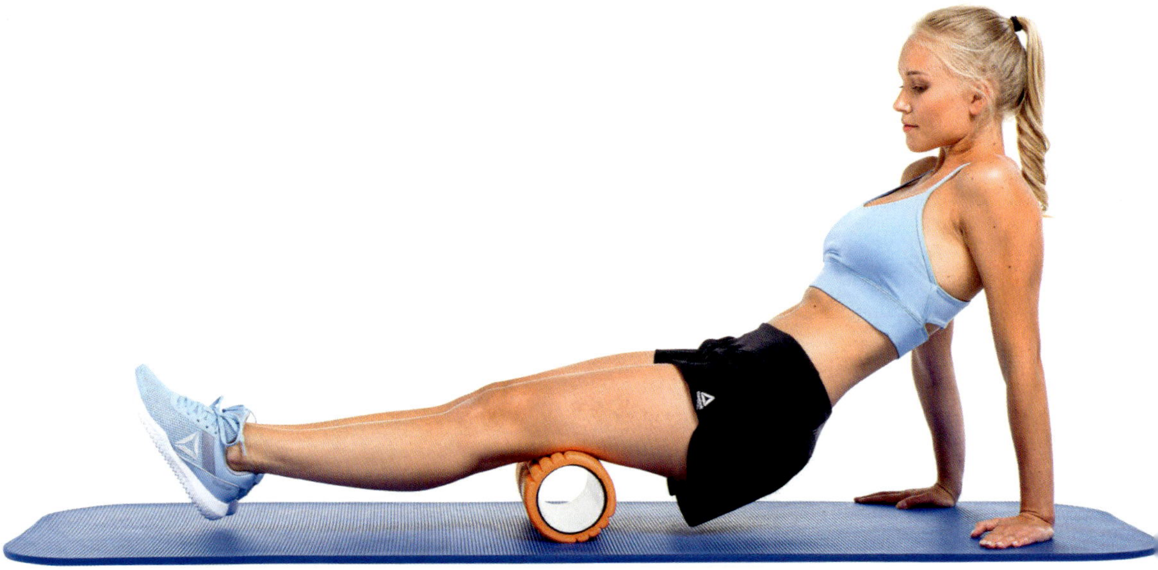

Die Faszienmassage für die hinteren Oberschenkel (»R 23«, Seite 67).

umgehend zu verbessern und dein Wohlbefinden zu fördern.

Du kannst eine schnell ausgeführte Rollmassage vor dem Training machen, wenn dir das dabei hilft, Verspannungen und Verklebungen zu beseitigen. Nach dem Training kannst du die Faszienmassage nutzen, um die Regenerationsprozesse zu beschleunigen. Durch eine zusätzliche, eigenständige Beweglichkeitseinheit kannst du deinen Körper intensiv mit der Rollmassage behandeln und Triggerpunkte beseitigen. Fühlst du eine schmerzende Körperstelle im Alltag, kann ein kurzes Faszienrollen helfen, den Schmerz zu beseitigen oder zumindest zu verringern.

In »Teil 2: Faszien-Rollmassage« erfährst du, wie du die Rollmassage effektiv nutzt und somit Bewegungseinschränkungen beseitigst. Die wichtigsten Übungen sind auf den Seiten 38–75 beschrieben.

Mobility-Training

Das Mobility-Training zielt auf die Förderung deiner Fähigkeit, endgradige Gelenkstellungen kontrolliert einzunehmen, zu stabilisieren und somit deinen Bewegungsumfang (Range of Motion) zu verbessern. Die Übungsbewegung wird kontrolliert ausgeführt und mehrfach wiederholt. Die Bewegung wird über die eigene Muskelkraft gesteuert, du entwickelst dabei deine Kraft und verbesserst dein Muskelzusammenspiel. Manche Übungen erscheinen wie Dehnübungen, doch im Unterschied zum Dehnen konzentrieren wir uns auf das Bewegen und nicht auf das statische Halten und Einsinken in Positionen.

Es wird beispielsweise eine tiefe Position eingenommen und in dieser Position werden Drehungen ergänzt (»M 35: Tiefe Hocke mit Körperdrehung«, Seite 120), die dein Körper dann zu stabilisieren lernt. Auch Schwünge und Gelenkkreisen werden eingesetzt. Bei allen Bewegungen gilt die Regel, dass die Übung ohne

Schmerzen und Ausweichbewegungen ausgeführt muss, ansonsten musst du auf eine einfachere Variante zurückgreifen.
Du kannst Mobility-Übungen im Aufwärmprogramm ausführen, um dich auf den Hauptteil der Sporteinheit vorzubereiten, sodass Muskeln, Sehnen und Gelenke leistungsbereit werden. Ebenso kannst du eine eigenständige Mobility-Trainingseinheit machen. Auch ein kurzes Mobility-Programm am Morgen direkt nach dem Aufstehen hat vielfältige Vorteile und sollte auf deine körperlichen Bedürfnisse ausgerichtet sein. Zudem kannst du immer wieder einzelne Mobility-Übungen zur Haltungskorrektur und Beseitigung von Verspannungen machen, z. B. Handgelenk- und Wirbelsäulenmobilisation in einer kurzen Pause von der Schreibtischarbeit.
Wähle Übungen, die deinem Leistungsvermögen entsprechen. Du musst jede Übung kontrollieren können und sie muss schmerzfrei ausgeführt werden. Gelingt dir die Übung so nicht, dann wähle eine einfachere Variante. Versuche hingegen nicht, Übungen mit Gewalt und Fehlstellungen auszuführen. Im Verlauf des Trainings können die Übungsanforderungen immer weiter gesteigert werden.
In »Teil 3: Mobility-Training« erfährst du, wie du effektiv trainierst. Die wichtigsten Übungen sind auf den Seiten 86–141 beschrieben.

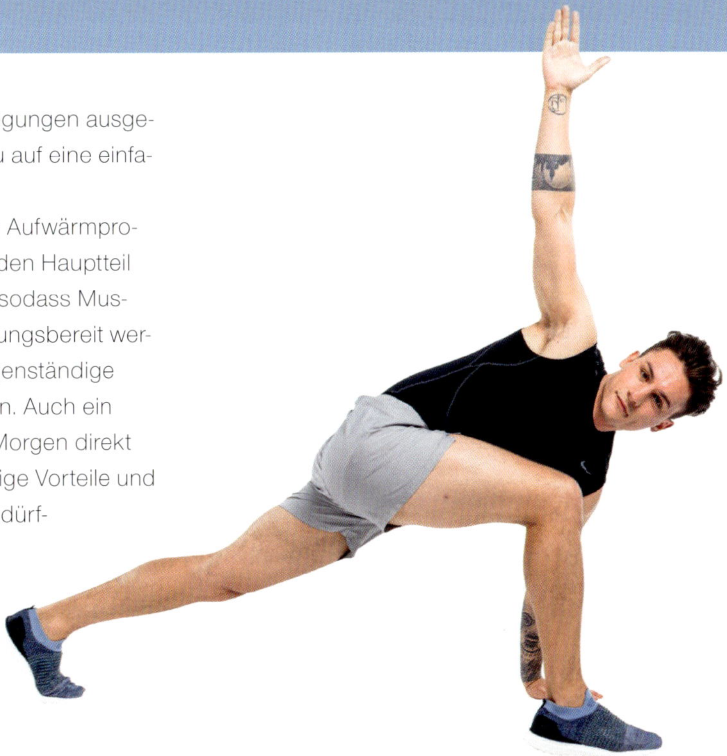

Im Mobility-Training werden kontrollierte Rotationen ausgeführt (»M 33«, Seite 118).

Dehnen

Das klassische Dehnen ist weiterhin ein wichtiger Bestandteil im Beweglichkeitstraining. Du nimmst dabei langsam eine Position ein, in der du einen leichten Dehnreiz spürst. In dieser Position wird durch den Einsatz einer Dehnmethode der Dehnreiz verringert und dadurch die statische Beweglichkeit gefördert. Das Dehnen fördert zudem die allgemeine Entspannung und die Körperwahrnehmung.
Ob Dehnen im Aufwärmen sinnvoll ist, wird vielfältig diskutiert. Ich vertrete den Ansatz, dass du kurzzeitig ausgeführte Dehnübungen mit Haltedauern von maximal 10 Sekunden (»Andehnen«, Seite 145) im Aufwärmprogramm nutzen kannst, wenn sie dir helfen, Verspannungen zu beseitigen. Empfindest du Dehnübungen beim Aufwärmen jedoch nicht als vorteilhaft, dann verzichte darauf und nutze Mobility-Übungen oder eine andere Vorgehensweise, die dich gut auf den Hauptteil der Sporteinheit vorbereitet.
Das Dehnen im Abwärmprogramm hingegen gilt als unstrittig. Es können einige Übungen zur gezielten Beweglichkeitsverbesserung gemacht werden, sowie Übungen, um Verspannung nach der Sporteinheit zu lösen sowie die

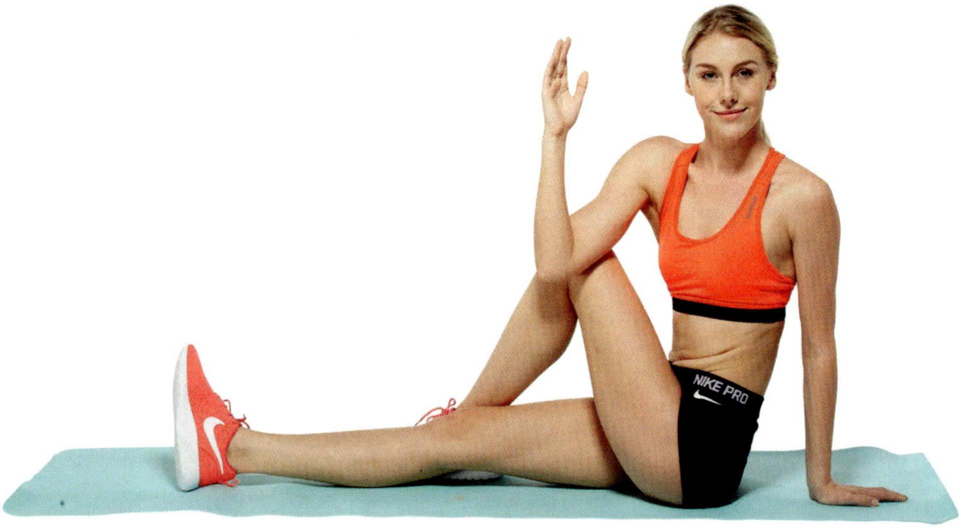

Nutze die positiven Effekte des Dehnens für Körpergefühl und Wohlbefinden (»D 44«, Seite 195).

Regenerationsprozesse und die Entspannungsphase einzuleiten.
Haben sich Einschränkungen in deiner Beweglichkeit entwickelt, dann empfehlen sich eigenständige Trainingseinheiten, in denen du deinen Körper intensiv dehnst. Außerdem kannst du immer dann, wenn du eine Verspannung fühlst, eine Dehnposition einnehmen, um diese Verspannung zu beseitigen.
In »Teil 4: Dehntraining« erkläre ich dir die Hintergründe und Methoden. Die wichtigsten Übungen sind auf den Seiten 152–199 beschrieben.

Gute Gründe

Mit Beweglichkeitstraining wird dein Körper leistungsstark, geschmeidig und elastisch. Führe die Mobility-, Roll- und Dehnübungen regelmäßig aus, um einen fitten und beschwerdefreien Körper zu entwickeln und zu bewahren. So bist du optimal vor vorzeitigem Verschleiß geschützt und bleibst auch im hohen Alter leistungsfähig.

• Gute Körperhaltung

Im Alltag sitzen wir oft eingesunken im Fernsehsessel, arbeiten stundenlang am Computer oder führen gleichartige, unausgewogene Bewegungsmuster in unserer Sportart aus. Wir nehmen Fehl- und Schutzhaltungen ein, der Körper verspannt und das Fasziengewebe verfilzt. Als Folge davon bekommen wir Schmerzen, machen Ausweichbewegungen und unsere Gelenke werden unnatürlich belastet.
Mit Beweglichkeitstraining kannst du gezielt gegen solche Problematiken vorgehen, beziehungsweise vorbeugend trainieren, um Beschwerden zu vermeiden. Mache ausgleichende Übungen und trainiere Bewegungen, die du ansonsten vernachlässigst. Denn machst du wichtige Bewegungen nicht regelmäßig, wie beispielsweise »M 40: Tiefe Hocke halten« (Seite 125) und »M 13: Armbewegungen hinter dem Rücken« (Seite 98), dann wird es mit der Zeit immer schwieriger diese auszuführen.
Mit Beweglichkeitstraining kannst du eine gute Körperhaltung entwickeln und bewahren. Du

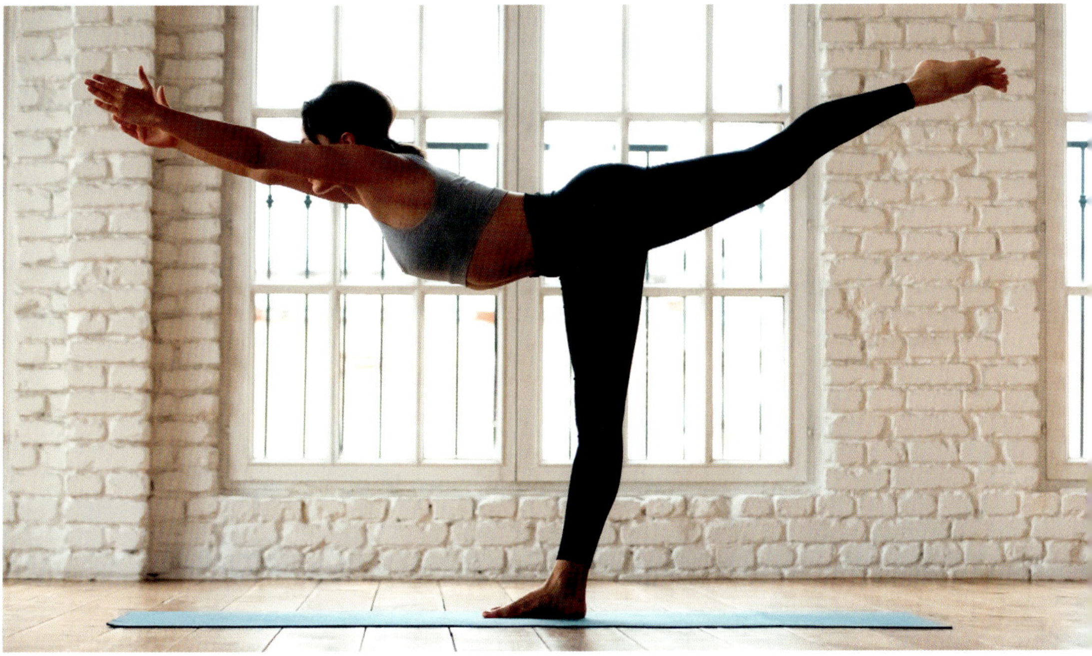

Führe regelmäßig Mobility-Übungen wie »M 56: Einbeinstand« (Seite 141) aus.

sorgst für eine optimale Ausrichtung der Gelenke, Körperspannung und aufrechte Körperhaltung. Du entwickelst ein gutes Gangbild, die Bewegungen können effizient und harmonisch ablaufen und die Gelenke werden geschont.

• Mehr Leistungsfähigkeit

Beweglichkeit ist die Voraussetzung dafür, dass wir den natürlichen Spielraum der Gelenke optimal nutzen und somit unser vollständiges Leistungspotential abrufen können. Ist die Beweglichkeit jedoch eingeschränkt, können schon Grundübungen wie die tiefe Kniebeuge nur mithilfe von Ausweichbewegungen vollzogen werden. Ein Mindestmaß an Beweglichkeit muss also im Sport ebenso wie bei Alltagsbewegungen vorhanden sein. Um diesen Bewegungsumfang sicherzustellen, sollten entsprechende Übungen ein fester Trainingsbestandteil sein.

Die Anforderungen der Mobility-Übungen werden kontinuierlich gesteigert. Du lernst wichtige Bewegungsmuster technisch richtig und stabil durchzuführen und dein Muskelzusammenspiel verbessert sich. Deine Bewegungen werden harmonischer, was deine Leistungsfähigkeit erhöht. Geschmeidig verlaufende Bewegungen reduzieren außerdem den Energieverbrauch und so kannst du im Training und bei anstrengenden Alltagsbelastungen länger durchhalten.
Zudem erfordern einige Sportarten eine gute Beweglichkeit, um die sportartspezifischen Bewegungen ausführen zu können wie hohe Kicks im Kampfsport. Dann ist im Beweglichkeitstraining das Dehnen eine wichtige Komponente. Du musst dir jedoch kein überhöhtes Maß an Beweglichkeit antrainieren. Ein Spagat sieht zwar aufregend aus, ist aber nur in wenigen Sportarten notwendig, um die optimale Leistung abrufen zu können.

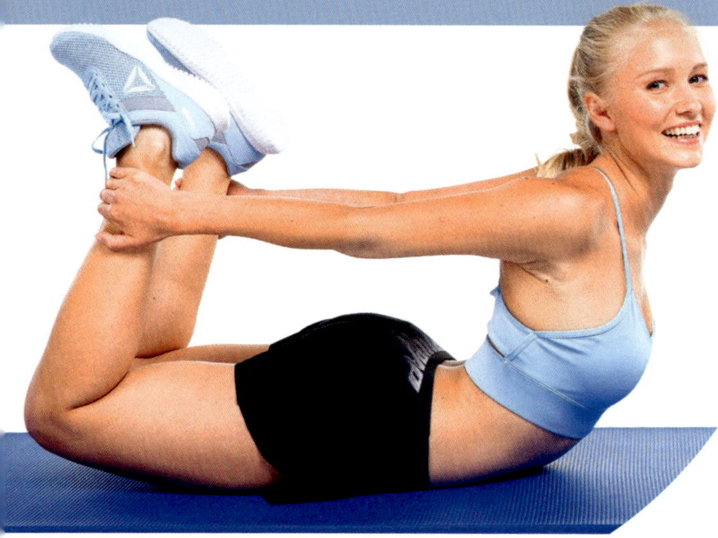

Mit regelmäßigem Training bist du vital und leistungsfähig (»D 26«, Seite 177).

Mobility-Übungen trainieren deinen Körper, komplexe Bewegungen zu stabilisieren. Es werden ungewohnte Positionen eingenommen und darin werden Bewegungen, z. B. Drehungen ergänzt. Du übst die jeweilige Position mit der eingenommenen Gelenkstellung durch Muskelspannung zu stabilisieren und zu kontrollieren. Führst du regelmäßig solche Übungen aus, dann kannst du die sportspezifischen Bewegungsabläufe im optimalen Umfang ausführen. Es können Fehlstellungen verhindert werden, oder, wenn sie auftreten, dann kann dein Körper sie besser stabilisieren und somit reduziert sich das Verletzungsrisiko beziehungsweise das Verletzungsausmaß wird geringer.

Mobilisiere deinen Körper vor der Sporteinheit, um die Muskeln, Sehnen, Bänder und Gelenke vorzubereiten. Spürst du Verspannungen und Verklebungen vor einer Sporteinheit, dann kannst du diese gezielt im Aufwärmprogramm mit zügigem Rollen und kurzen Dehnungen (»Andehnen«, Seite 145) beseitigen; auch dies dient dazu, die Verletzungsgefahr zu verringern.

• Bessere Körperwahrnehmung

Durch die Übungen im Beweglichkeitstraining schulst du deine Wahrnehmung und Koordination. Bei den Mobility-Übungen übst du dein Bewegungspotential vollständig zu nutzen und förderst das Muskelzusammenspiel. Beim Rollen und Dehnen übst du, deinen Körper wahrzunehmen und ihm Gutes zu tun, indem du Verklebungen und Verspannungen beseitigst. Du schulst das Bewusstsein für deinen Körper und deine Muskeln. Du wirst zudem mit regelmäßigem Dehntraining deine Entspannungsfähigkeit verbessern, was dir hilft, nach dem Training ebenso wie nach einem stressigen Arbeitstag abzuschalten und nicht zuletzt verbessert es deine Schlafqualität.

• Geringere Verletzungsanfälligkeit

Verletzungen entstehen oft, wenn du in eine Position kommst, die du nicht stabilisieren kannst, da du sie nicht oder nur wenig geübt hast. Diese Problematik vergrößert sich noch bei Müdigkeit während einer intensiven Sporteinheit.

• Verminderung von Abnutzungsprozessen

Unsere Beweglichkeit verringert sich mit fortgeschrittenem Alter, was aus Alterungsprozessen und Abnutzungserscheinungen am Körper resultiert. Auch Verletzungen und häufig ausgeführte eingeschränkte Bewegungsmuster wie andauerndes Arbeiten am Computer in sitzender Position oder unausgeglichenes Krafttraining sind Faktoren, die dazu führen, dass sich unsere Körperhaltung verschlechtert

und wir Schonhaltungen einnehmen, um Verspannungen und Schmerzen auszuweichen. Gelenke müssen bewegt werden, denn wird dies nur unzureichend gemacht, dann verliert der Körper die Fähigkeit, diese Positionen einzunehmen. Zudem ist Bewegung wichtig, um eine gute Nährstoffversorgung der Gelenkknorpel zu gewährleisten.
Auch Überlastungen und unausgeglichenes Training führen dazu, dass sich die Beweglichkeit verschlechtert. Schwierig ist, dass wir dies oftmals erst wahrnehmen, wenn Schmerzen auftreten, die uns in der Ausübung unseres Sports oder im Alltag einschränken. Wir können plötzlich keine Kniebeugen mehr ausführen oder beim Joggen treten Schmerzen in Hüfte, Knie, Achillessehne oder ein Fersensporn auf. Vielfach lassen sich solche Beschwerden zwar mit einem umfassenden Beweglichkeitstraining wieder beseitigen, doch ist es sinnvoll, vorbeugend aktiv zu werden, damit sich die Problematiken gar nicht erst entwickeln.
Beweglichkeitstraining sollte fester Bestandteil in Alltag und Sport sein. Trainiere deine Beweglichkeit regelmäßig, indem du Mobility- und Dehnübungen machst und dein Fasziengewebe mit Abrollen pflegst. So kannst du dem Prozess der Beweglichkeitsverringerung entgegenwirken und verhindern, dass Gelenke in unnatürlichen Positionen belastet und vorzeitig abgenutzt werden. Du wirst feststellen, dass du mit regelmäßigem Beweglichkeitstraining deutliche Verbesserungen erzielst, unabhängig von deinem Alter.

• Schnelle Regeneration

Mit statischen Dehnübungen und Abrollen förderst du die Regeneration nach einer intensiven Trainingseinheit. Die intensive Belastung bewirkt, dass die Muskulatur verspannt und sich zusammenzieht. Durch das Dehnen entspannst du deine Muskeln, der Muskeltonus senkt sich, und du beruhigst zudem deinen Geist. Du kannst so schneller von der Anspannung zur Regenerationsphase übergehen.
Gesunde und geschmeidige Faszien ermöglichen den Transport der Nährstoffe zu den Zellen sowie den Abtransport der Abfallstoffe. Wenn du dich nach einer intensiven körperlichen Belastung noch abrollst, dann unterstützt du den Regenerationsprozess. Auch nach einem intensiven Arbeitstag und im stressigen Alltag können Dehnen und Abrollen helfen, dich zu regenerieren und wohlzufühlen.

• Beseitigung von Schmerzen und schnelle Heilung

Spürst du Verspannungen beziehungsweise Schmerzen an einer Körperstelle, dann widme dich dieser Körperpartie. Fühlst du während der Arbeit am Computer, dass sich dein Nacken verspannt, dann kannst du nach Bedarf deinen Nacken mobilisieren, abrollen und dehnen. Schnell wirst du dich besser fühlen und kannst die Arbeit wieder aufnehmen. Entsprechend kannst du gegen leichte Schmerzen am Unterarm vorgehen, denn schon ein kurzes Abrollen der Unterarmregion zeigt gute Effekte. So verhinderst du, dass eine schwerwiegende Problematik entsteht.
Hat sich bereits eine intensive Schmerzproblematik entwickelt, dann nutze ein kombiniertes Programm aus Roll-, Mobility- und Dehnübungen. Führe das Programm regelmäßig aus, bis die Problematik beseitigt ist. In manchen Fällen kann das Beweglichkeitstraining sogar dazu führen, dass sich eine Operation vermeiden lässt. Viele Schulter-, Bandscheiben-, Hüft- und Knie-Operationen werden durchgeführt, ohne vorheriges Aufbau- und Beweglichkeitstraining. Du kannst ein 6–12 Wochen langes zielgerichtetes Training machen und möglicherweise ver-

ringert sich dein Beschwerdebild so deutlich, dass eine Operation und damit verbundene Risiken unnötig werden.
Ist eine Verletzung eingetreten, dann kann ein Beweglichkeitsprogramm helfen, dass du schnell wieder fit wirst. Recht häufig wird von Ärzten empfohlen, dass eine vollständige Ruhestellung eingehalten werden muss, bis sich die Problematik verbessert. Dies führt allerdings auch dazu, dass sich der Heilungsprozess verzögert. Es kann sein, dass es die richtige Vorgehensweise ist, um die Verletzung herum zu trainieren, d. h. anliegende Gelenke mit Übungen zu bewegen, die dir möglich sind, ohne den Schmerz auszulösen. Insbesondere bei einer schweren Verletzung ist es jedoch schwierig, eine pauschale Aussage zu machen, wie ich selbst bei Knie-, Schulter-, Ellbogen- und Bandscheibenverletzungen feststellen musste. Ratsam ist es dann, sich zusätzlich zum Arztbesuch einen guten Krankengymnasten zu suchen, und mit ihm das Vorgehen und gegebenenfalls ein Trainingsprogramm abzusprechen.

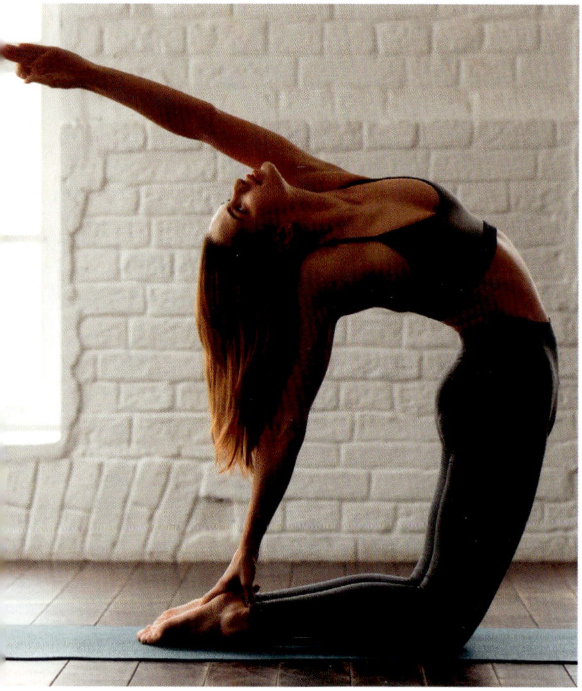

Beweglichkeitstraining führt zu mehr Wohlbefinden (»D 27«, Seite 178).

• Mehr Wohlempfinden

Unser Leben ist darauf ausgerichtet, Leistung zu erbringen. Wir konzentrieren uns darauf, die vielfältigen Anforderungen in Beruf, Alltag und Sport zu erfüllen. Durch ständigen Stress und Leistungsdruck, werden Körpersignale wie Müdigkeit und leichte Muskelverspannungen so lange unterdrückt, bis starke Schmerzen, Verletzung oder Krankheit auftreten. Das Beweglichkeitstraining, insbesondere das Dehnen hilft uns, körperlich loszulassen, zu entspannen und zu regenerieren. Das allgemeine Wohlbefinden wird gefördert, Körperhaltung und Ausdrucksfähigkeit verbessern sich. Zudem entwickelst du durch die Übungen ein besseres Körpergefühl und kannst so Körpersignale und Warnzeichen frühzeitig wahrnehmen.
Mit Beweglichkeitstraining entwickelst du einen geschmeidigen, elastischen Körper. Mach die Übungen aus dem Mobility-Teil, um leistungsbereit zu werden und Bewegungseinschränkungen zu verhindern. Wenn du Verspannungen und Verklebungen spürst, dann löse diese mit Dehnen und Abroll-Übungen. Nimm bewusst wahr, wie die Schmerzen verschwinden, wie der Körper gut durchblutet und sich entspannt. Dein Wohlbefinden steigert und deine Körperhaltung verbessert sich, du wirst dich fit und voller Energie fühlen.

Trainingstools

Hier werden Geräte beschrieben, die du für das Beweglichkeitstraining einsetzen kannst und die recht kostengünstig zu erwerben sind. Es können nicht alle erhältlichen Produkte aufgelistet werden, da immer neue Produkte entwickelt und Verfeinerungen vorgenommen werden. Keinesfalls benötigst du alle Geräte, zudem gibt es Alternativen, die du bereits verfügbar hast.

Aufgrund der vielen Einsatzmöglichkeiten empfehle ich den Kauf einer großen Faszienrolle; sie lässt sich schwer ersetzen. Mit der Zeit ist es auch hilfreich, Faszienbälle in den Größen 12 cm, 6–8 cm und 4 cm verfügbar zu haben, sowie einen Duoball und Massagestab, um optimale Ergebnisse bei der Schmerzbehandlung erzielen zu können. Es werden unterschiedliche Roll-Sets zum Kauf angeboten, bei denen du Produkte etwas günstiger beziehen kannst, als wenn du diese einzeln erwirbst. Am besten sind Produkte mittlerer Härte geeignet, oder falls dein Gewebe sehr schmerzempfindlich ist, ein weicher Härtegrad. Teste die Produkte im Zweifelsfall im Fachgeschäft, dort kannst du z. B. über Wade und hintere Oberschenkelmuskulatur rollen. Die extra harten Faszien-Tools sind normalerweise zu intensiv, und eignen sich für Leistungssportler, die ihren Körper schon lange mit der Rollmassage behandeln und ihn daran gewöhnt haben.

• Faszienrolle Standard

Für viele Rollübungen kannst du die große Hartschaumrolle einsetzen. Im Handel findest du solche Rollen unter Bezeichnungen wie

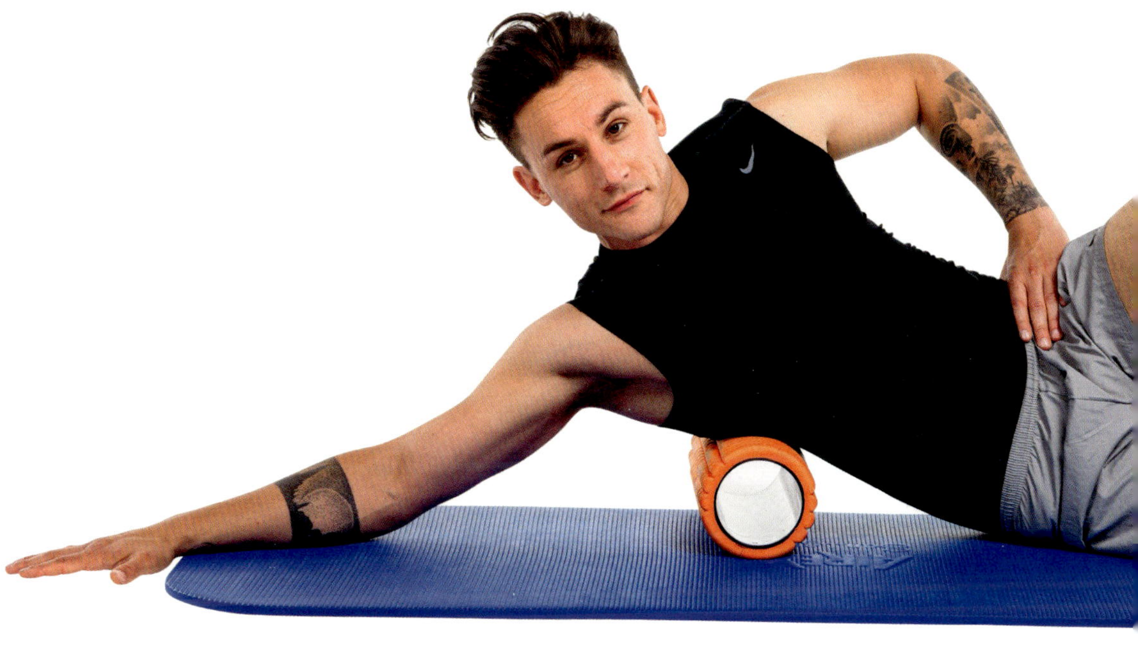

Es lohnt sich, eine Faszienrolle zu erwerben (»R 7«, Seite 47).

Faszienrolle, Foamroller oder Pilatesrolle mit einem Durchmesser von 15 cm und einer Länge von 30 cm, oder alternativ 45 cm. Im Handel werden gut verarbeitete Rollen, beispielsweise die von Blackroll®, für etwa 30 Euro angeboten. Als Alternative kannst du eine Grid® (Trigger Point Massagerolle) verwenden, die für 40–45 Euro vertrieben wird. Wähle als Einsteiger keine harte Rolle. Wenn du keine Rolle verfügbar hast, kannst du ein Handtuch fest zusammenrollen und mit Tapes fixieren. Aufgrund der hervorragenden Eigenschaften für die Selbstheilung empfehle ich dir den Erwerb einer Faszienrolle.

• Faszienrolle Mini

Die kleine Hartschaumrolle, auch als Mini-Faszienrolle bekannt, lässt sich gut für das Abrollen der Arme, z. B. zur Erholung zwischen der Arbeit am Computer, sowie der Fußsohlen einsetzen. Es können auch zwei Rollen miteinander verbunden werden, sodass sie dann eine Alternative zur großen Rolle darstellt und leichter mitzuführen ist. Zudem ist so das Abrollen des Rückens möglich, ohne Druck auf die Dornfortsätze. Eine kleine Rolle hat etwa eine Länge von 8 cm und einen Durchmesser von 5 cm, von dem Hersteller Blackroll® ist für sie für etwa 10 Euro erhältlich.

• Faszienball 12 cm

Wird im Buch vom großen Faszienball gesprochen, dann ist der Ball mit einem Durchmesser von 12 cm gemeint. Du kannst den Ball sehr gut beim einseitigen Abrollen von Beinen, Rücken, Schultern und Armen einsetzen. Falls dir die Behandlung am Boden mit dem harten Ball zu intensiv ist, dann wähle einen nachgebenden Ball oder übe stehend an der Wand, wodurch weniger Druckintensität entsteht. Der beliebte harte Blackroll®-Faszienball ist für zirka 12 EUR erhältlich.

Es wird ein Doppelball (Duoball) hergestellt, auch Twin-Ball genant. In der Mitte ist ein Spalt frei, damit der Duoball zum Abrollen von Lenden-, Brust- und Halswirbelsäule einsetzbar ist, ohne Druck auf die Wirbelsäule auszuüben. Einige Menschen empfinden den Doppelball aber als zu hart für diese Form der Anwendung. Das Tool ist im Handel für zirka 25 Euro erhältlich.

• Faszienball 6–8 cm

Mit einem Faszienball in der Größe 6–8 cm kannst du punktueller als mit dem großen Ball in das Gewebe eindringen und so auf tiefliegende Faszien besser Druck ausüben. Der Preis pro Ball liegt bei zirka 7–10 Euro. Du kannst optional Tennisbälle einsetzen, die einen Durchmesser von 6,5–7,3 cm besitzen. Auch einen Lacrosse-Ball mit dem Durchmesser von zirka 6,2 cm kannst du nutzen.

Es lohnt sich von Bällen dieser Größe zwei Stück verfügbar zu halten, um den Rücken abrollen zu können. Dazu kannst du die Tools in einem Socken verknoteten oder sie mit Tape aneinander befestigen. Auch ein kleiner Duoball, z. B. von Blackroll®, der etwa 18 Euro kostet, ist effektiv zum Behandeln von Rücken und Nacken. Gut geeignet sind Bälle, die eine etwas nachgebende Struktur haben; allerdings sind sie teuer.

• Faszienball 4 cm

Zum Abrollen der Hände benötigst du ein Trainings-Tool mit einem sehr kleinen Umfang, beispielsweise einen Golfball mit zirka 4,3 cm. Ein Tennisball hingegen erzielt an den Händen wenig Effekt, da die Behandlungsfläche klein ist und punktuelle Bearbeitung benötigt. Auch für andere Körperpartien wie Füße und Unterarme ist ein solcher kleiner Ball einsetzbar, aber nicht zwingend erforderlich. Einen Golfball kannst du für zirka 5 EUR kaufen, spezielle Gummi-Massagebälle sind zumeist etwas teuer. Wenn du so ein kleines Tool nicht verfügbar hast, dann kannst du alternativ die Handmuskeln mit der anderen Hand massieren.

• Yoga-Block

Du kannst den aus dem Yoga bekannten Block nutzen beziehungsweise zwei Blöcke, wenn du bei manchen Übungen noch nicht die notwendige Beweglichkeit entwickelt hast. Der Block hilft, die Position besser zu erreichen beziehungsweise zu stabilisieren. Außerdem kannst du einen kleinen Ball oder eine kleine Rolle darauf platzieren, um eine bessere Position beim Abrollen zu erreichen. Die Blöcke werden aus Schaumstoff, Kork oder Holz hergestellt, in der Größe von zumeist 23 × 12 × 7,5 cm oder etwas kleiner. Im Handel kannst du einen Block für 5–20 EUR erwerben.

• Yoga-Gurt

Ein Yoga-Gurt besteht aus einem Band mit einer Schnalle an einem Ende, damit die gewünschte Länge eingestellt werden kann. Den Gurt kannst du nutzen, um eine Dehnposition besser zu erreichen und zu fixieren. Beispielsweise lässt sich die Übung »D 31: Gestrecktes Beinanziehen in Rückenlage« (Seite 182) mit um den Fuß befestigtem Gurt kontrolliert ausführen. Empfehlenswert sind Gurte mit Metallschnalle, wie der Yoga-Gurt. Der Preis für einen solchen Gurt beträgt im Handel zirka 5–17 Euro. Du kannst alternativ einen Bademantel-Gürtel oder einfach ein Seil als Schlinge binden und entsprechend einsetzen.

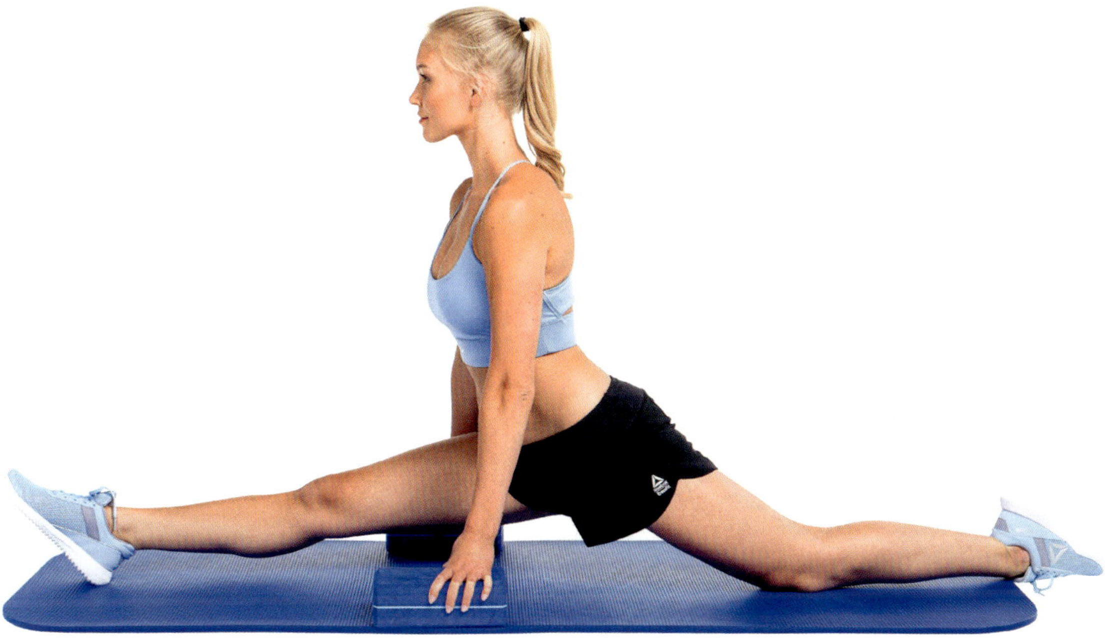

Mit Yoga-Blöcken kannst du intensive Positionen stabilisieren (»D 36«, Seite 139).

• Massagestab zur Triggerpunkt-Behandlung

Für das Pressen auf einen Triggerpunkt (Seite 36) kannst du einen Massagestab nutzen. Es eignet sich u.a. ein Massagestab, der in der thailändischen Heilmassage Nuat eingesetzt wird. Dieser ist im Handel aus Holz als Stab/Stäbchen sowie in Kreuzform für zirka 5–10 EUR verfügbar. Es werden viele ähnliche Geräte mit der gleichen Zielsetzung angeboten. Du kannst einen entsprechenden Effekt mit dem abgerundeten Stabende eines Holzkochlöffels erreichen.

• Sprungseil

Ein Sprungseil eignet sich für das Aufwärmen vor dem Beweglichkeitstraining. Zudem kannst du im Anschluss an dein Fitnesstraining noch seilspringen, um deine Ausdauer zu fördern, oder du machst eine reine Konditionseinheit mit ausführlichem Seilspringen von mindestens 20 Minuten. Wichtig ist beim Springen, dass du möglichst lautlos und sanft auf den Boden aufkommst und federst. Ein einfaches Sprungseil kannst du ab zirka 10 Euro erwerben, Profi-Seile kosten deutlich mehr.

• Stretch-Band

Es gibt die unterschiedlichsten Stretch-Bänder, die im Training einsetzbar sind. Im Buch wird beispielsweise das Theraband® bei »M 20: Schulterblatt aktivieren« (Seite 105) verwendet. Bei »M 18: Armkreisen mit Band« (Seite 103) wird ein leichtes Band eingesetzt. Bei »D 31: Gestrecktes Beinanziehen in Rückenlage« (Seite 182) wird ein Superband von Blackroll® genutzt. Preise für hochwertige Bänder liegen zwischen 10–20 Euro.

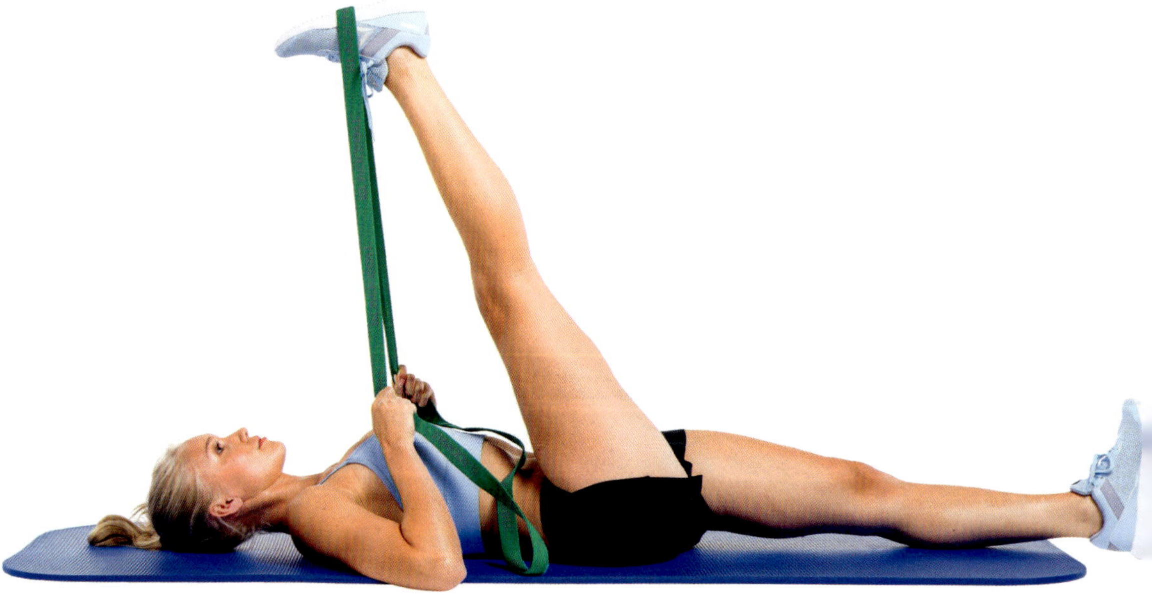

Dehnen mit dem Superband (»D 31«, Seite 182).

• Twister

Im Buch siehst du auch den Twister im Einsatz (Seite 41), bei dem an der Oberfläche Noppen angebracht sind. Er kombiniert Druck mir Drehung und ist so gut einsetzbar für die tiefgreifende Behandlung von z.B. Nacken und Brust. Im Handel ist das Tool für etwa 12–13 Euro zu haben.

• Trainingsmatte

Eine Trainingsmatte, z.B. eine Yoga-Matte, eignet sich für Übungen in Bodenlage sowie im Kniestand. Als Alternative kannst du die Übungen auf einem Teppich oder einem großen Handtuch ausführen. Wähle eine Matte aus rutschfestem Material, damit du bei intensiven Dehnpositionen auf glattem Boden sicher bist. Eine qualitativ gute Trainingsmatte bekommst du im Handel für 20–50 Euro, es werden aber auch teurere Matten angeboten.

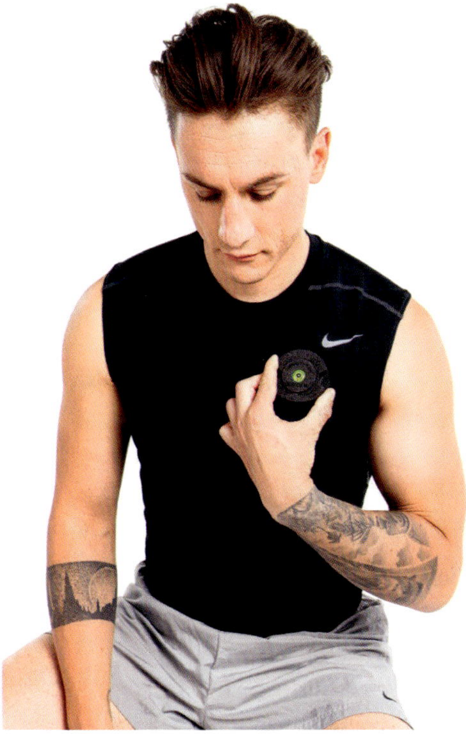

Die Behandlung mit dem Twister (»R 9«, Seite 50).

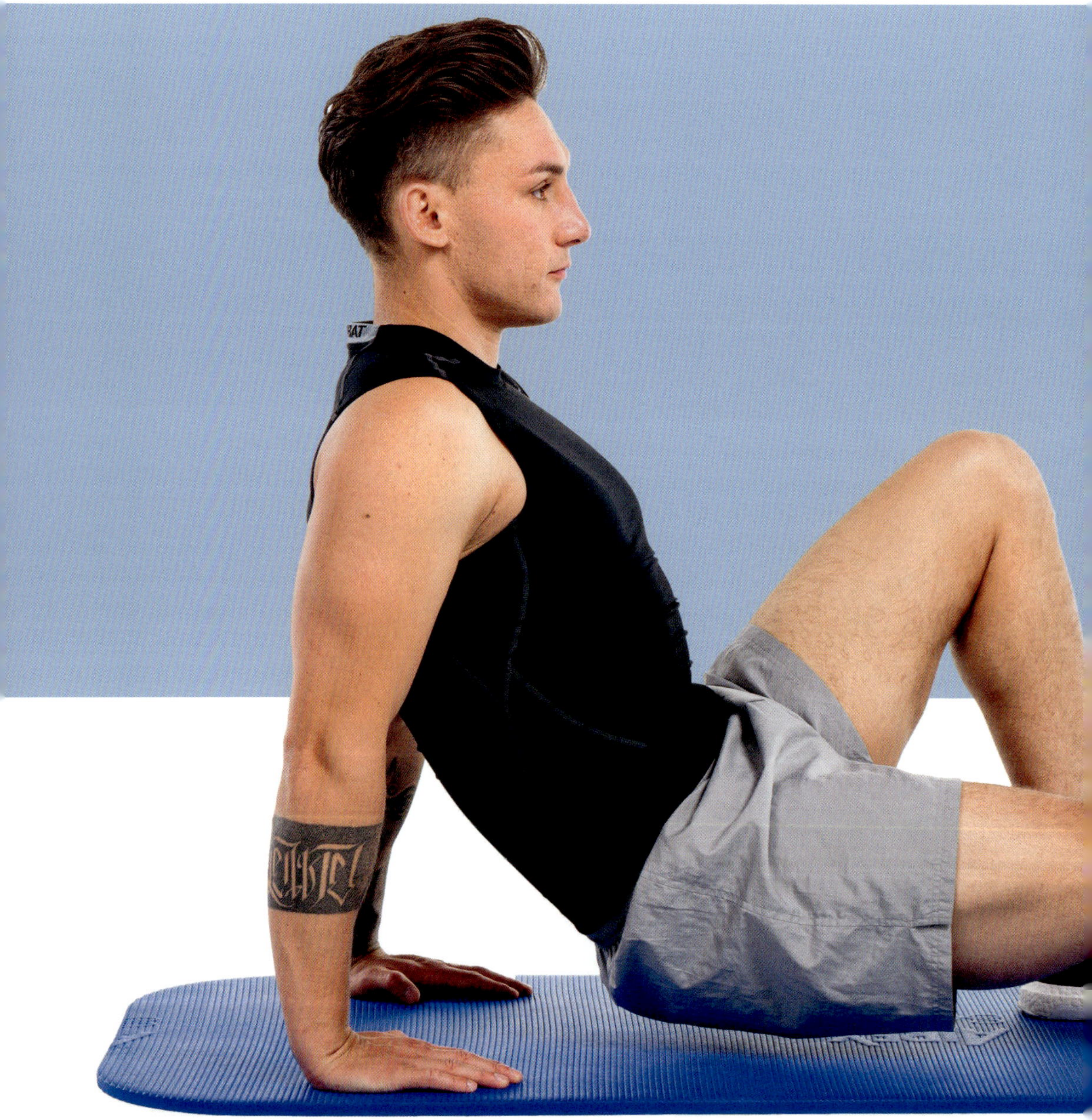

TEIL 2:
Die Faszien-Rollmassage

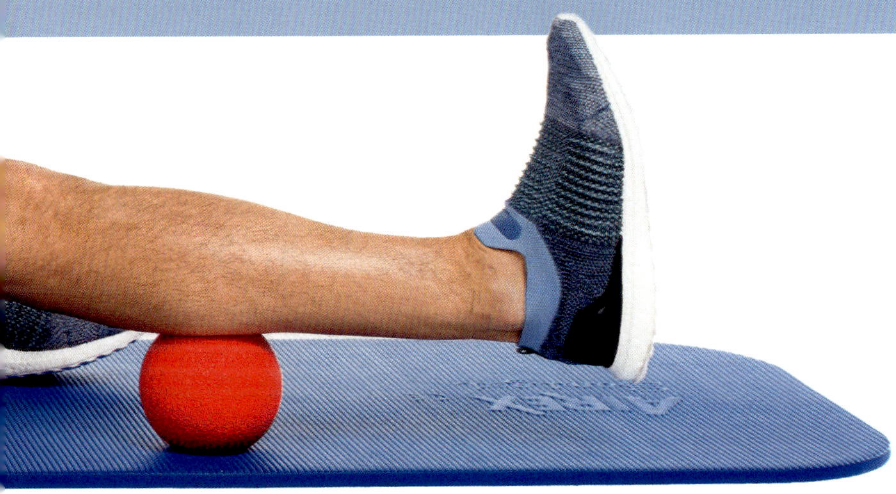

Grundlagen

Andauernde einseitige Belastungen wie langes Sitzen am Schreibtisch und intensive körperliche Anstrengungen führen dazu, dass unser Körper sich verspannt. Faszien ziehen sich zusammen und verkleben. Diese Problematik tritt vermehrt ein, wenn der Körper kurzzeitig viel intensiver belastet wird als sonst üblich, z. B. bei umfangreich gesteigerter Trainingsintensität sowie mit fortschreitendem Alter. Auch Stress in Alltag und Beruf führt zu faszialen Verspannungen, insbesondere wenn die Stressfaktoren über lange Zeit bestehen bleiben. Ein verspannter Körper fühlt sich nicht nur unangenehm an und schmerzt, sondern verringert auch die Leistungsfähigkeit und erhöht das Verletzungsrisiko, denn optimale Bewegungen werden verhindert. Ebenso konnten in Untersuchungen negative Effekte auf das allgemeine Wohlbefinden nachgewiesen werden. Mit der Rollmassage lassen sich hervorragende Ergebnisse beim Behandeln von Körpergewebe und Muskulatur erzielen. Auch ermöglicht die Massage, sich nach einer körperlichen Anstrengung schnell zu erholen. Die Rollmassage bewirkt Druck auf das Bindegewebe wie bei einer herkömmlichen Massage. Das kannst du dir bildlich wie Teigausrollen vorstellen: unebene Stellen werden gerollt bis sie glatt werden. Ziel der Rollmassage ist es, verklebte und verspannte Strukturen aufzulösen, um eine bessere Gleitfähigkeit und Elastizität zu erreichen. Dabei wird alte Flüssigkeit aus den Faszien herausgepresst, damit neue Flüssigkeit dorthin fließen kann – wie bei einem Schwamm.

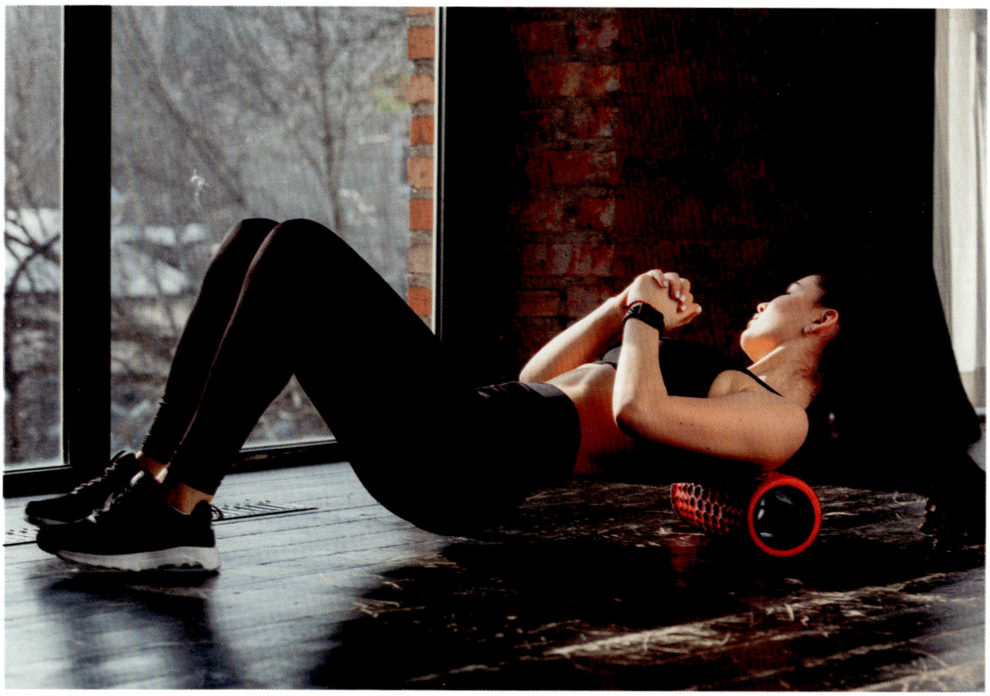

Pflege deinen Körper mit regelmäßigem Abrollen (»R 8«, Seite 48).

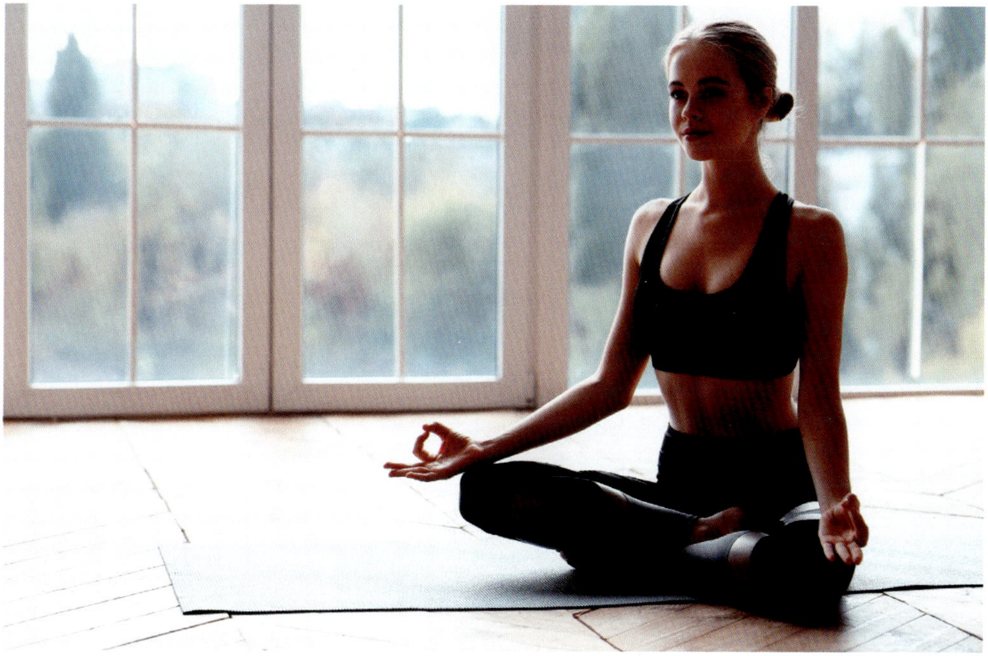

Nutze bei seelischer Belastung gezielte Maßnahmen zur Entspannung wie Yoga und Meditation.

Es hat sich gezeigt, dass ein langsamer, schiebender Druck zu sehr guten Ergebnissen führt. Nach der Massage entwickelt sich ein angenehmes Körpergefühl. Der ausgerollte Bereich fühlt sich warm und beweglich an. Auch bei anderen Körperstellen sind positive Effekte erkennbar, was damit zusammenhängt, dass die Faszien miteinander verbunden sind.

INFO: Faszien und Stress

Fühlen wir Gefahr beziehungsweise Stress, dann reagiert unser Körper mit Alarmbereitschaft. Der Körper sendet Botenstoffe aus, die es uns ermöglichen sollen, besonders schnell und kraftvoll zu agieren. Sendet unser Gehirn anschließend Entwarnung, dann werden die Stresshormone wieder abgebaut und wir entspannen uns.

Fühlen wir uns jedoch anhaltend stark gestresst, dann bleibt der Körper in Alarmbereitschaft. Das Fasziengewebe zieht sich aufgrund der Stresshormone zusammen und verfilzt mit der Zeit. Wir empfinden z.B. Schmerzen in der Nacken- oder der Rückenfaszie.

Beuge dieser Problematik vor, indem du dir Zeitfenster schaffst, in denen du gesunde Aktivitäten ausführst, die dir Freude bereiten. Nutze Maßnahmen zur gezielten Entspannung wie Sauna, Meditation, Yoga oder progressive Muskelentspannung. Achte auf deinen Körper und unterstütze ihn. Bewusste Entspannung hilft dir, dich von emotionalen Belastungen zu befreien. Dadurch können sich auch deine Faszien entspannen.

Ziel der Rollmassage

Du kannst deine Körperpartien immer abrollen, wenn du Gewebe und Muskeln pflegen willst. Rolle über einzelne Verklebungen, um diese zu beseitigen. Es empfiehlt sich, zumindest einmal pro Woche über alle großen Muskeln zu rollen, denn so stellst du sicher, dass dein Bindegewebe in einer guten Verfassung bleibt. Durch regelmäßiges Abrollen werden Schmerzzustände im Körper verringert und mit der Zeit abgebaut.

Bei der Gestaltung der Rollmassage ist entscheidend, wann diese eingesetzt wird. Langsames Rollen dient dem Auflösen von Verklebungen und schnelles Rollen dem Straffen des Gewebes. Generell wird empfohlen, zumindest beim ersten Rolldurchgang langsam zu rollen. Dies gilt unabhängig davon, ob du eine Rolleinheit zwischendurch machst, um Schmerzen zu beseitigen und das Bindegewebe zu pflegen, oder ob du nach der Hauptphase der Sporteinheit abrollst, um die Regenerationsprozesse zu fördern. Wenn du hingegen vor einer Sportart in der Aufwärmphase rollst, wird auf solches langsames »Auspressen« verzichtet und stattdessen schnell gerollt.

Führst du Abrollen und Dehnübungen zusammen aus, z. B. beim Aufwärmen, dann rolle bevor du dehnst, da das Gewebe und die Muskeln durch die Massage weicher werden und danach besser gedehnt werden können.

Abrolleinheit zur Schmerzbehandlung

Du kannst eigenständige Rolleinheiten gestalten, in denen du dich vorrangig dem Abrollen des Körpers widmest. Dies kannst du beispielsweise nach einem anstrengenden Arbeitstag machen oder einige Stunden beziehungsweise einen Tag nach einer intensiven Sporteinheit. Gestalte den ersten Rolldurchgang pro Körperpartie am besten so, dass du sehr langsam rollst, etwa 1–2 Zentimeter pro Atemzug. Nimm bewusst wahr, wo Schmerzpunkte bestehen. Verbleibe auf solchen Stellen für mehrere Sekunden oder rolle erst einmal die Körperpartie komplett durch, bevor du die jeweilige Stelle behandelst. Widme dich allen schmerzenden Stellen einer Körperpartie. Hast du dies vollzogen, dann kannst du ergänzend schnell hin und her rollen, was jedoch nicht zwingend ist. Für das Abrollen und zur Schmerzbehandlung werden viele unterschiedliche Methoden vorgeschlagen, da dieses Vorgehen noch nicht sehr ausführlich erforscht ist. Auf den folgenden Seiten lernst du Methoden kennen, die sich bewiesen haben. Teste diese und setze diejenigen ein, womit du den gewünschten Behandlungserfolg erzielst.

Nimm dir für eine Einheit zum Abrollen des ganzen Körpers zirka 20–40 Minuten Zeit. Wenn du zusätzlich eine intensive Triggerpunktbehandlung ausführst, verlängere die Behandlungseinheit auf bis zu 40–60 Minuten. Führe hingegen keine Schmerzbehandlung unter Stress und Zeitdruck aus.

Abrollen in der Aufwärmphase

Das Abrollen kann zum Aufwärmen einer Sportart mit dem Ziel eingesetzt werden, leichte Verklebungen zu lösen und die Durchblutung der Muskulatur zu steigern, also die Gleitfähigkeit des Gewebes zu verbessern. Das Abrollen ermöglicht dem Körper, die sportlichen Bewegungen in einem optimalen Bewe-

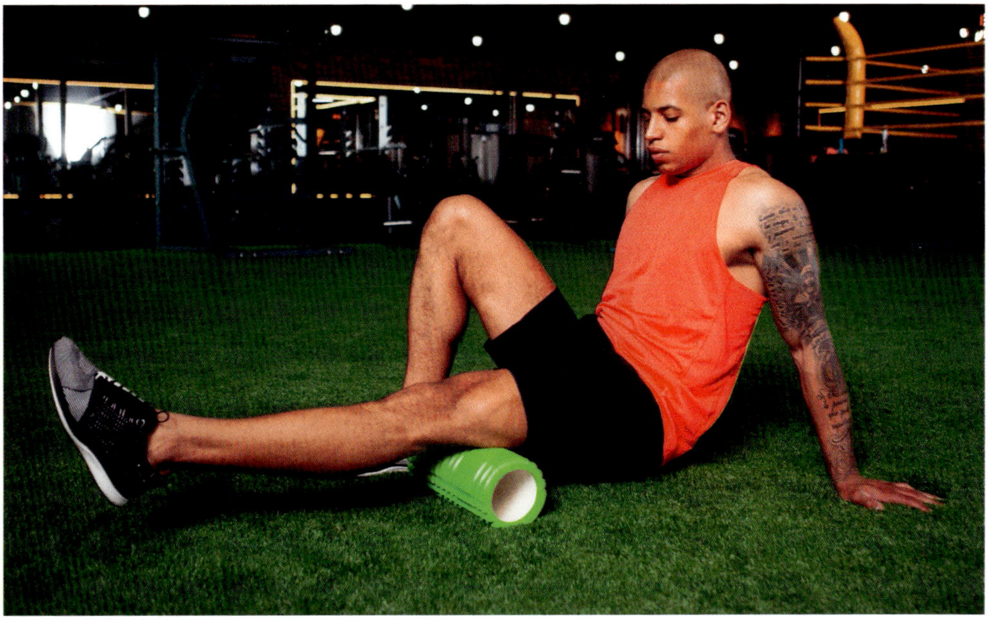

Rollen kann im Aufwärmprogramm unterstützen (»R 23«, Seite 67).

gungsumfang auszuführen, was die Leistungsfähigkeit optimiert und die Verletzungsgefahr verringert.
In der Aufwärmphase genügt für das Rollen eine kurze Zeitspanne, bereits fünf Minuten sind ausreichend. Konzentriere dich auf Schwachstellen sowie auf Körperpartien, die sich verspannt anfühlen. Rolle eher schnell hin und her, mit nicht zu viel Druckintensität.
In der Aufwärmphase solltest du nicht intensiv gegen Triggerpunkte vorgehen, da dies zu Schwellungen im Bindegewebe führen kann, was dich beim Training einschränken würde.

Abrollen in der Abwärmphase

Wenn du das Abrollen nach dem Training machst, lautet das vorrangige Ziel, die Regeneration zu fördern. Rolle langsam und achte darauf, dass du die Muskulatur entspannst. Es gibt verschiedene Vorgehensweisen, zumindest der erste Rolldurchgang sollte sehr langsam durchgeführt werden. Rolle von Anfang bis Ende des jeweiligen Muskels, damit die alte verbrauchte Flüssigkeit mit den Stoffwechselendprodukten herausgepresst wird und neue Flüssigkeit hineinfließen kann, womit die Regeneration beschleunigt wird. Danach kannst du dich auf schmerzende Stellen konzentrieren und diese für einige Atemzüge halten und/oder mit Gelenkbewegungen auflockern. Am Schluss kannst du dann noch einige Male zügig hin und her rollen. In der Abwärmphase bietet es sich an, 5–15 Minuten zu rollen, abhängig von Trainingsintensität und Körperempfinden.
Einige Sportler machen in der Abwärmphase eine Triggerpunktbehandlung, was möglich ist, wenn die Sporteinheit nicht sehr intensiv war. Generell ist die intensive Schmerzbehandlung besser für eigenständige Einheiten geeignet, da man sehr konzentriert und aufmerksam vorgehen muss, um sich nicht zu verletzen.

INFO: »Wohlweh«/»Wohlfühlschmerz«

Das Rollen hat den Zweck, die Spannung in der Faszie zu reduzieren und Verklebungen zu lösen, damit die Faszie weicher und elastischer wird. Dazu wählst du eine Druckintensität, die du deutlich wahrnimmst und die sich richtig anfühlt. Du musst die bearbeitete Körperstelle entspannen und gleichmäßig atmen können. Ein solcher »gesunder Schmerz« wird als »Wohlweh« beziehungsweise »Wohlfühlschmerz« bezeichnet.

Wird hingegen der Druck mit Rolle oder Ball zu stark und es entsteht ein kaum auszuhaltender Schmerz, dann ist das kontraproduktiv. Die Druckintensität ist zu hoch, wenn du den Körper zusammenziehst und die Körperpartie in Spannung bringen musst, um den Schmerz auszuhalten. Die gewünschten Effekte können sich dann nicht einstellen. Das behandelte Gewebe kann sich sogar noch mehr verspannen.

Der Druck bei der Massage muss also deutlich behandelnd sein, aber nicht zu hart. Starte besser mit eher geringer Intensität und erhöhe den Druck mit der Zeit.

Erreichst du beim Rollen Körperstellen, die sehr stark schmerzen, dann verlagere das Körpergewicht von dort weg, beziehungsweise mache kleine Bewegungen außen herum. Mit regelmäßigen Rollbehandlungen wird die Problematik deutlich besser.

Wenn du einen Triggerpunkt ertasten kannst, kannst du hart darauf drücken, um den Punkt aufzulösen, aber auch diese Schmerzen müssen noch ohne Körperverziehen auszuhalten sein. Diese intensive Behandlung wird nur für Knotenpunkte eingesetzt, nicht für das Abrollen des ganzen Körpers.

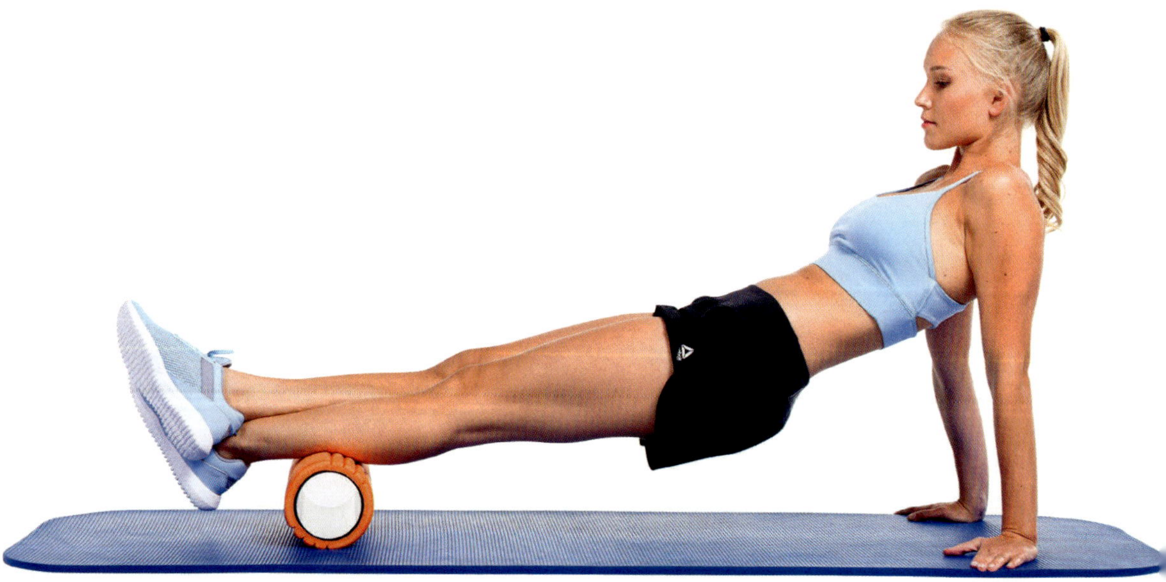

Rolle mit der angemessenen Intensität (»R 28«, Seite 72).

Triggerpunkte

Ein Triggerpunkt ist eine Stelle mit verdickten Muskelfasern, der sich als kleiner Knotenpunkt beziehungsweise Knubbel in der Muskulatur ertasten lässt. Der Triggerpunkt kann starke lokale Schmerzen auslösen. Muskeln spannen sich normalerweise an und entspannen sich nach der Aktivität wieder. Ein Muskelstrang mit Triggerpunkt bleibt hingegen unter permanenter Spannung. Triggerpunkte können sich grundsätzlich in jedem Muskel bilden, sind aber an bestimmten Körperpartien wie der Nackenmuskulatur häufiger zu finden.

Der Triggerpunkt lässt den Muskelstrang verspannen und zusammenziehen, was eine optimale Bewegungsausführung einschränkt. Wir reagieren mit Ausweichbewegungen, um den Schmerz zu vermeiden. Auch verursacht die Verhärtung und umliegende Schwellung eine schlechtere Durchblutung und führt somit zu reduzierter Nährstoffversorgung der Muskulatur.

Übertragungsschmerz

Der Triggerpunkt strahlt oft auf andere Körperpartien aus, was als übertragender Schmerz bezeichnet wird. Viele Menschen leiden unter solchen Schmerzen, deren Entstehung nicht immer einfach zu zuzuordnen sind. Oftmals liegen Triggerpunkte nahe der Körpermitte und die Ausstrahlung erfolgt auf eine äußere Stelle, dies muss aber nicht so sein. Ein Triggerpunkt im Trapezius-Muskel kann beispielsweise Kopfschmerzen verursachen, einer in der inneren Oberschenkelmuskulatur zu Knieschmerzen führen oder ein solcher Punkt im Gesäßmuskel kann Ausstrahlungseffekte im ganzen Bein beziehungsweise im unteren Rücken bewirken.

Wie entsteht ein Triggerpunkt?

Ein Triggerpunkt entsteht häufig, wenn die Muskulatur eine Gewalteinwirkung erfährt wie beispielsweise bei einer Verletzung oder Operation. Die Entstehung kann aber auch durch starke körperliche Überlastung oder anhaltende Fehlhaltungen verursacht werden. Stress und seelische Belastungen äußern sich in Verspannungen, was die Entstehung von Triggerpunkten begünstigt. Außerdem können eine anhaltende übersäuerte Ernährung mit einem Mangel von Vitamin C und D sowie Virusinfektionen die Entstehung von Triggerpunkten befördern. Manchmal kann ein Triggerpunkt bereits lange Zeit vorhanden sein, ohne dass er als Schmerzpunkt aktiv wird. Kälte, Zugluft, Krankheit oder körperliche und seelische Überlastungen können ihn aktivieren.

Wie wird der Punkt gefunden?

Um einen Triggerpunkt zu lokalisieren, tastest du langsam den Muskelstrang ab. Du kannst den Punkt als Knoten in einem harten Muskelstrang fühlen. Der Punkt kann sich beispielsweise wie eine Erbse anfühlen, aber auch kleiner oder größer sein. Oftmals befindet sich der Triggerpunkt in einer tiefliegenden Muskelschicht. Fühlst du den harten Punkt, dann kannst du ihn behandeln. Nach der Knotenpunktbehandlung kannst du am Muskel entlang langsam weiterrutschen und nach anderen schmerzenden Punkten suchen.

Behandeln eines Triggerpunktes

Lässt sich der Punkt gut mit Finger oder Daumen ertasten und löst dieser beim Berühren einen starken Schmerz aus, dann kannst du den Punkt gezielt behandeln und versuchen ihn aufzulösen. Am besten nutzt du einen kleinen Massagestab wie das Massage-Stäbchen aus der thailändischen Heilmassage Nuat. Falls du keinen solchen Stab verfügbar hast, dann drücke mit dem abgerundeten Ende eines Holzkochlöffels. Zudem kannst du das Drücken auch mit dem Daumen ausführen, jedoch ist dies recht anstrengend.

Suche die schmerzempfindlichste Stelle und drücke genau dort. Schon eine kleine Abweichung von 2–3 Millimetern führt zu einer deutlichen Schmerzreduktion und verringert den Behandlungseffekt. Konzentriere dich auf den am meisten schmerzenden Bereich.

Um einen Triggerpunkt zu entspannen und aufzulösen, gilt es, einen anhaltenden Druck für 30–60 Sekunden auszuüben, der stark, aber noch erträglich ist. Drücke hingegen nicht mit deiner größtmöglichen Kraft und sehr extremen Schmerzen, sodass du deinen Körper verspannst und verziehst. Der Körper reagiert auf die Druckbehandlung durch Spannungsreduktion. Falls du ein durch Druck auf eine Nervenbahn verursachtes Taubheitsgefühl wahrnimmst, löse die Position und drücke leicht versetzt.

Der Punkt wird in der Behandlungseinheit nicht erneut behandelt, auch wenn er noch schmerzen sollte, um keine starke Bindegewebsschwellung zu erzeugen. In der nächsten Behandlungseinheit kannst du die Stelle erneut bearbeiten, wenn das noch notwendig ist. Kommt es jedoch zu einer Schwellung, dann warte bis sie abgeklungen ist, bevor du diese Stelle erneut behandelst.

Die beschriebene Form der intensiven lokalen Druckbehandlung machst du nach dem Training oder besser in einer eigenständigen Behandlungseinheit, hingegen nicht in der Aufwärmphase des Trainings.

Professionelle Hilfe

Wenn du unter starken Schmerzen leidest, z. B. an Kopf, Knie, Rücken oder Arm, und mit Abrollen und selbstständigem Triggern keine gewünschte schnelle Linderung eintritt, kann der Grund darin liegen, dass du den ausstrahlenden Triggerpunkt nicht findest beziehungsweise er sich an einer Position tief in der Muskulatur befindet, die schwer zu erreichen ist. Es lohnt dann, einen Experten für die Triggerpunkt-Therapie aufzusuchen. Triggerpunkt-Therapeuten haben viel Erfahrung, um anhand von Ausstrahlungseffekten den möglichen Triggerpunkt zu lokalisieren. Auch sie gehen so vor, dass sie gezielten Druck auf den Triggerpunkt ausüben, damit sich die Spannung verringert und der Punkt spätestens nach einigen Behandlungen ganz verschwunden ist.

Es gibt zwei weitere, sehr wirksame Methoden zur Triggerpunkt-Behandlung. Bei der Stoßwellentherapie werden Schalldruckwellen auf den Triggerpunkt übertragen, was wirkungsvoll ist, aber teuer und nicht für alle Körperstellen geeignet. Außerdem kann Akupunktur mit einer Nadel in den Triggerpunkt, auch bekannt als Dry Needling, hervorragende Effekte erzielen. Diese Methode setzt einen erfahrenen Therapeuten voraus; leider ist ein solcher für Dry Needling in Deutschland nicht einfach zu finden, zudem ist diese Methode recht teuer und schmerzhaft. Wenn du dieses Verfahren testen willst, dann kannst du bei einem Schmerztherapeuten nachfragen, ob er diese Behandlungsmethode einsetzt. Du musst dich im Vorfeld bei deiner Krankenkasse bezüglich der Kostenerstattung erkundigen, denn die Triggerpunkt-Therapie wird oftmals nicht übernommen.

Behandlungsresultate

Du wirst dich schon nach der ersten Triggerpunkt-Behandlung wohler fühlen und besser bewegen können. Gegebenenfalls sind 1–3 Erholungstage notwendig, wenn der Körper sehr stark mit Schwellung auf die Behandlung reagiert.

Ist der Triggerpunkt vollständig beseitigt, dann sind die Bewegungsketten wieder geschmeidig und die Schmerzen verschwunden. Allerdings können sich die alten Beschwerden mit der Zeit wieder entwickeln und es können auch neue Triggerpunkte entstehen. Deshalb gilt es, kontinuierlich seinen Körper mit der Faszienmassage zu pflegen und elastisch zu halten, und zudem Mobility- und Dehnübungen zu nutzen.

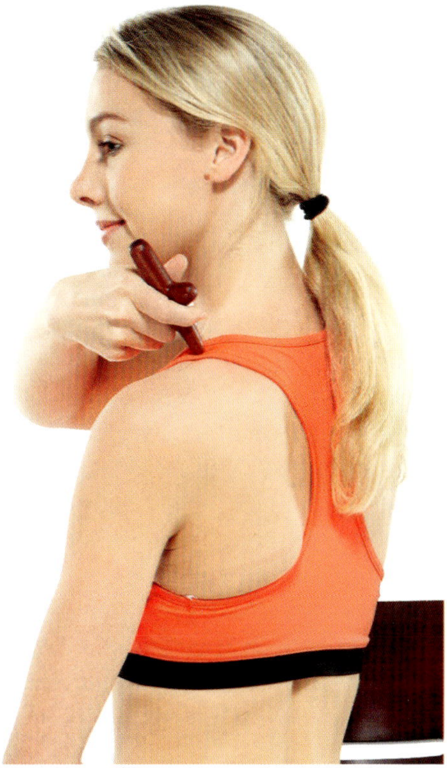

Die Triggerpunktbehandlung mit dem Thai-Massage-Stäbchen (»R 3«, Seite 42).

Trainingsmethoden

Der Rollmassage werden zahlreiche positive Effekte zu geschrieben. Die Durchblutung verbessert sich, Verklebungen und Verspannungen werden gelöst, Schmerzen werden abgebaut und die allgemeine Körperwahrnehmung verbessert sich. Außerdem ermöglicht die Massage eine schnelle Regeneration, da Stoffwechselendprodukte besser abtransportiert werden. Zudem hat sich gezeigt, dass sich auch gesundheitliche Beschwerden verbessern können, die auf den ersten Blick gar nicht einer örtlichen Verspannung zuzuordnen sind. Achte bei der Rollmassage auf die folgenden Hinweise, damit sich die gewünschten Behandlungseffekte einstellen können. Beim ersten Rollen wirst du einige schmerzende Körperstellen spüren. Bereits nach wenigen Behandlungseinheiten werden diese Schmerzen deutlich abnehmen.

- Wähle eine Faszienrolle, die deinem Gewebe- und Muskelzustand entspricht; meistens ist die mittelharte Rolle eine gute Wahl. Nutze hingegen nicht das härteste verfügbare Tool, um stark schmerzende Körperstellen zu behandeln.
- Das Abrollen verlangt volle Aufmerksamkeit. Das Wahrnehmen von An- und Entspannung fördert das Bindegewebe als Sinnesorgan. Übe langsam und achtsam, mit der für dich geeigneten Druckintensität, dem »Wohlweh« (Seite 28).
- Pro Körperpartie sind Rollbewegungen für eine Dauer von 1–2 Minuten empfehlenswert. Du kannst dich einer Körperpartie auch länger widmen, solange es sich gut anfühlt.
- Beginne an einem Muskelansatz und rolle zum Ende des Muskels. Führe die Behandlung mit langsamen Rollbewegungen aus; in der Aufwärmphase hingegen rollst du eher schnell. Manche Bereiche, z.B. die Körperseiten, kannst du in mehreren Schritten abrollen und dazu die Rolle etwas umpositionieren.
- Vermeide es möglichst, über Knochen und Gelenke zu rollen. Rolle u.a. nicht mit Druck über Kniegelenke und über die Wirbelsäule von einer zur anderen Seite.
- Halte den Rumpf durchgehend in Spannung. Der Rücken muss gerade sein und darf beim Rollen nicht in ein Hohlkreuz durchhängen. Spanne die Bauch- und die Gesäßmuskulatur bewusst nach.
- Die Druckintensität variierst du, indem du die Stützposition der Arme oder Beine veränderst und das Gewicht verlagerst beziehungsweise beim Üben im Sitz weniger Eigendruck nutzt. Gewöhne dich langsam an die Härte sowie die Tiefenwirkung der Massage.
- Rolle immer über beide Körperseiten, auch wenn hier bei der Übungsbeschreibung die Massage nur für eine Körperseite gezeigt wird.
- Erreichst du eine verspannte Stelle, verlagere das Gewicht etwas weg und rolle sehr langsam darüber. Wenn du nach dem Trainingshauptteil oder in einer eigenständigen Einheit rollst, dann kannst du einige Sekunden auf dieser Stelle verbleiben und dabei den Druck vorsichtig erhöhen. In eigenständigen Abrolleinheiten kannst du dich auch intensiv einem Knotenpunkt (Triggerpunkt) widmen. Danach rollst du wieder großflächig über die ganze Körperpartie.
- Um gegen stark schmerzende Körperstellen vorzugehen, kannst du diese Stellen täglich abrollen, vorausgesetzt, es entsteht keine Schwellung. Ansonsten musst du warten, bis die Schwellung abgeklungen ist, was meistens 1–3 Tage dauert.

- Eine schmerzende Körperstelle kann aus Verklebungen und Verspannungen resultieren, oder aber von tiefliegenden ausstrahlenden Triggerpunkten verursacht werden. Eine eher große schmerzende Körperstelle behandelst du durch Druck mit der Faszienrolle oder dem großen Faszienball. Liegt eine kleine Schmerzfläche vor, benutze einen kleinen Ball. Ertastest du einen Triggerpunkt im Muskel, kannst du darauf drücken und dazu den Massagestab, das Ende eines Kochlöffels oder den Daumen einsetzen.

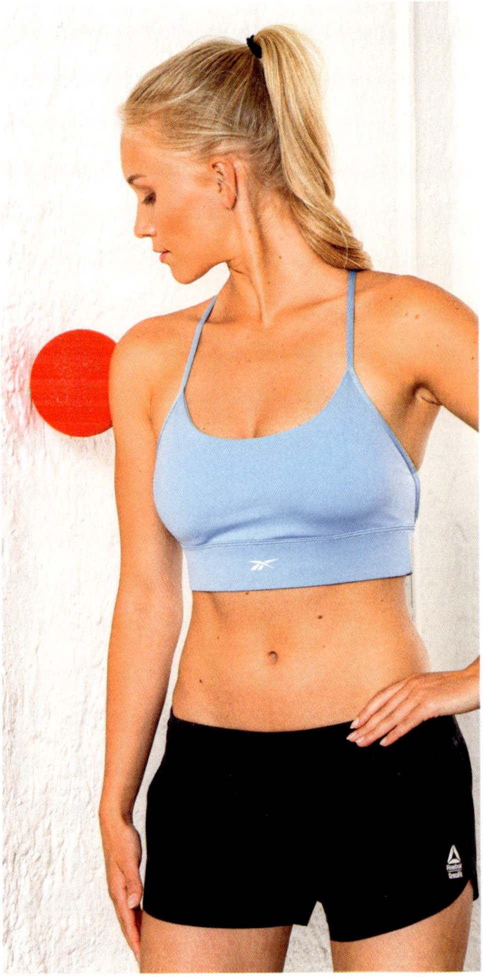

Das Abrollen mit dem 12-cm-Faszienball (»R 5«, Seite 45).

Methoden zum Rollen und Triggern

Mit der Rollmassage sollen Verspannungen und Verhärtungen der Muskulatur sowie Verklebungen der Faszien aufgelöst werden. Durch den Druck erfolgt ein Stretchen, ein Langziehen der Gewebeschichten und das Blut wird verdrängt. Wird der Druck abgebaut kommt es zur Mehrdurchblutung und somit mehr Stoffwechselaktivität in diesem Bereich. Wo keine Schmerzen sind, ist das Gewebe gut funktionsfähig. Wenn du eher leichte Verspannungen und geringe Schmerzen fühlst, dann kannst du die Methoden 1–2 gut einsetzen. Bei starken Schmerzen – manchmal resultieren diese aus tief im Gewebe liegenden Triggerpunkten – kannst du die Methoden 1–6 einsetzen, und zwar abhängig von der Position und deinem Körpergefühl. Wenn du einen Triggerpunkt genau ertasten kannst, kannst du die Methode 7 nutzen und versuchen, ihn mit hoher Druckintensität aufzulösen.

Bei der Faszien-Rollmassage gilt es zu unterscheiden, wann du diese vornimmst: in der Aufwärmphase, als eigenständige Rolleinheit oder in der Abwärmphase. Wenn du das Abrollen in der Aufwärmphase zur Trainingsvorbereitung nutzt, hat es sich als empfehlenswert erwiesen, mehrfach eher schnell hin und her zu rollen und dabei nicht zu viel Druck einzusetzen. Konzentriere dich auf Körperpartien, die für die Sporteinheit wichtig sind, sowie auf verspannte Bereiche und persönliche Schwachstellen.

Beim Rollen als eigenständige Behandlungseinheit sowie in der Abwärmphase nach dem Sporthauptteil wird von vielen Trainern empfohlen, dass zumindest einmal die jeweilige Körperpartie der Länge nach ganz langsam ausgerollt werden soll, was auch als »Auspressen in Zeitlupentempo« beschrieben wird. Danach

kannst du die schmerzende Körperstelle behandeln, indem du auf dieser verbleibst und dabei verschiedene Rollmethoden einsetzt. Anschließend kannst du noch einige Male eher schnell hin und her rollen, was aber nicht zwingend ist. Wenn dir »Auspressen« jedoch zu intensiv ist, dann kannst du stattdessen mehrfach langsam hin und her rollen
Es ist sinnvoll, mehrere Rollmethoden einzusetzen, um die Faszien unterschiedlich anzusprechen. Bei den Übungsbeschreibungen werden mitunter Methoden miteinander kombiniert, wenn damit gute Erfahrungen bei der Behandlung der jeweiligen Körperpartie gemacht wurden. Beachte auch, dass du die Körperpartien nicht alle nach dem gleichen Prinzip behandeln musst und die Anforderungen deines Körpers bei jeder Rolleinheit unterschiedlich sind. Konzentriere dich auf das Abrollen ebenso wie auf die Behandlungsergebnisse. Teste die verschiedenen Möglichkeiten und nimm wahr, was dir wohltut und welches Vorgehen zu intensiv für dich ist, damit es am nächsten Tag nicht in mehr anstatt weniger Schmerzen mündet.

Anfangsposition

Um eine Position auf Rolle oder Ball einzunehmen, begibst du dich dafür über das Übungs-Tool. Entspanne dich und verlagere immer mehr Gewicht auf das Tool, bis du den »Wohlfühlschmerz« (Seite 28) erreichst. Der Druck muss deutlich zu spüren sein. Diese Position ist die Anfangsposition für viele Rollübungen. Du sollst dich dabei noch entspannen und gleichmäßig atmen können. Ist dies nicht der Fall, dann verlagere dein Gewicht weg, um die Intensität zu verringern. Alternativ kannst du auf der Position verbleiben, bis sich dein Gewebe entspannt und sich damit die Druckintensität verringert.

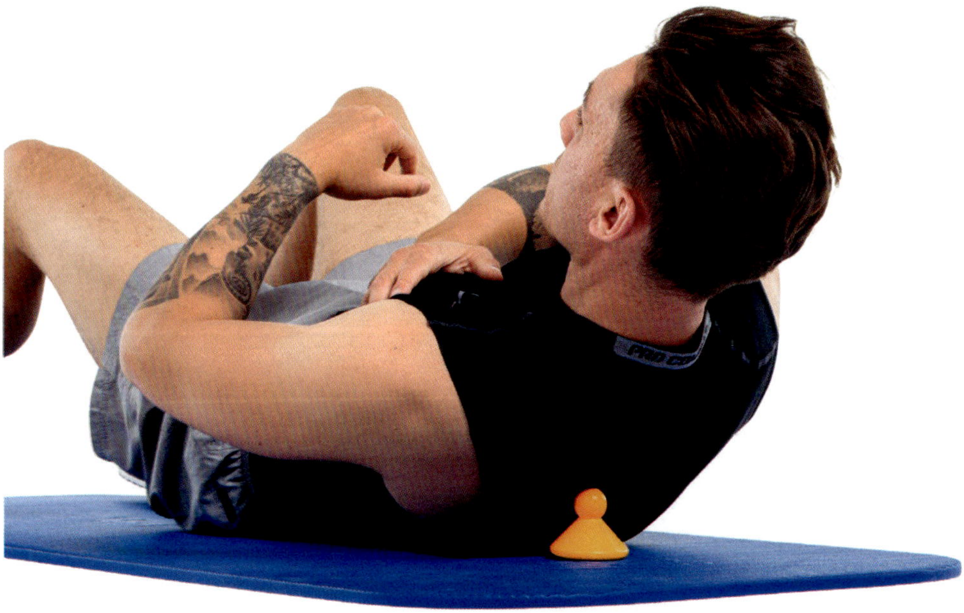

Triggern mit einem Trigger-Tool (»R 10«, Seite 52).

• Methode 1: Druck und Längsausrollen

Diese Methode wird am häufigsten beim Faszienrollen eingesetzt und ist in der Aufwärmphase, Abwärmphase sowie in einer eigenständigen Trainingseinheit einsetzbar. Sie eignet sich gut für große Muskelbereiche. Behandle so beispielsweise die hintere Oberschenkelmuskulatur von unten nach oben und wieder zurück.
Lege die Rolle oder den Ball an einen Muskelansatz und verlagere langsam so viel Gewicht darauf, dass du den »Wohlfühlschmerz« spürst. Rolle nun in Längsrichtung bis zum Ende des Muskels und dann wieder zurück. Du kannst den Effekt intensivieren, indem du den ersten Rolldurchgang sehr langsam, wie in Zeitlupe, ausführst und dann noch einige Male schnell rollst. Rollst du allerdings in der Aufwärmphase, nutze nur das eher schnelle Rollen, mit nicht zu viel Druck.

• Methode 2: Druck und Querausrollen

Lege dich langsam auf Rolle oder Ball und erzeuge den Druckschmerz. Mache nun seitliche Körperbewegungen nach links und rechts, um das Gewebe zu lockern und Verklebungen zu lösen. So lässt sich beispielsweise der häufig verspannte Rand der oberen Rückenmuskulatur in Seitenlage behandeln. Auch im Sitz mit Ball, den du mit der Hand aufdrückst, lässt sich diese Methode nutzen.

• Methode 3: Anspannen, Entspannen und Senken

Diese Technik kannst du auf einer schmerzenden Körperpartie einsetzen. Positioniere die Stelle über Rolle oder Ball und baue so den Druckschmerz auf. Gleichzeitig spannst du die Muskulatur dagegen. Halte diese Position für etwa 2 Atemzüge (5–6 Sekunden). Atme aus, entspanne dich und senke dich dabei auf das Übungs-Tool. Dann wiederholst du das Anspannen, Entspannen und Senken. Du kannst dies 2–4 Mal machen, bis sich der Druckschmerz deutlich verringert oder sogar aufgelöst hat.
Danach behandelst du die nächste schmerzende Körperstelle, indem du an der Muskelpartie weiterrollst oder zur nächsten Körperpartie übergehst.

• Methode 4: Druck und kreisende Bewegungen

Bei dieser Methode wird die schmerzende Körperstelle mit Druck und kreisenden Bewegungen behandelt. Positioniere den Ball oder die Rolle unter/an die schmerzende Stelle und erzeuge den Druckschmerz. Nun führst du kleine kreisende Bewegungen mit deinem Körper aus, ohne den Druckschmerz aufzulösen. Gut gelingt dies im Sitz durch Handdruck mit dem 4–8-cm-Ball. Nutzt du hingegen dein Körpergewicht zum Druckaufbau, dann musst du die kreisenden Bewegungen durch Körperdrehungen erzeugen.

• Methode 5: Druck und Gelenkbewegungen

Nimm die Position mit Druck auf Rolle oder Ball ein, sodass du den Druckschmerz deutlich spürst. Halte diese Position und bewege das Gelenk der angrenzenden Extremität nach oben und unten sowie zu beiden Seiten.
Wenn du dich beispielsweise in Bauchlage befindest und eine Stelle auf dem vorderen Oberschenkelmuskel nahe dem Knie behandelst, baue den Druck auf. Ziehe den Unterschenkel an, strecke ihn wieder und drehe ihn

seitlich, wobei die Druckintensität beibehalten wird. Dies kannst du für zirka 30–60 Sekunden ausführen, bevor du die nächste Stelle behandelst.

• Methode 6: Druck und Verschrauben

Diese Technik lohnt nur auf einer schmerzenden Körperpartie. Du entwickelst die Intensität durch Handdruck mit einem 4–8-cm-Ball oder dem Twister (Seite 17–21). Lege das Tool an das Gewebe, z. B. auf die Brustmuskulatur, und drücke es fest auf. Nun drehst du das Tool mit Handdruck fester in das weiche Gewebe ein. Du bewegst also das Gewebe schiebend mit dem Ball oder Twister. Danach setzt du das Tool auf eine andere Stelle, einige Zentimeter entfernt, und behandelst dort entsprechend. Du kannst so fortfahren, bis du die verspannte Körperpartie durchgehend bearbeitet hast.

• Methode 7: Triggern

Diese Methode ist sehr schmerzhaft und du musst dazu den Triggerpunkt genau zu ertasten. Drücke dein Behandlungs-Tool, z. B. ein Massage-Stäbchen oder das abgerundete Ende eines Kochlöffels, genau auf den Triggerpunkt. Dies muss möglichst exakt auf der richtigen Stelle erfolgen, damit die Behandlung den gewünschten Effekt erzielt. Drücke zirka 30 Sekunden lang fest auf den Triggerpunkt. Wenn sich der Schmerz dabei verringert, erhöhst du die Druckintensität auf den Punkt. Halte auch den intensivierten Druck für 30 Sekunden aufrecht. Im optimalen Fall löst sich der Knotenpunkt auf, zumindest wird er weicher. Dann bearbeitest du den nächsten Punkt oder führst die Faszienmassage an anderen Stellen aus.
Falls du keinen Knubbel ertasten kannst, aber eine schmerzende Stelle fühlst, dann kannst du diese behandeln wie in den Methoden 1–6 beschrieben.

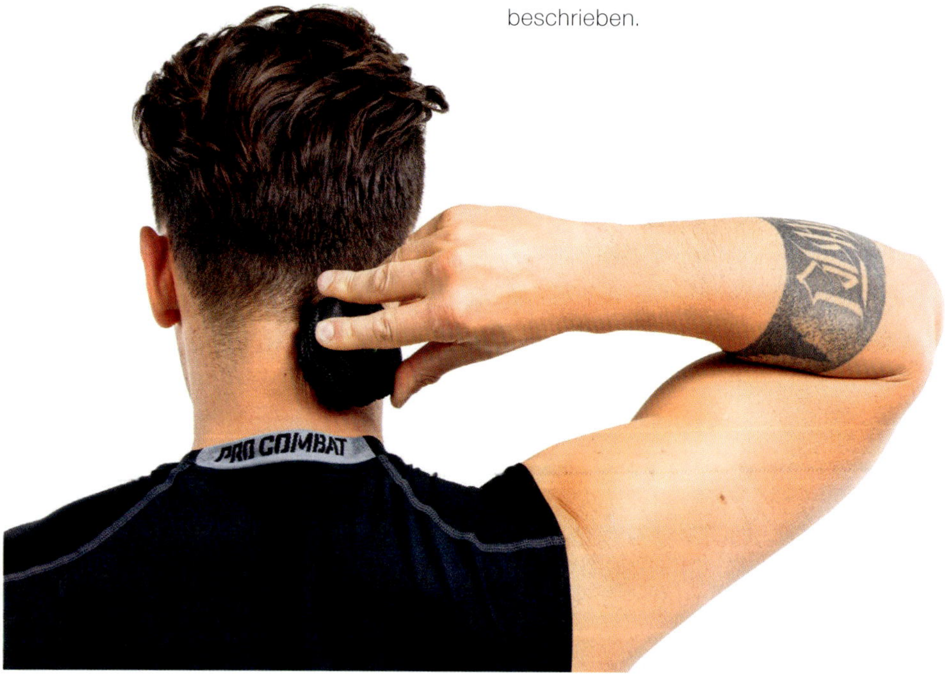

Druck und Verschrauben mit dem Twister (»R 2«, Seite 41).

Empfehlungen zum Vorgehen

Auf den folgenden Seiten findest du wichtige Übungen zur Faszienmassage. Es sind Grundübungen sowie Alternativen vorgestellt, damit du abhängig von den verfügbaren Trainingstools wählen kannst, welche Druckintensität für dich geeignet ist. Es sind noch zahlreiche Übungen möglich, mit einiger Trainingserfahrung kannst du bei Bedarf für ergänzende Übungen die hier angebotenen Prinzipien nutzen.

Die Übungen kannst du mit der großen Faszienrolle und Faszienbällen ausführen. Optimal, aber nicht zwingend notwendig, ist die Verfügbarkeit von: großer Rolle, nachgebendem Gummi-Ball (18–23 cm), 12-cm-Ball, 6–8-cm-Ball, Duoball und 4-cm-Ball (Golfball). Für die Triggerpunkt-Massage benötigst du zudem einen Druckverstärker wie beispielsweise ein Thai-Massage-Stäbchen oder Ende eines Kochlöffels. Informationen zum Bezug und den Kosten der einsetzbaren Produkte findest du auf den Seiten 17–21.

Wenn du nur einige wenige Übungen in einer Übungseinheit machst, dann wähle Übungen für Körperregionen aus, die nicht gut durchblutet sind, wie die Fußsohlen, Beinaußenseiten und den unteren Rücken sowie deine Problemstellen.

Hier wird davon ausgegangen, dass du das Abrollen einsetzt, um dein Bindegewebe zu pflegen und Verspannungen und Verklebungen zu beseitigen. Liegt jedoch eine ernsthafte Verletzung vor, dann musst du dich vor dem Abrollen mit einem Orthopäden absprechen.

INFO: Durchführung der Roll-Übungen

Nimm die Anfangsposition ein, korrigiere die Körperposition und baue die Körperspannung auf. Führe nun die Übung gemäß der von dir gewählten Behandlungsmethode (Methode 1–7) aus.

Sind die Übungen auf dem Boden mit Eigengewicht zu hart, übe mit Druck gegen die Wand oder mit Handdruck im Sitz. Rolle mit der für die jeweilige Körperpartie geeigneten Druckintensität – dem »Wohlweh«.

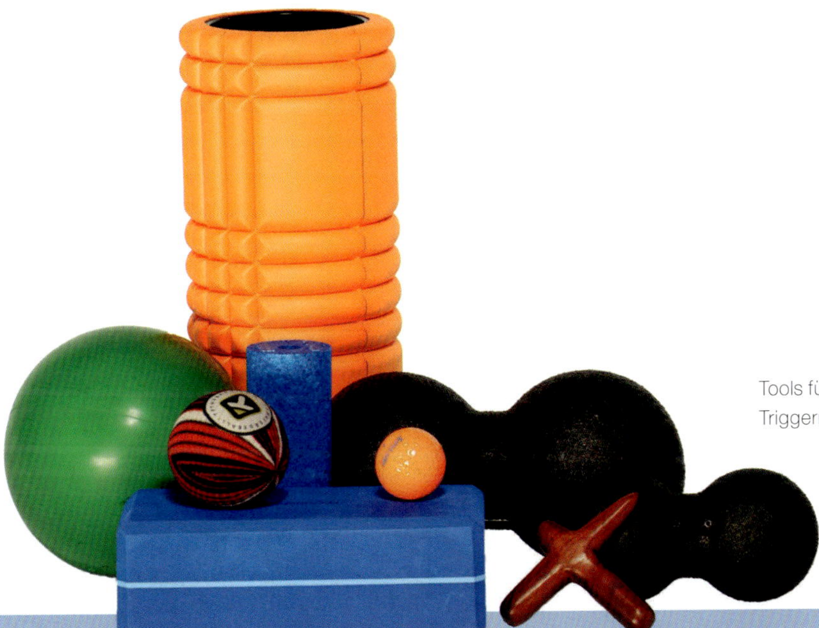

Tools für das Rollen und Triggern.

Zone 1: Kopf, Hals und Nacken

R 1 Behandeln des Kopfes

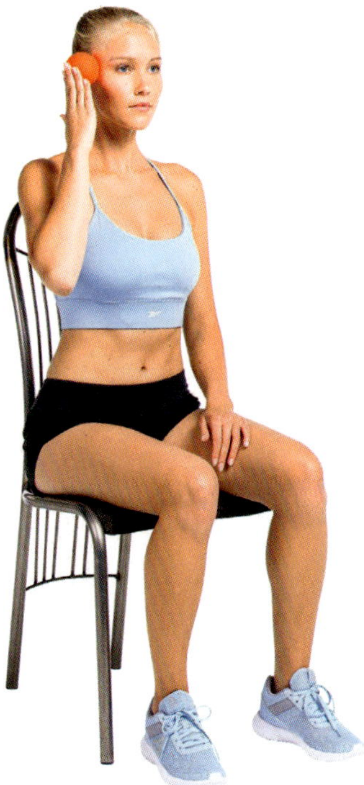

A

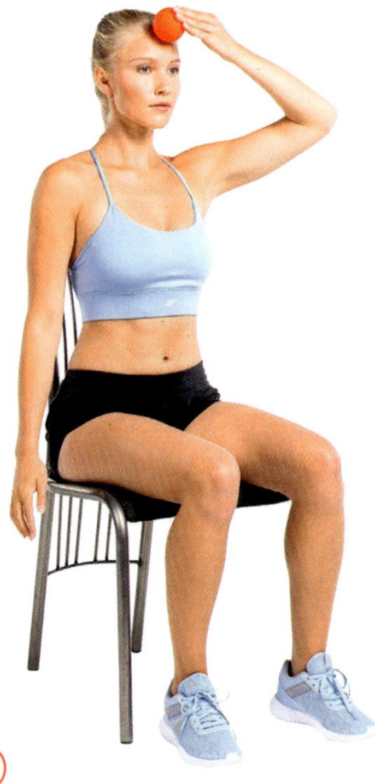

B

Behandeln von Schläfe und Stirn.

SO GEHT'S

- Setz dich gerade auf einen Stuhl. Am besten nutzt du einen 6–8 cm-Faszienball mit etwas nachgebender Struktur. Lege den Ball an die Kopfseite (A).
- Massiere die Kopfseite vorsichtig kreisend für etwa 3–4 Atemzüge. Du kannst ergänzend Augenbewegungen einsetzen.
- Positioniere den Ball an unterschiedlichen Punkten auf der Stirn (B), den Augenbrauen bis hin zur anderen Schläfe, und massiere mit kreisenden Bewegungen.
- Verspürst du Schmerzen, dann massiere auf dieser Stelle etwas länger.

VARIANTE

Du kannst Schläfen und Stirn alternativ mit der kleinen Rolle behandeln.

Du musst bei der Behandlung konzentriert sein und darfst nicht hart aufdrücken, denn ansonsten könntest du Kopfschmerzen bekommen. Wichtig ist, dass du bei der Behandlung entspannst und das Gefühl hast, dass sie dir wohltut. Ist dies an einer Stelle nicht der Fall, dann verzichte dort auf die Massage.

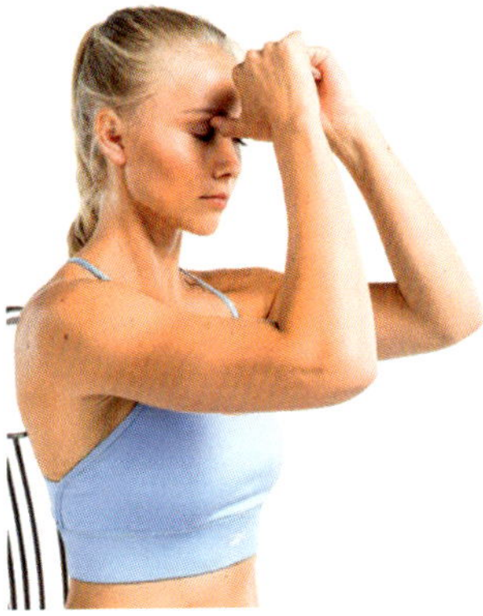

C

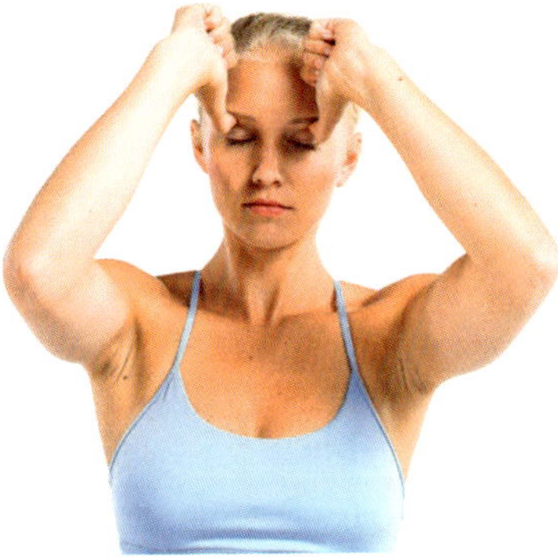

D

Behandeln mit den Daumen.

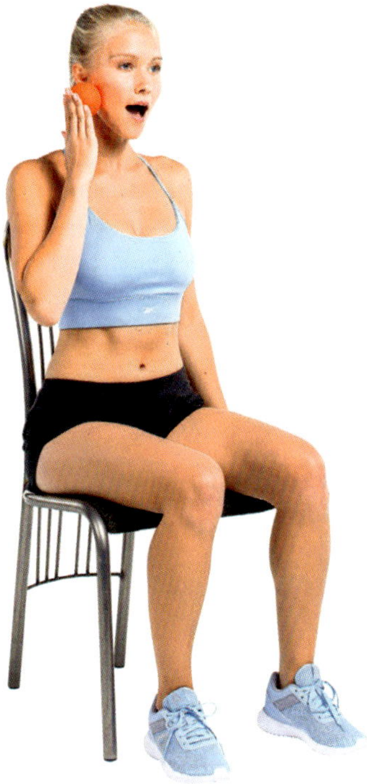

E

Behandeln des Kiefers mit dem 6-cm-Ball.

VARIANTE

Sitzt du viel vor dem Computer und fühlst Schmerzen um den Bereich der Augenbrauen, dann lohnt es sich hier wie folgt zu behandeln: greife mit beiden Daumen von unten innen an den Knochen, nahe der Nase. Drücke leicht auf und halte die Position 2–3 Atemzüge (C). Du kannst dabei minimal mit dem Daumen kreisen. Dann gehst du zur nächsten Stelle. So kannst du 5 Mal aufdrücken bis du den äußeren Bereich erreichst (D). Nun bewegst du die Daumen wieder nach innen. Die Bewegung nach außen und zurück kannst du 1–2 Mal wiederholen.

Auch eine Behandlung des Kiefers kann wohltuend sein und gute Behandlungseffekte erzielen. Drücke den Ball auf die Ecke des Kiefergelenks auf. Zudem kannst du den Ball etwas eindrehen. Öffne (E) und schließe den Mund und bewege den Kiefer seitlich, wobei du den Druck bewahrst. Wenn es allerdings sehr am Kiefer schmerzt, dann mache stattdessen leichte kreisende Bewegungen, mit leichtem Druck.

R2 Behandeln des Nackens

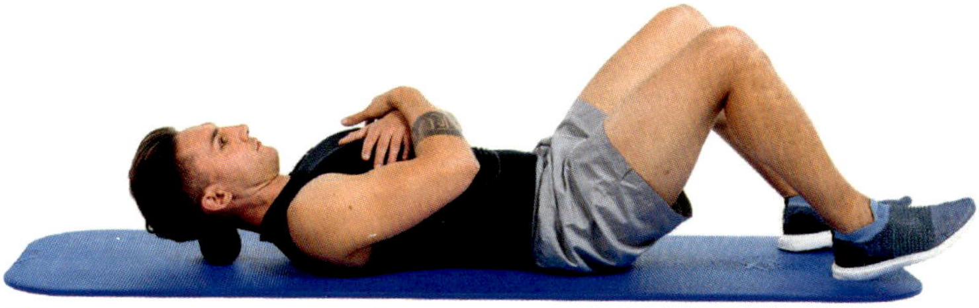

(A)

Nickbewegungen auf dem 8-cm-Duoball.

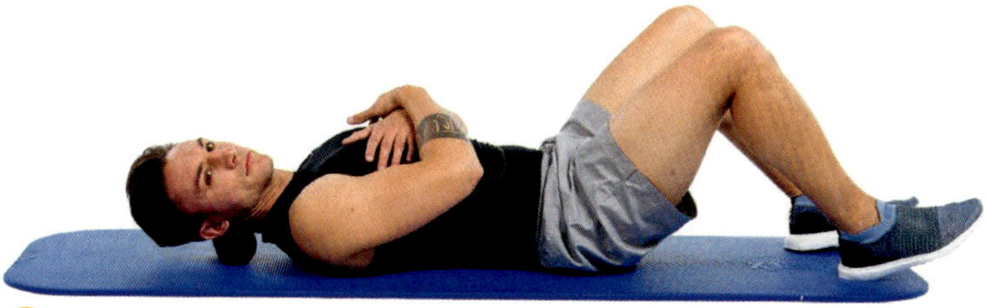

(B)

Das Kopfdrehen nach rechts und links.

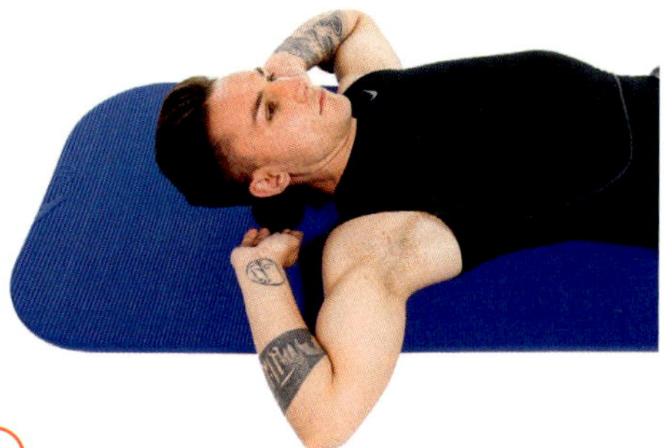

(C)

Das leichte seitliche Stützen, damit der Ball sich nicht verschiebt.

SO GEHT'S

- In Rückenlage positionierst du einen 8-cm-Duoball (Doppelball) unter den Muskelansatz am Hinterkopf, das Kinn ist leicht zur Brust gezogen. Wähle eine angenehme Position, die Füße kannst du ablegen oder aufstellen. Lass deine Schultern entspannt sinken.
- Löse Verspannungen, indem du langsame Nickbewegungen in kleinem Umfang für etwa 1 Minute machst (A).
- Danach drehst du den Kopf langsam von einer zur anderen Seite, auch etwa für 1 Minute (B). Du kannst alternativ Halbkreise mit der Nase durchführen. Mache die Bewegung nur in einem Umfang, dass der Duoball nicht wegrutscht. Alternativ kannst du das Tool von der Seite in Position halten (C).
- Übe konzentriert und nimm die wohltuende Entspannung in der Muskulatur wahr.

VARIANTE

Du kannst auch einen 12-cm-Faszienball oder eine große Rolle nutzen, wenn du darauf entspannen kannst. Wichtig ist, dass das Übungsgerät nicht zu hart ist, denn die Halswirbelsäule darf nicht viel Druck abbekommen. Empfindest du diese Tools jedoch als zu hart, dann nutze einen 18–23-cm-Gummiball.

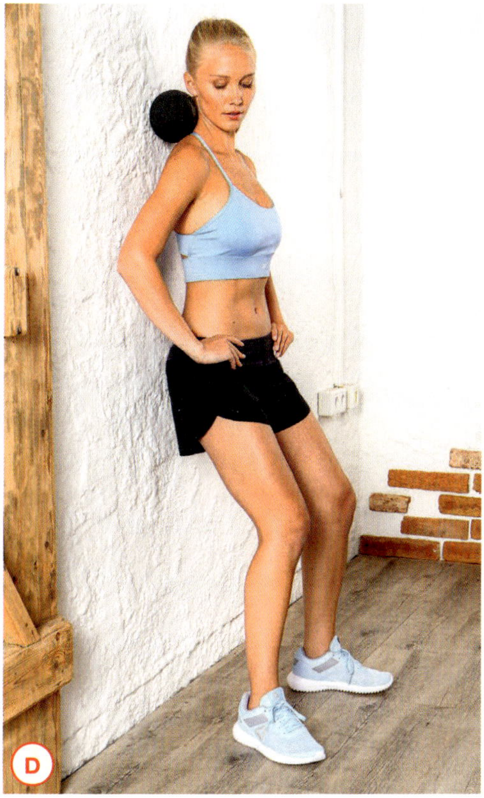

D

Die Übung im Stand mit dem Doppelball.

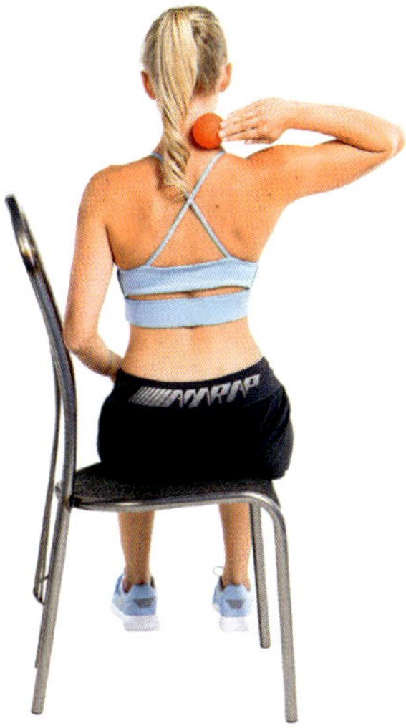

E

Die Nackenbehandlung im Sitz.

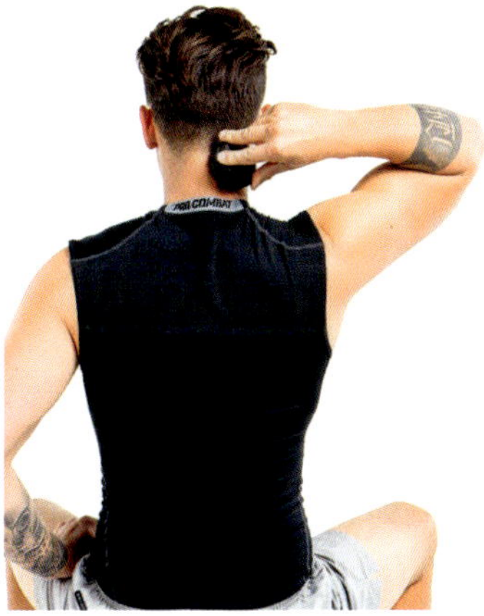

F

Die Behandlung mit dem Twister.

Du kannst die Übung stehend an einer Wand machen, um die Druckintensität zu verringern. Der Duoball (D) ist gut geeignet, da hier die Halswirbelsäule nicht belastet wird. Einsetzbar sind alternativ Gummiball und eine nicht zu harte Rolle. Mache langsame Nickbewegungen und danach Kopfdrehen nach links und rechts. Du kannst den Nackenbereich im Sitz mit einem 6–8-cm-Ball kreisend massieren. Ob du den Ball von vorne oder hinten zur Stelle bewegst, wählst du abhängig von deiner Beweglichkeit. Wichtig ist, dass du die behandelte Muskulatur dabei entspannst. Massiere den ganzen Nacken (E). Schmerzt eine Stelle sehr, dann verweile darauf etwas länger. Du kannst dabei langsame Kopfbewegungen zur Seite sowie nach oben und unten ergänzen. Vermeide beim Abrollen des Nackens auf den Halswirbel zu drücken. Rolle vorsichtig, mit eher wenig Druck, insbesondere an den Halsseiten darf nur ganz wenig Druck ausgeübt werden. Auch die Massage mit dem Twister ist hier gut geeignet. Drücke ihn auf und drehe ihn etwas in das Gewebe ein (F).

R 3: Behandeln des Trapezius

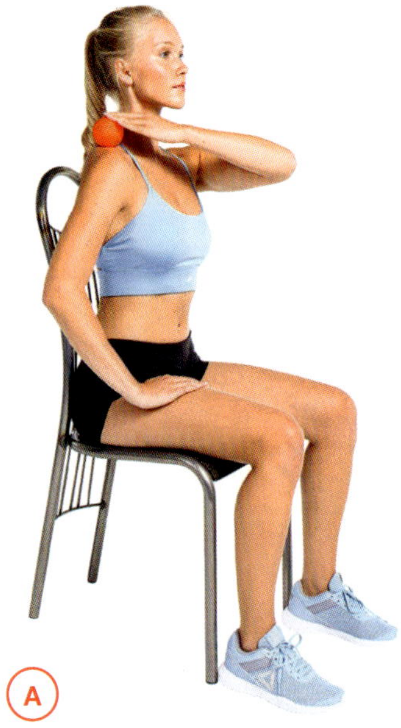

A

Das Behandeln des Trapezius im Sitz.

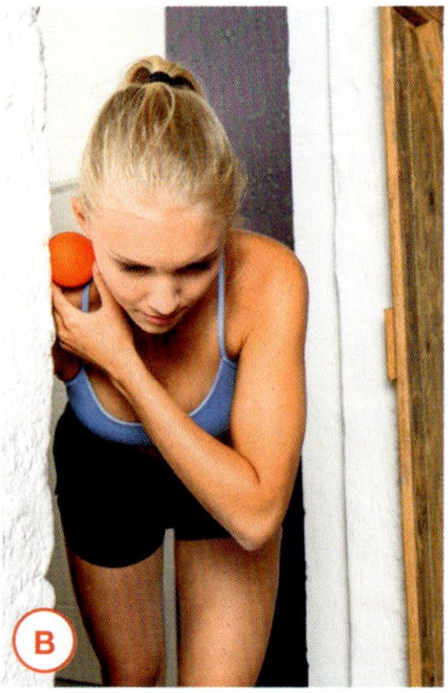

B

Im Stand mit Ball gegen Türrahmen in vorgebeugter Position.

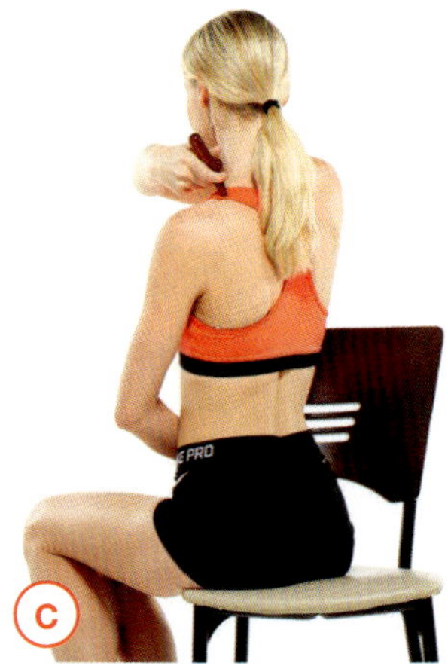

C

Die Triggerpunktbehandlung im Sitz mit Stab.

SO GEHT'S

- Setze dich aufrecht hin und drücke einen 6–8 cm-Faszienball fest mit der linken Hand auf den rechtsseitigen Muskel (A).
- Löse Verspannungen, indem du kleine kreisende Bewegungen etwa 1–2 Minuten lang ausführst.
- Übe ganz bewusst und nimm die wohltuende Entspannung wahr.
- Danach behandelst du die rechte Seite mit der linken Hand.

VARIANTE

Du kannst den Muskel auch am Türrahmen behandeln. Dazu beugst du den Oberkörper vor, etwa parallel zum Boden und klemmst den Ball durch Druck zwischen Tür und Muskel ein (B). Die freie Hand kann stützen, damit der Ball besser positioniert ist. Mach kleine Kreise über den ganzen Muskel. Du kannst dies auch an einer Wand machen, wenn du die große Blackroll® zwischen Wand und Ball nimmst, da die Aussparung in der Rolle den Ball fixiert.

In diesem Muskel befindet sich manchmal ein Triggerpunkt, der sich mit den Fingerspitzen ertasten lässt. Drücke fest auf den Knotenpunkt für 30 Sekunden (10 Atemzüge) und dann noch etwas intensiver für weitere 30 Sekunden. Du kannst von oben mit einem Massagestab drücken (C). Alternativ kannst du dich vorbeugen und mit dem Kochlöffel drücken, der an die Wand geklemmt ist, oder im Stand von oben mit einem langen Stab wie einem Besenstil. Wähle eine stabile Anfangsposition, die gut kontrollierbar ist und Verrutschen verhindert, ansonsten ist das Auflösen des Triggerpunktes nicht möglich.

R 4 Behandeln der ersten Rippe

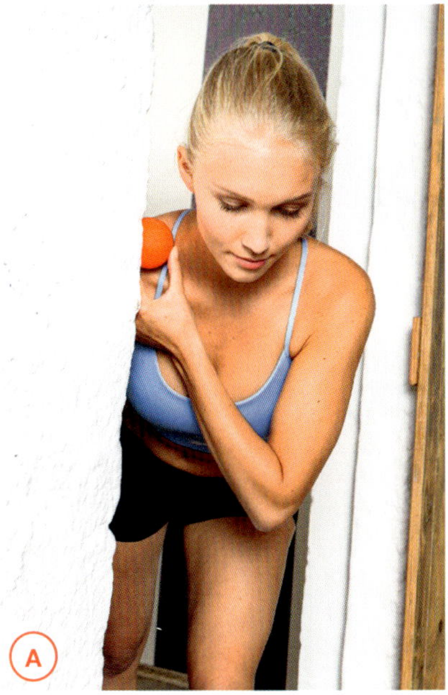

Die Behandlung vorgebeugt an der Wand.

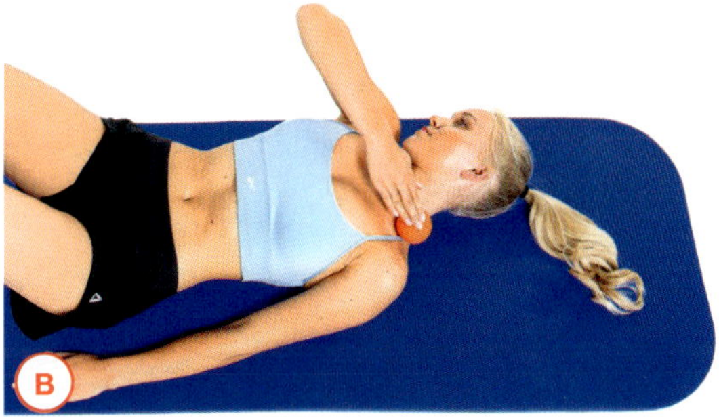

Die Behandlung in Rückenlage.

SO GEHT'S

Du erreichst gut diesen Bereich vorgebeugt mit einem kleinen Faszienball an einer Wandecke oder am Türrahmen. Gut geeignet ist der nachgebende 6-cm-Ball, mit einem größeren Ball hingegen triffst du den Zielbereich nicht optimal.

- Beuge deinen Oberkörper vor und klemme den Ball (A) zwischen Wand und Muskel ein. Wähle die Position unter Trapezius und Hals, und zwar über dem Schlüsselbein, in der dahinter liegenden Vertiefung. Den Arm der Übungsseite lässt du entspannt hängen.
- Atme aus und entwickle mehr Druck auf den Ball, indem du dich mit den Beinen vordrückst, bis du den »Wohlfühlschmerz« erreichst.
- Lass den Arm entspannt tiefer sinken. Schwinge und kreise ihn leicht hin und her für 1–2 Minuten.
- Übe ganz bewusst und nimm die Entspannung im Zielbereich wahr.

VARIANTE

Du musst hier sehr vorsichtig behandeln und Halsdruck vermeiden, da Nerven und Arterien am Hals verlaufen. Spürst du Taubheit und/oder Kribbeln, dann verringere umgehend den Druck.

Du kannst Armbewegungen über den Kopf und hinter den Rücken ergänzen, während du den Druck bewahrst.

Du kannst alternativ im Sitz oder in Rückenlage (B) mit der anderen Hand behandeln, hier kannst du kleine Kopfdrehungen ergänzen.

Zone 2: Schultern, oberer Rücken und Brust

R 5 Behandeln der Schultern

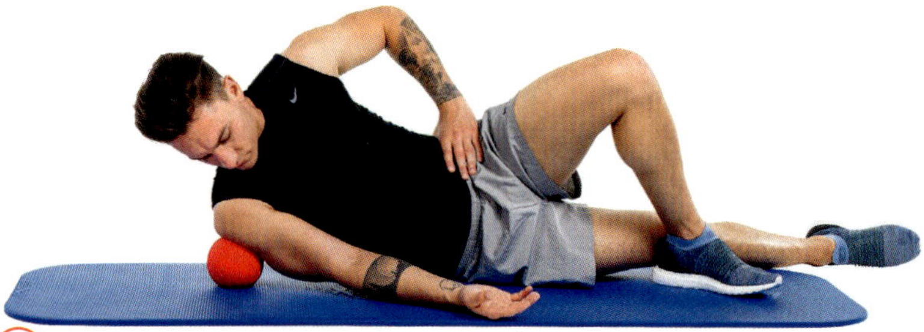

(A)

Das Abrollen in Seitenlage mit dem 12-cm-Ball.

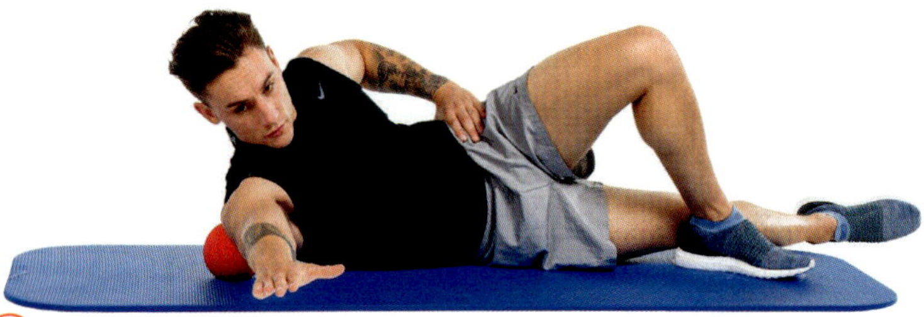

(B)

Die vorzeigende Armposition, um den hinteren Anteil gut zu erreichen.

SO GEHT'S

- Du befindest dich in Seitenlage und legst dich mit der Schulter auf einen 12-cm-Faszienball. In der ersten Position ist der Arm angelegt (A). Ist dir dies zu intensiv, dann kannst du mit dem oberen Arm etwas Gewicht abstützen.
- Atme aus und verlagere langsam Gewicht auf den Ball, bis du den »Wohlfühlschmerz« erreichst.
- Rolle langsam mit kreisenden Bewegungen über die Schultermuskulatur. Ist dir dies noch nicht intensiv genug, dann hebe die Hüften an.
- Richte den unteren Arm nach vorne (B) und rolle so über die hintere Schultermuskulatur.
- Lege den Arm hinter den Körper und rolle über den vorderen Schulterbereich.

VARIANTE

Du kannst die Rollübung auch mit einem Duoball oder dem 8-cm-Ball machen. So lässt sich ein Schmerzpunkt im hinteren Bereich intensiv behandeln, wozu du den Ball auf einen Yoga-Block legen kannst.
Mit der großen Faszienrolle lässt sich der mittlere Anteil der Schulter recht gut abrollen, der hintere und vordere Anteil allerdings nur teilweise, wozu du die Rolle drehen musst.

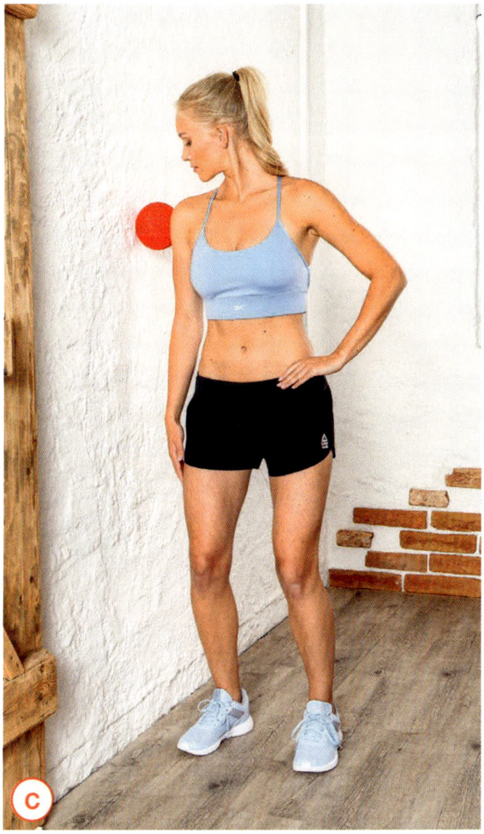

Abrollen gegen eine Wand mit einem 12-cm-Ball.

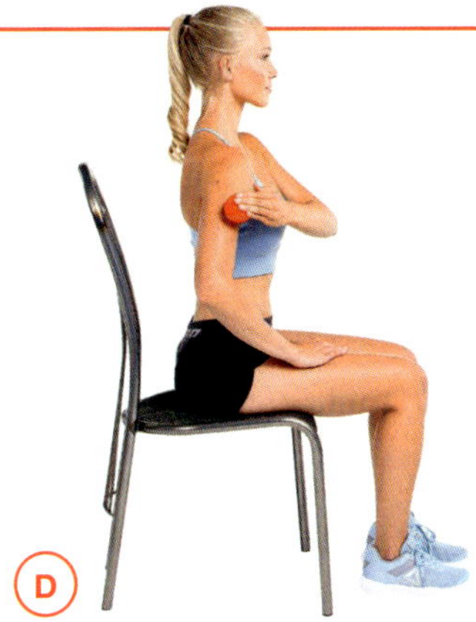

Abrollen des seitlichen Anteils mit der Hand.

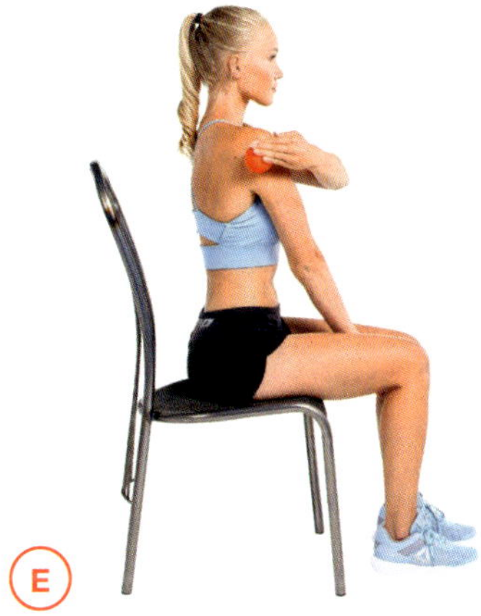

Abrollen des hinteren Anteils.

Bei Schmerzen wird die Position für einige Atemzüge gehalten, damit sich das Gewebe entspannt. Halte den Druck und mache kleine Armbewegungen, indem du den Unterarm anziehst, streckst und rotierst.
Du kannst alternativ im Stand an der Wand rollen, um die Intensität zu verringern. Nutze einen 12-cm-Ball (C), Duoball oder eine große Rolle, die quer positioniert ist. Lehne dich mit so viel Gewicht gegen das Tool, dass du die gewünschte Druckintensität erzielst. Wichtig ist, dass die Übungsseite locker bleibt. Rolle über die Schulter im seitlichen Stand zur Wand. Durch Kniebeugen und Strecken erfolgt die Massage.

Als weitere Option kannst du die Schultermuskulatur im Sitz mit einem 6–8-cm-Ball abrollen. So erreichst du die Zielregion allerdings nur mit weniger Druckintensität als im Liegen. Im aufrechten Sitz lässt du den Arm der Übungsseite locker hängen oder legst ihn bequem auf, damit du die Muskulatur entspannen kannst. Mit der freien Hand drückst du den Ball auf. Führe kleine kreisende Rollbewegungen über den vorderen und seitlichen Anteil (D) der Schulter aus. Verweile auf schmerzenden Stellen für einige Atemzüge. Wenn du gut beweglich bist, erreichst du auch den hinteren Anteil (E), ansonsten massiere diesen gegen eine Wand oder in Seitenlage oder Rückenlage am Boden.

R 6 Behandeln des Bereichs um Achselhöhle

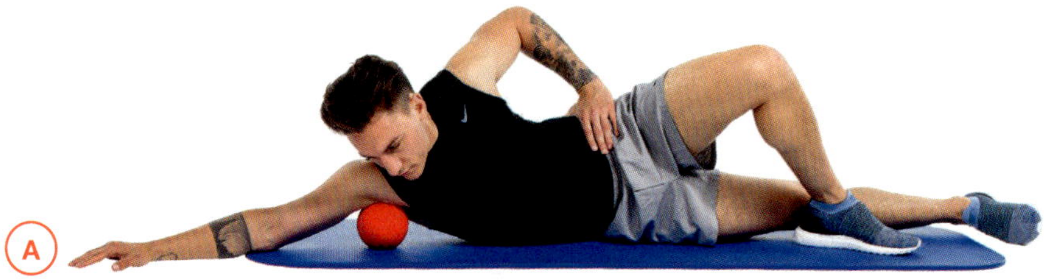

Das Abrollen mit dem 12-cm-Ball in Seitenlage.

SO GEHT'S

- Du bist in Seitenlage, der Arm der Übungsseite ist nach oben gestreckt. Falls notwendig, kann die andere Hand auf dem Boden etwas Gewicht abstützen.
- Lege dich so auf den 12-cm-Faszienball (A), dass das Tool etwas oberhalb der Achselhöhle liegt, da hier oft die größten Schmerzen sind. Den 8-cm-Ball kannst du auf einen Yoga-Block legen.
- Atme aus und verlagere langsam Gewicht auf den Ball, bis du den »Wohlfühlschmerz« erreichst. Halte die Position für einige Atemzüge.
- Rolle langsam mit kleinen kreisenden Bewegungen über die Zielpartie.
- Wenn du eine stark schmerzende Stelle erreichst, dann halte diese für 30–60 Sekunden, bis der Schmerz nachlässt. Danach machst du wieder kleine kreisende Bewegungen.

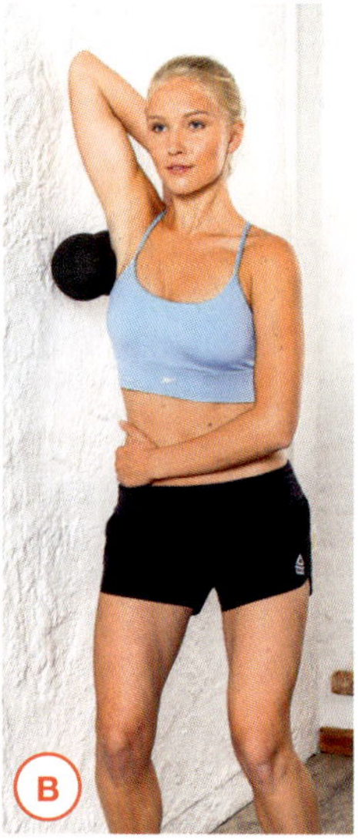

Das Abrollen an der Wand mit dem Duoball.

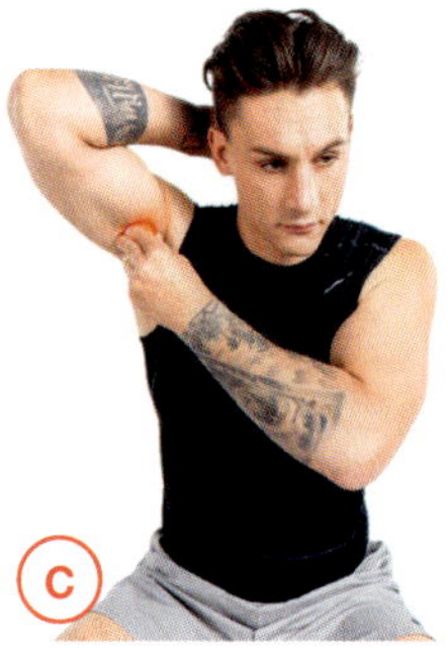

Das Behandeln im Sitz mit dem Golfball.

VARIANTE

Du kannst auch mit dem 12-cm-Duoball im Liegen behandeln.

Im Stand kannst du diesen Bereich an der Wand (B) mit dem 12-cm-Ball oder 12-cm-Duoball ausrollen, der Arm ist hochgestreckt an der Wand. Als Option kannst du den 8-cm-Duoball hochkant auf eine Fensterbank stellen und die Armachsel von oben aufdrücken und kreisend massieren.

Im Sitz kannst du mit der Hand einen kleinen Ball an die schmerzende Stelle drücken (C) und kreisend massieren. Den behandelten Arm kannst du hochbewegen und die Handfläche zur Stabilisierung an deinen Hinterkopf anlegen. Oder du lässt deinen Arm hängen und drückst mit den Fingern von oben auf die Schulter und mit dem Daumen der anderen Hand von unten. Teste, mit welchem Tool und in welcher Position du den Zielbereich am besten erreichst.

R 7 Behandeln der oberen Oberkörperseiten

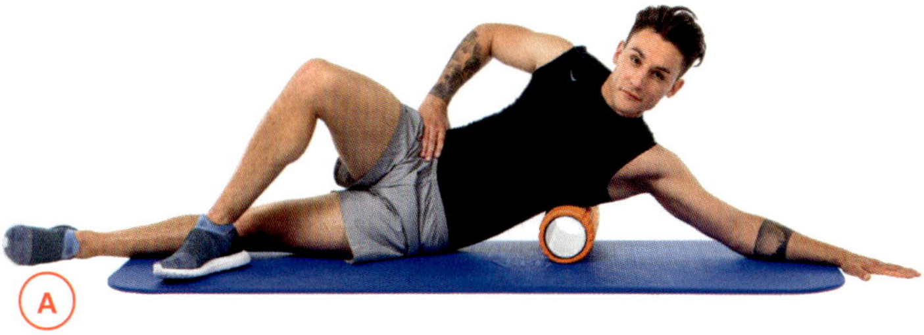

Die Übung am Boden mit der großen Rolle.

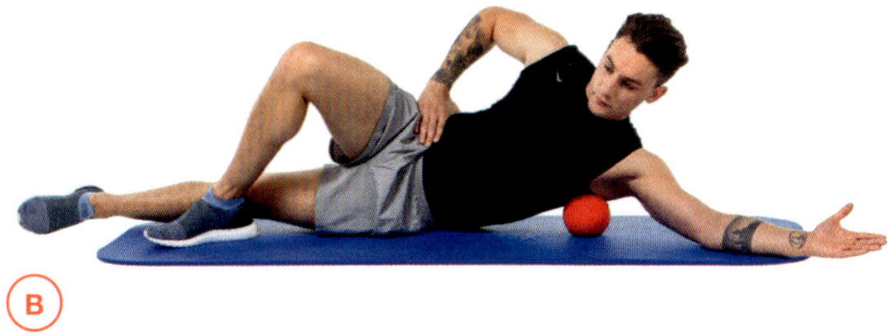

Das Abrollen mit dem 12-cm-Ball am Boden.

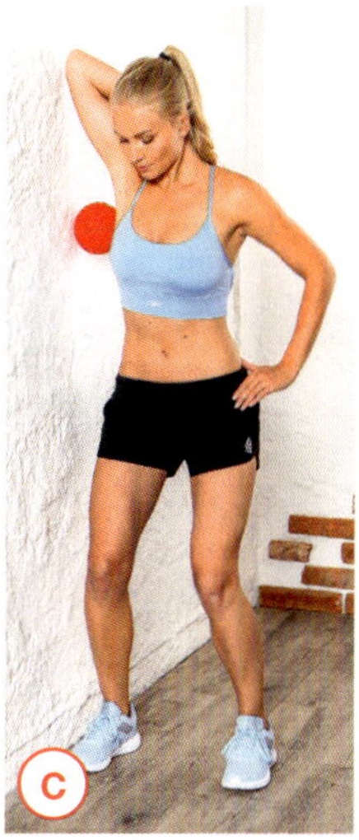

Das Abrollen an der Wand mit dem 12-cm-Ball.

SO GEHT'S

- Du befindest dich in Seitenlage auf der großen Faszienrolle, etwas oberhalb des Rippenbogens querliegend positioniert. Der untere Arm ist nach oben gerichtet (A).
- Du kannst den oberen Arm auf der Seite ablegen oder du stützt ihn vor dir ab, um eine bessere Übungskontrolle zu haben. Atme aus und verlagere Gewicht auf die Rolle, bis du den »Wohlfühlschmerz« erreichst. Reicht dir die Intensität nicht aus, kannst du die Hüften anheben.
- Rolle langsam von unten nach oben über die Armachsel hinweg, und wieder zurück.
- Spürst du eine stark verspannte Stelle, dann verbleibe auf dieser für einige Atemzüge, bis der Schmerz abnimmt. Du kannst dabei auch kleine Oberkörperdrehungen vor und zurück machen. Danach rollst du weiter. Oftmals ist der untere Bereich des äußeren Randes des Latissimus verspannt.

VARIANTE

Wenn du über die Rippen rollen willst, dann nur mit sehr wenig Druckintensität.
Die Oberkörperseiten lassen sich auch mit dem 12-cm-Ball oder Duoball behandeln (B). Spanne den Muskel an und lasse dich dann in das Tool sinken. Mach das mehrfach, bis die Schmerzen nachlassen. Dann führst du kleine kreisende Bewegungen aus. Bewege dich am Rand des oberen Rückens von unten nach oben. Du kannst zudem punktuell mit dem kleinen Ball arbeiten und ihn dazu auf einen Yoga-Block legen.
Ist dir der Druck im Liegen zu stark, kannst du an der Wand mit großer Rolle, 12-cm-Ball oder Duoball massieren (C). Führe das Rollen im seitlichen Stand aus, indem du deine Beine beugst und streckst.

R 8 Behandeln des oberen Rückens

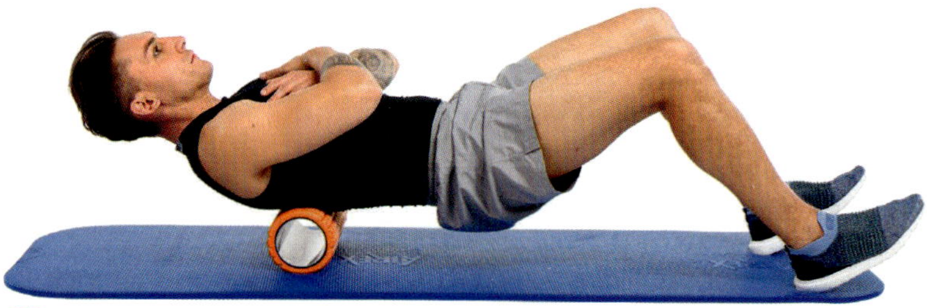

(A)

Das Üben mit den Händen vor der Brust.

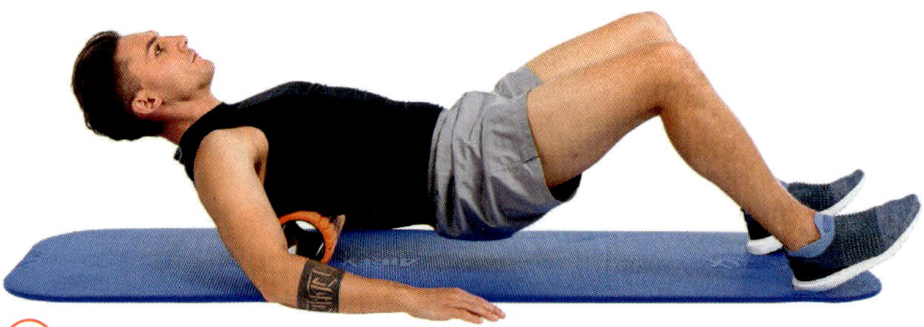

(B)

Die Druckverringerung durch abgestützte Unterarme.

SO GEHT'S

- Lege dich mit dem oberen Rücken in Höhe der Brustwirbelsäule auf die Faszienrolle. Stelle die Füße auf und verschränke die Arme vor dem Körper. Ziehe das Kinn leicht zur Brust.
- Hebe das Gesäß an, sodass der Rücken gerade ist (A). Ist dir der Druck zu intensiv, dann stütz dich mit den Händen am Boden ab (B). Ist der Druck jedoch nicht intensiv genug, dann strecke die Arme nach oben, neben den Kopf.
- Lass die Rolle für 1–2 Minuten langsam von unten über die Brustwirbelsäule bis zum Nacken gleiten und wieder zurück. Halte den Rücken gerade und die Bauchmuskulatur unter Spannung.
- Erreichst du eine schmerzende Körperstelle, dann verbleibe einige Atemzüge auf dieser Stelle.

VARIANTE

Du kannst für einige Rollbewegungen die Ellbogen und die Schulterblätter vorziehen, um etwas andere Anteile zu erreichen.
Du kannst alternativ einen 8-cm- oder 12-cm-Duoball nutzen. Lege das Tool unter die Muskelstränge neben den Bandscheiben im Bereich der Brustwirbelsäule. Falls du zu Beginn

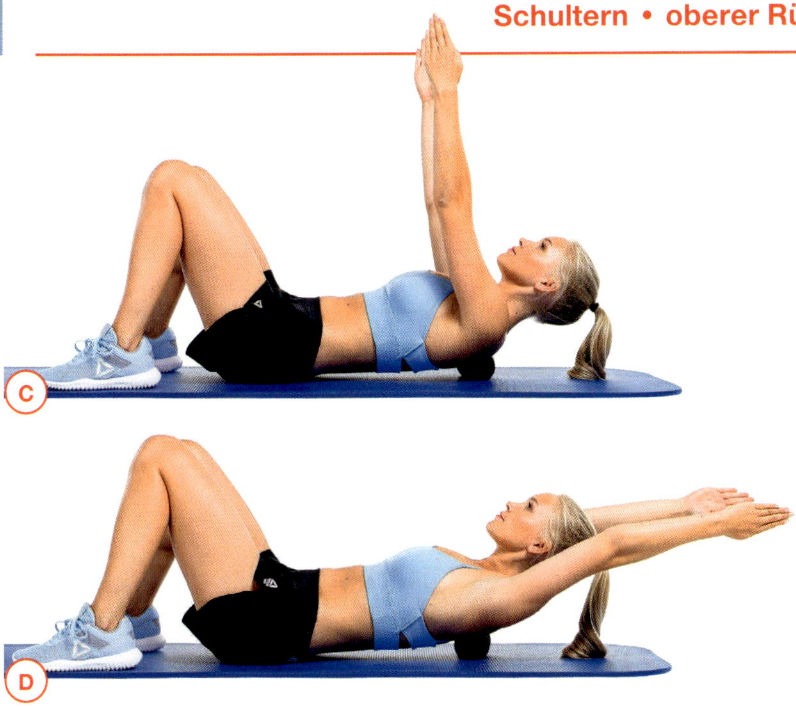

Massage mit dem 8-cm-Duoball am Boden, intensiviert durch Armbewegungen.

noch den Kopf abgelegt halten musst, dann achte darauf, dass du nur minimalen Druck auf die Halswirbelsäule ausübst. Mit etwas Übung kannst du den Kopf in der Luft halten. Spanne die Muskeln an, bevor du ausatmest, dann entspanne sie und lass dich in den Duoball sinken. Dies kannst du mehrfach wiederholen. Dann rollst du langsam nach oben. Verbleibe einige Atemzüge auf schmerzenden Stellen. Du kannst dabei die Arme vorstrecken (C) und sie dann kontrolliert heben (D) und senken, auch abwechselnd. Zudem kannst du ein Drehen nach links und rechts ergänzen sowie auch die Arme vor dem Körper verschränken und dann kleine Körperdrehungen ausführen. Weniger intensiv ist die Variante an der Wand. Stelle dich mit dem Rücken zur Wand, die Füße sind etwa schulterbreit auseinander. Bringe die

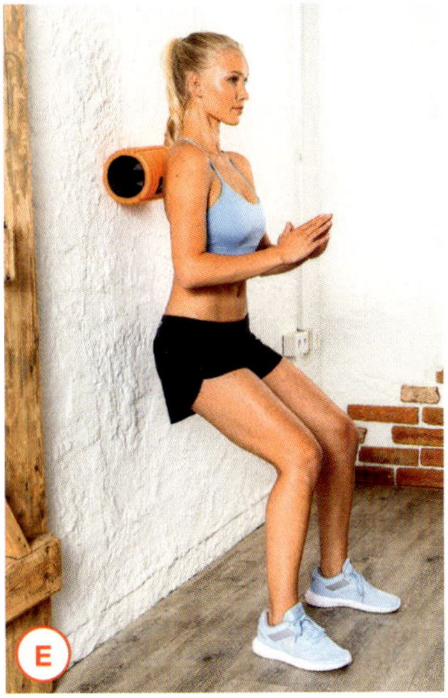

Das Üben mit der großen Rolle an der Wand.

große Rolle (E) oder den Duoball horizontal an deinen oberen Rücken. Bewege dein Gesäß beim Rollen an der Wand entlang nach hinten unten, nicht jedoch die Knie über die Füße.

R9 Behandeln der Brust

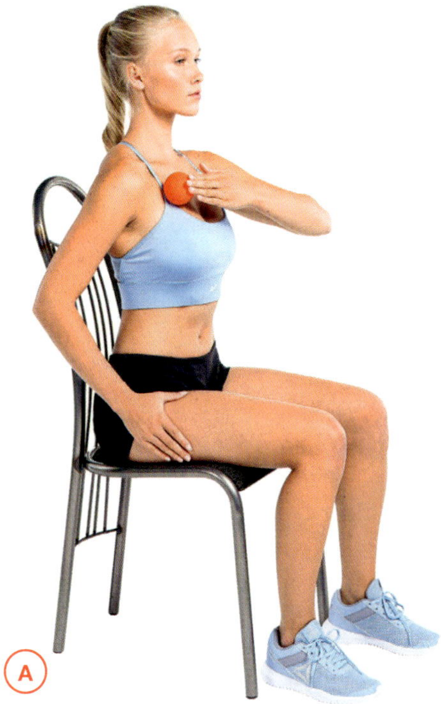

Das Abrollen im Sitz mit der Kugel.

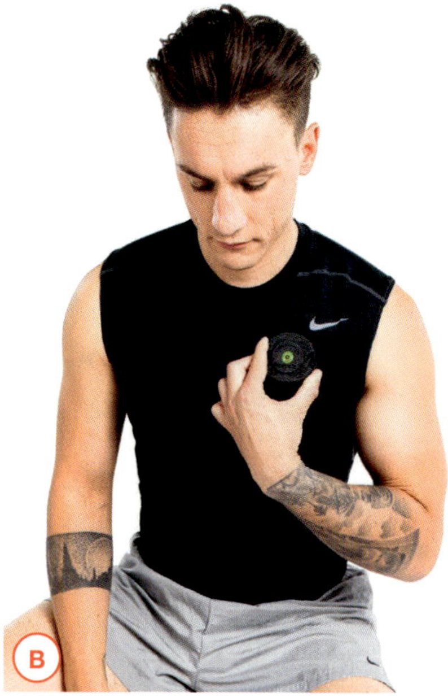

Der Einsatz des Twisters.

SO GEHT'S

- Du sitzt aufrecht und lässt den Arm der Übungsseite entspannt hängen. Du kannst die Übung auf einem Stuhl sitzend ausführen oder auf dem Boden mit angewinkelten Beinen.
- Drücke mit der freien Hand einen 6–8-cm-Faszienball gegen die Brust (A), und zwar am Brustmuskelansatz zur Schulter unter dem Schlüsselbein.
- Falls du so nicht kraftvoll genug drücken kannst, dann presse einen Yoga-Block auf den Ball.
- Massiere mit kleinen kreisenden Bewegungen. Bewege den Ball unter dem Schlüsselbein entlang nach innen.
- Suche beim Rollen nach schmerzenden Stellen und verbleibe auf diesen für einige Atemzüge, bis der Druck etwas nachlässt. Danach rollst du langsam weiter.

VARIANTE

Du kannst alternativ drücken und schraubende Bewegungen mit dem Ball in das Gewebe machen. Für dieses Vorgehen eignet sich besonders der Twister (B).

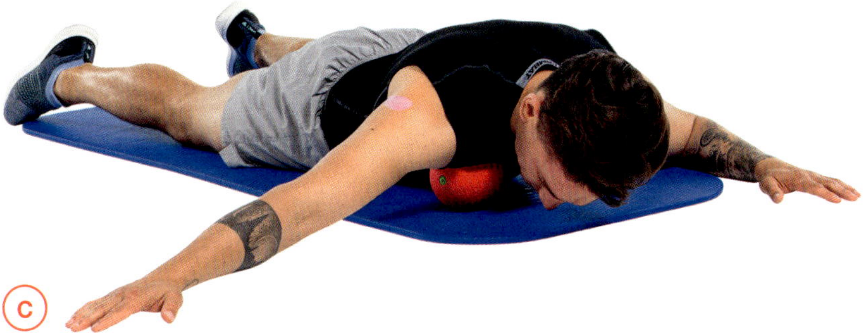

Der Einsatz der 12-cm-Kugel in Bauchlage.

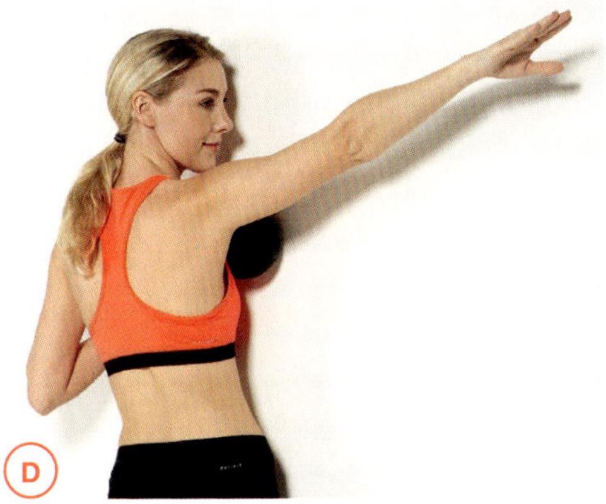

Das Abrollen gegen eine Wand mit dem großen Ball.

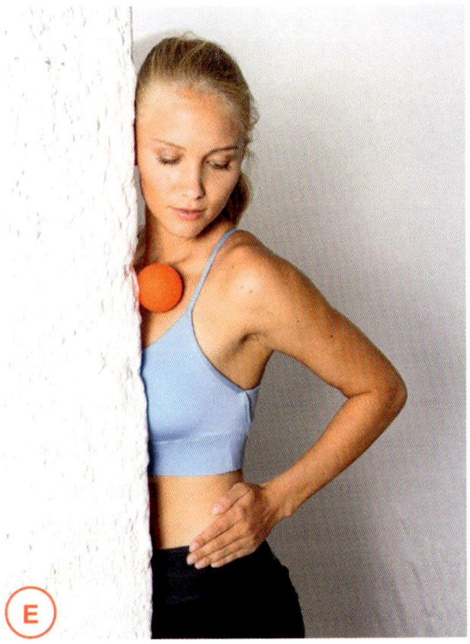

Das Abrollen mit dem 6-cm-Ball und rückzeigendem Ellbogen.

Die Brustmuskulatur lässt sich auch gut in Bauchlage abrollen (C). Der Einsatz des 12-cm-Balls ist intensiv. Übertreibe es nicht mit der Intensität, denn sonst hast du am nächsten Tag Schwellungen in diesem Bereich. Der Übungsarm wird seitlich gehalten oder hinter den Rücken genommen. Der freie Arm ist dabei mit der Hand aufgestützt, die Bewegungen erfolgen durch Körperverschiebungen. Frauen müssen vorsichtig vorgehen und können alternativ einen weichen Gummiball (18–23 cm) nutzen.
Die Brustpartie kann zudem mit der großen Rolle behandelt werden, die dazu leicht schräg nach oben gelegt wird.
Weniger intensiv ist das Abrollen im Stand. Du kannst das Abrollen im Stand gegen eine Wand oder im Türrahmen mit einem 8–12-cm-Ball (D) oder querstehenden Duoball durchführen. Spreize den Arm nach außen oder außen oben ab. Massiere vom äußeren Brustmuskelansatz nach innen. Du kannst dich dabei etwas vorlehnen.
Sehr effektiv ist das Abrollen an Wandecke oder Türrahmen mit einem 6–8-cm-Ball. Der Ellbogen wird zurückgezogen und in dieser Position werden leicht kreisende Bewegungen ausgeführt (E).

R 10 Behandeln um das Schulterblatt

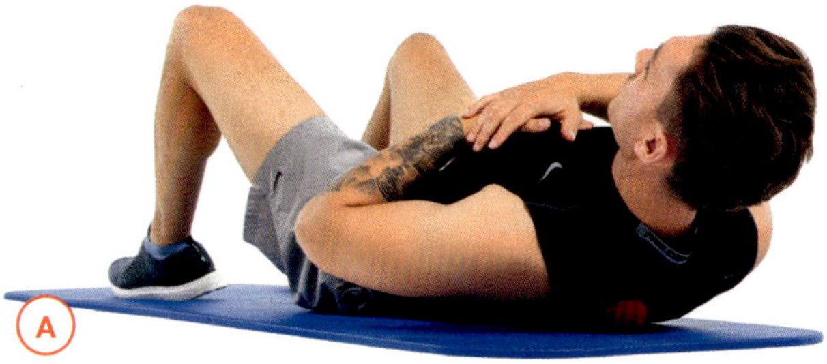

A

Das Abrollen mit dem kleinen Ball am Boden.

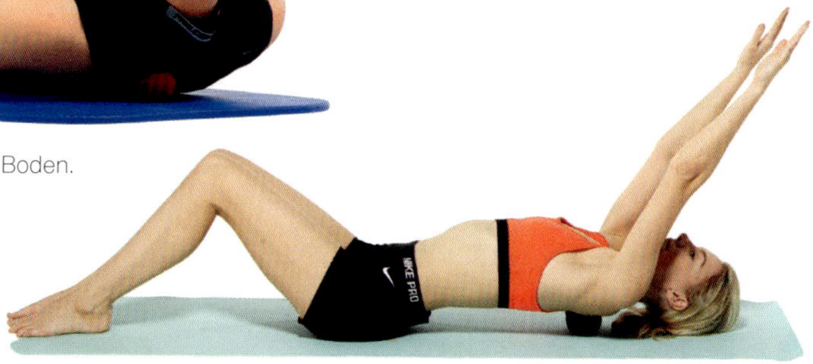

B

Das beidseitige Behandeln mit dem Duoball, intensiviert durch Armbewegungen.

SO GEHT'S

- Lege dich auf den Rücken und den 6–8-cm-Faszienball unter den Muskel am inneren Rand des Schulterblatts, in unterer Position.
- Atme aus und verlagere langsam Gewicht auf den Ball (A), bis du den »Wohlfühlschmerz« erreichst.
- Du kannst mehrfach anspannen und entspannen bis sich der Druck verringert hat.
- Lege den Ball etwas höher und wiederhole die Bewegungen.
- Fahre so fort, bis du den oberen Rand des Schulterblatts erreicht hast. In der oberen Position kannst du den Arm hoch neben den Kopf strecken, damit der Ball besser positioniert werden kann und nicht so leicht wegrutscht.
- Du kannst auch den äußeren Rand des Schulterblatts behandeln. Vermeide es jedoch, kraftvoll über die Schulterblätter zu rollen.

VARIANTE

Du kannst den Arm der zu behandelnden Seite gerade in die Luft strecken und ihn von dort langsam nach außen und innen sowie nach oben und unten bewegen. Du kannst alternativ beidseitig mit dem 8-cm-Duoball üben und Armbewegungen ergänzen (B).
Schmerzende Stellen lassen sich auch gut mit einem aufstellbaren Trigger-Tool behandeln (C). Positioniere dazu das Tool mehrfach um, entlang des Schulterblatts.
Du kannst diese Körperpartie im Stehen an der Wand massieren, indem du den Ball zwischen Muskulatur und Wand positionierst und Druck ausübst. Einen 8-cm-Ball kannst du in eine Baumwolltasche legen und den Griff mit der freien Hand halten, damit der Ball nicht auf den Boden fallen kann (ähnlich »R 17«, Seite 61).

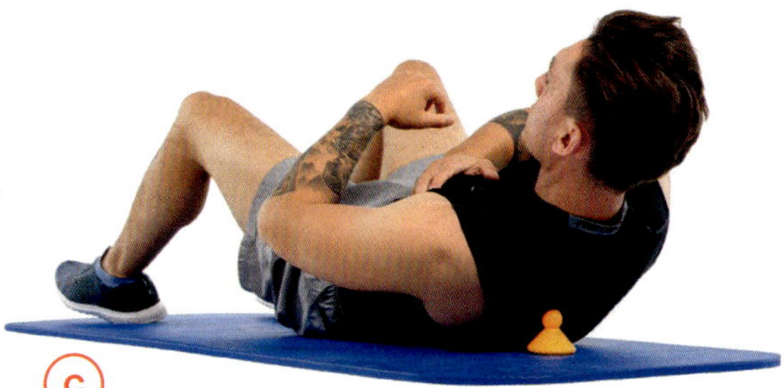

C

Das Behandeln mit dem Trigger-Tool.

Zone 3: Arme und Hände

R 11 Behandeln der vorderen Oberarme

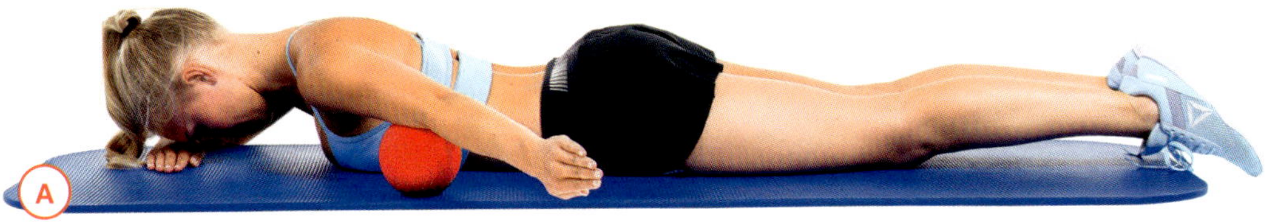

Das Abrollen der vorderen Oberarmmuskulatur im Liegen.

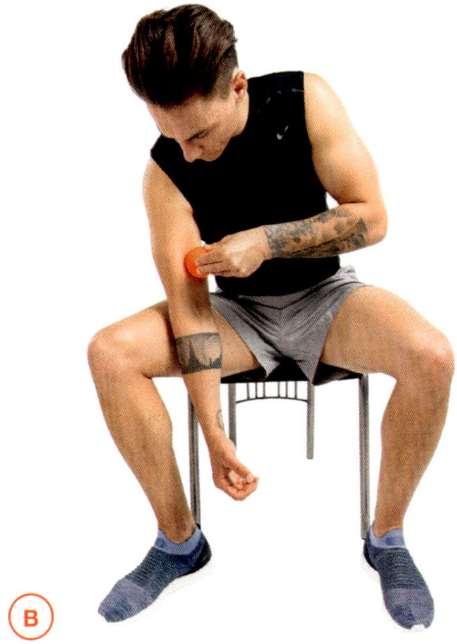

Das Rollen mit dem 6-cm-Ball im Sitz.

SO GEHT'S

- Du befindest dich in Bauchlage oder im Vierfüßlerstand. Eine Hand ist aufgestellt, den Arm der Übungsseite streckst du zur Seite.
- Drehe die Handinnenseite nach unten und lege den Arm auf den 12-cm-Ball (A), am Muskelansatz nahe am Ellbogen. Alternativ kannst du eine große Rolle nutzen, die parallel zum Körper gelegt ist.
- Verlagere Gewicht auf das Massage-Tool, bis sich der »Wohlfühlschmerz« einstellt.
- Rolle langsam bis hin zum Bizeps-Ansatz an der Schulter und wieder zurück für 1–2 Minuten.
- Verbleibe jeweils einige Atemzüge lang auf schmerzenden Stellen, bis der Druck etwas nachlässt.

VARIANTE

Für das Massieren der Oberarme im Sitz, kannst du einen 4–8-cm Ball einsetzen (B). Lass den Arm gestreckt hängen, die Handfläche ist aufgedreht. Erzeuge den Druck mit der anderen Hand und vollziehe kleine kreisende Bewegungen mit dem Ball. Drehe den Arm beim Rollen und suche nach Schmerzpunkten.

R 12 Behandeln der hinteren Oberarme

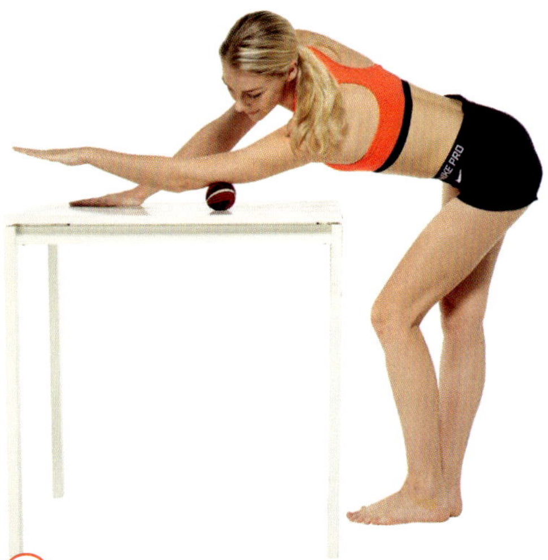

(A)

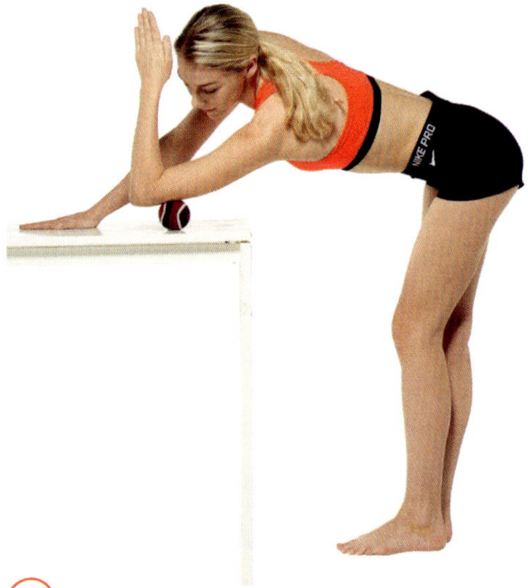

(B)

Das Behandeln mit dem 8-cm-Ball.

SO GEHT'S

- Stell dich vor einen Tisch und beuge den Oberkörper im Stand nach vorne. Positioniere den hinteren Oberarm auf der kleinen Rolle oder einem 6–8-cm-Faszienball, nahe am Ellbogen (A).
- Am Muskelanfang nahe am Ellbogen befindet sich oftmals ein Schmerzpunkt. Verbleibe auf der schmerzenden Stelle und hebe, senke und rotiere den Unterarm (B).
- Rolle langsam weiter in Richtung Schulter für 1–2 Minuten. Spürst du einen weiteren Schmerzpunkt, dann bleibe darauf und behandle ihn.
- Bearbeite den ganzen Muskel. Ist die Intensität nicht stark genug, nutze die andere Hand als Druckverstärker.
- Am oberen Ansatz zur Schulter befindet sich eine weitere Stelle, die bei vielen Menschen stark schmerzt.

VARIANTE

Du kannst den Ball mit der freien Hand sichern, damit er nicht wegrollt. Mit dem Duoball wird hingegen der Bereich nicht optimal behandelt, da im mittleren Bereich nicht genug Druck erzeugt wird.
Als Option kannst du auch auf einem Stuhl sitzend üben und in dieser Position den Unterarm auf das Behandlungs-Tool auf dem Tisch positionieren.

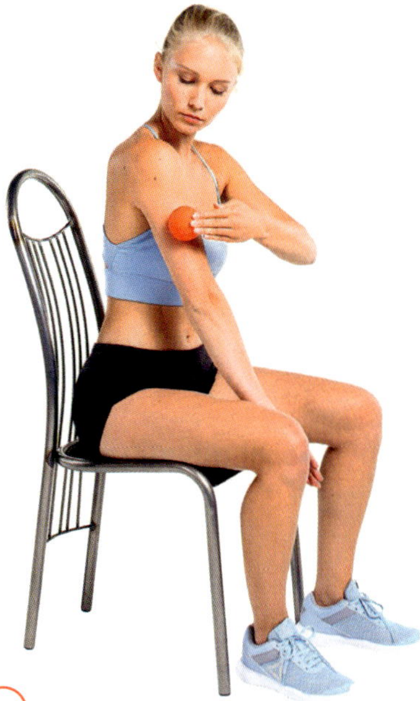

C

Das Rollen mit Handdruck im Sitz.

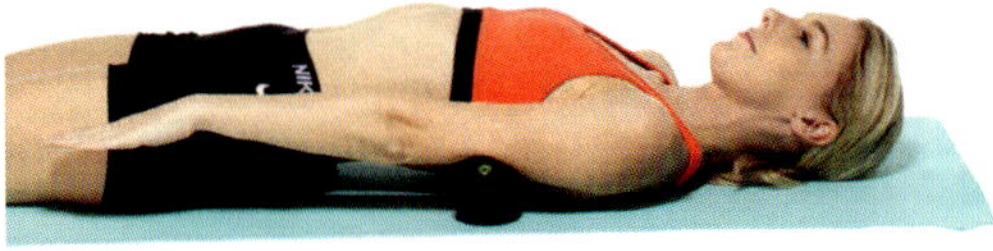

D

Das Rollen in Rückenlage.

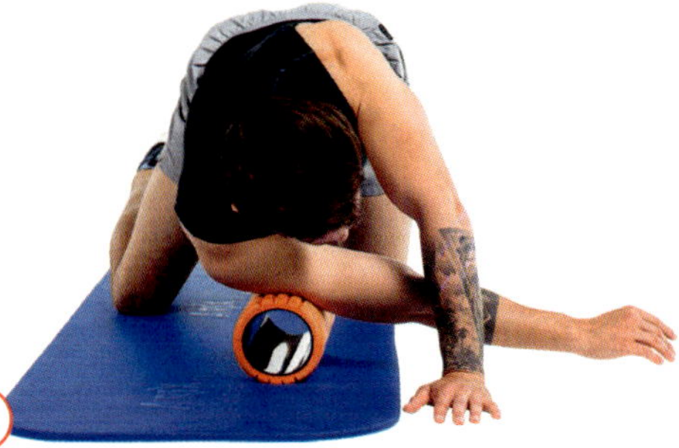

E

Das Behandeln im Vierfüßlerstand.

Du kannst im Sitz den Übungsarm zwischen den Beinen hängen lassen oder die Hand locker auf den Oberschenkel legen und mit der anderen Hand den 6–8-cm-Ball aufdrücken (C). Drehe dazu den Daumen nach innen ein. Massiere nun mit dem Ball, indem du Druck und kreisende Bewegungen ausführst.

Du kannst die Muskulatur auch in Bauchlage oder Seitenlage ausrollen. Der untere Arm wird dazu nach oben gestreckt und auf einer großen Rolle oder einem 8–12-cm-Ball positioniert oder du legst einen 4–6-cm-Ball auf den Yoga-Block. Beginne nahe dem Ellbogen und rolle langsam in Richtung Schulter. Nutzt du einen kleinen Ball, dann musst du das Tool während der Übung umplatzieren.

Du kannst die Muskulatur in Rückenlage behandeln. Der Übungsarm ist nach unten gestreckt und der Ball (D) oder die kleine Rolle sind unter ihm platziert. Du musst beim Rollen etwas den Körper drehen, um den ganzen Muskel zu erreichen oder das Tool einmal umlegen.

Eine weitere Möglichkeit besteht darin, dass du den Vierfüßlerstand einnimmst und den Übungsarm zwischen Knie und Stützarm hindurchbewegst und auf eine große Rolle (E) oder einen 12-cm-Ball auflegst.

Im Fitnessstudio kannst du den hinteren Oberarm langsam über eine Hantelstange mit festem Druck schieben, wenn die Stange auf der Hantelbank stabil positioniert ist.

R 13 Behandeln der vorderen Unterarme

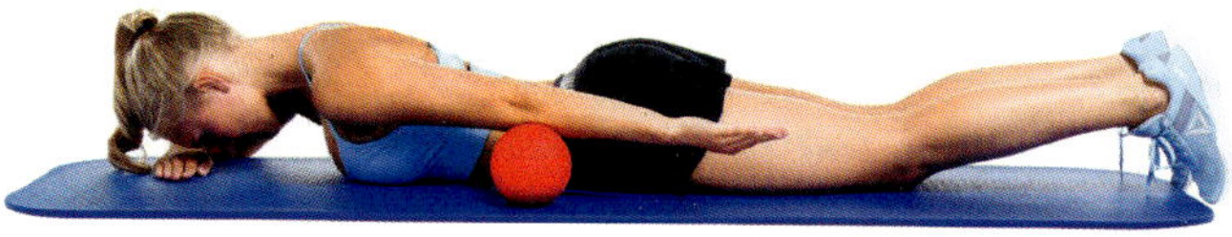

(B) Die Massage in Bauchlage mit dem 12-cm-Ball.

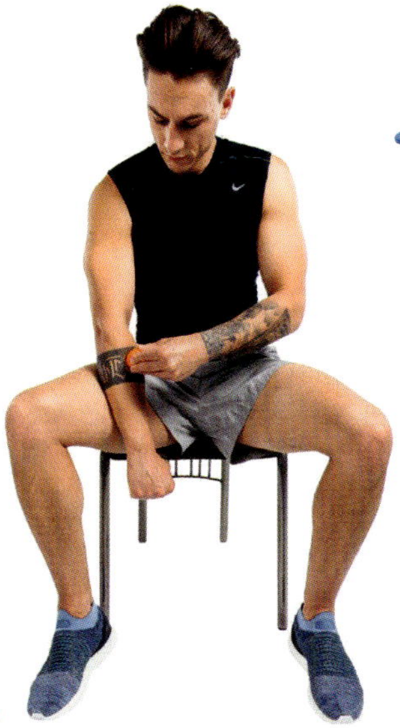

(A) Das Rollen des vorderen Unterarms mit dem kleinen Ball im Sitz.

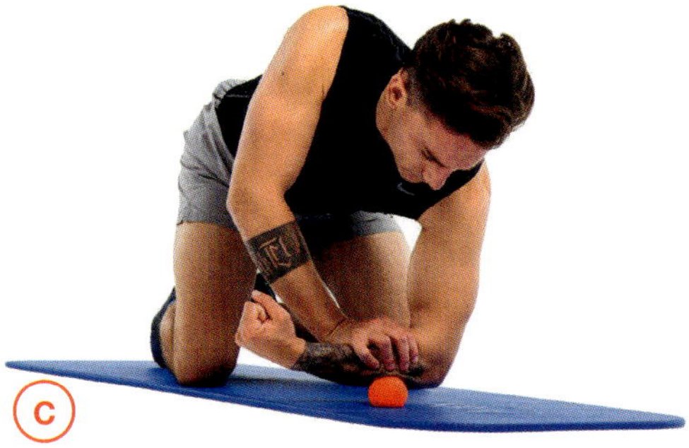

(C) Das Rollen im Vierfüßlerstand.

SO GEHT'S

- Du sitzt aufrecht auf einem Stuhl. Den Unterarm positionierst du auf dem Oberschenkel oder auf einem Tisch. Der Handrücken ist nach oben gedreht.
- Drücke einen 4–8-cm-Ball zuerst leicht auf den Muskelansatz über dem Handgelenk und mache kleine kreisende Bewegungen.
- Bewege den Ball langsam nach oben in Richtung Ellbogen (A) und führe kleine kreisende Bewegungen aus. Suche auf dem Muskel nach Schmerzpunkten. Vermeide es jedoch, intensiv auf den Unterarmknochen zu drücken.
- Spürst du einen starken Schmerzpunkt, dann drückst du dort für einige Atemzüge fest auf. Auch dabei kannst du kleine kreisende Bewegungen einsetzen.
- Rolle wieder nach unten. Du kannst nun einige Male zügig hoch und runter rollen.

VARIANTE

Oftmals schmerzt das Ende des Muskelstrangs vor dem Ellbogen, z. B. aufgrund häufiger Computerarbeit. Du kannst auf der Stelle 30–60 Sekunden verweilen.

Du kannst den Unterarm am Boden in Bauchlage behandeln und so gut den Bereich um den Ellbogen erreichen. Der Arm zeigt nach unten und der Handrücken zum Boden. Der Arm liegt auf großer Rolle, Ball (B) oder Duoball.

Als Option nimmst du den Kniestand ein und legst den Arm vor den Knien auf den 6–8-cm-Ball (C). Die andere Hand drückt auf den Arm. Ähnlich kannst du stehend behandeln und den Arm auf Tisch oder Fensterbank positionieren.

R 14 Behandeln der hinteren Unterarme

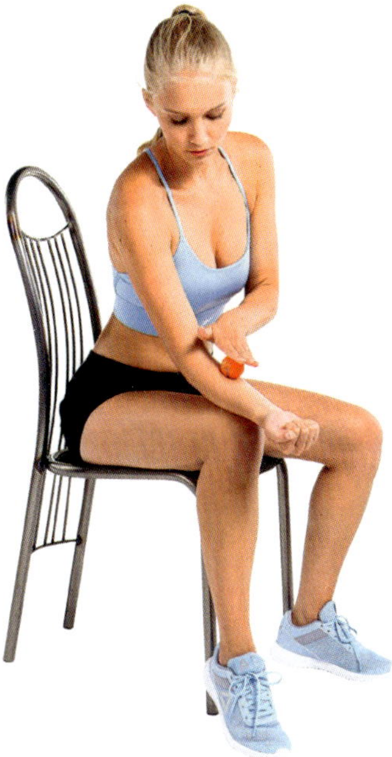

Ⓐ

Die Behandlung im Sitz mit aufgedrehtem Unterarm auf dem Oberschenkel.

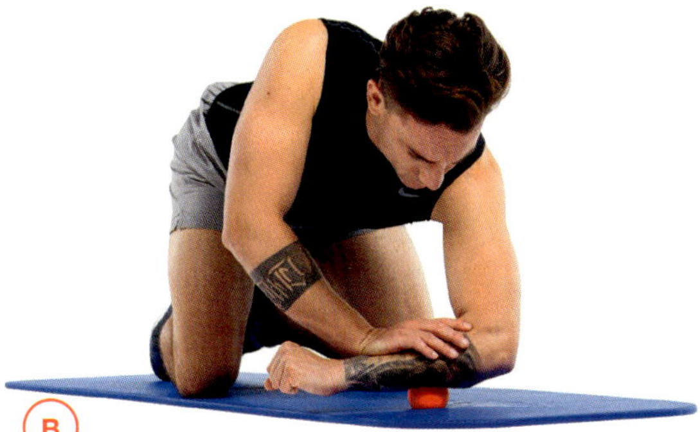

Ⓑ

Die Behandlung im Kniestand.

SO GEHT'S

- Du sitzt aufrecht auf einem Stuhl. Den Unterarm legst du auf dem Oberschenkel oder auf einem Tisch ab. Der Handrücken ist nach unten gedreht.
- Drücke einen 4–6-cm-Faszienball auf den Muskel und mache kleine kreisende Bewegungen.
- Rolle langsam nach oben in Richtung Ellbogen und wieder zurück für 1–2 Minuten.
- Bemerkst du Schmerzpunkte, dann verbleibe darauf für einige Atemzüge. Dabei kannst du Bewegungen mit dem Handgelenk machen.
- Danach rollst du noch einige Male schnell hoch und runter.

VARIANTE

Oftmals schmerzt das Ende des Muskelstrangs vor dem Ellbogen. Du kannst die Behandlung auf 30–60 Sekunden ausdehnen, mit Druckhalten und Handbewegungen.
Als Option rollst du den hinteren Unterarm auf der kleinen Rolle, die du auf den Tisch gelegt hast. Die andere Hand kann auf den Unterarm drücken.
Zudem kannst du den Unterarm in Bauchlage, mit dem Arm hochzeigend oder in Rückenlage mit dem Arm nach unten zeigend, behandeln.
Als weitere Option nimmst du den Kniestand ein und legst den Arm vor den Knien auf den 6–8-cm-Ball Ⓑ. Die andere Hand drückt auf den Arm. Teste und wähle die Haltung, in der du die Schmerzpunkte am besten erreichst.

R 15 Behandeln der Hände

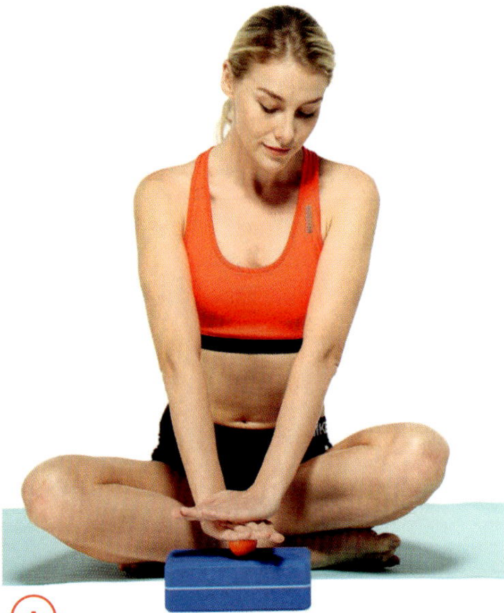

(A)

Das Rollen der Handfläche mit dem Golfball.

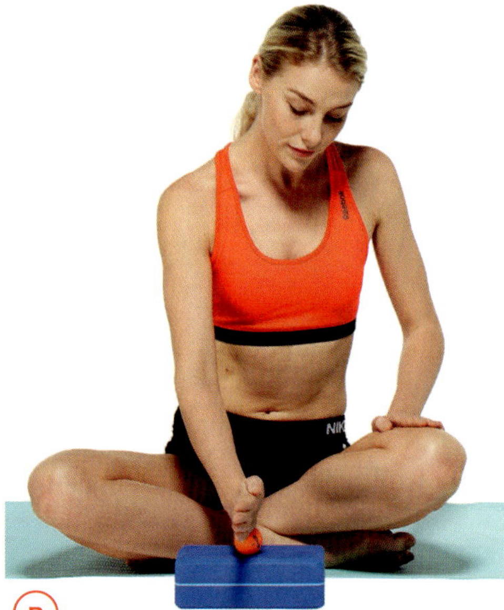

(B)

Das Abrollen der Handaußenseite.

SO GEHT'S

- Setze dich an einen Tisch oder auf den Boden. Positioniere die Übungshand auf einem 4-cm-Ball, z.B. Golfball. Du kannst einen Yoga-Block unterlegen, was aber nicht zwingend ist. Mit der anderen Hand kannst du auf die Übungshand drücken (A).
- Rolle die ganze Handfläche langsam ab. Bemerkst du Schmerzpunkte, dann verbleibe darauf für einige Atemzüge.
- Rolle die Handinnenseite mit der anderen Hand ab.
- Rolle die Handaußenseite mit der anderen Hand oder auf dem Block (B) ab.
- Du kannst ergänzend den Handrücken behandeln, wobei du leicht und vorsichtig rollen musst.

VARIANTE

Du kannst das Abrollen mit dem Ball in der Hand machen, wozu die andere Hand den Ball aufdrückt. So hast du zwar weniger Druckintensität, das Tool kann aber weniger leicht wegrollen. Alternativ kannst du ohne Tool üben und mit der anderen Hand die beschriebenen Stellen massieren.

Eine häufig schmerzende Stelle befindet sich auf der Handinnenseite unter dem Daumen. Du kannst diese Stelle mit dem Golfball behandeln oder mit dem Daumen der anderen Hand ausstreichen.

Zone 4: Rumpf

R 16 Behandeln des Bauches

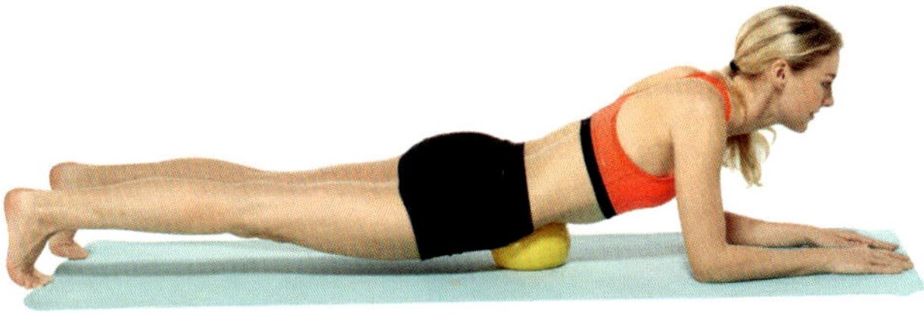

(A) Die Übung mit dem nachgebenden Gummiball in Bauchlage.

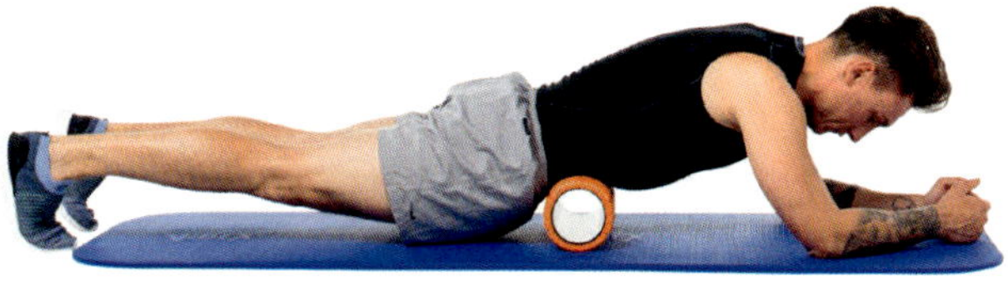

(B) Die Übung mit der großen Rolle.

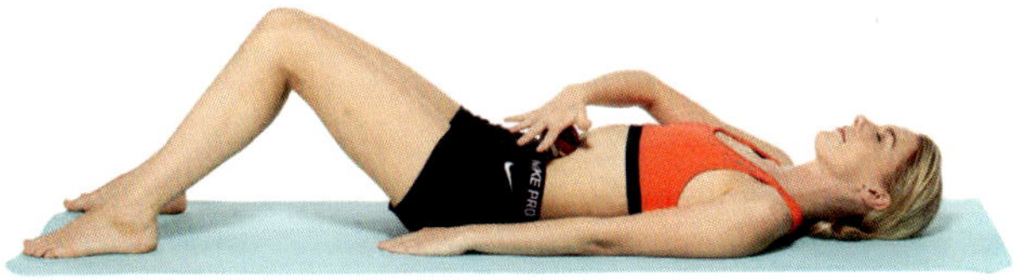

(C) Die Übung in Rückenlage mit dem 8-cm-Ball.

SO GEHT'S

Ziel ist es, oberflächliche Verspannungen im Bauchbereich zu behandeln. Dabei musst du vorsichtig vorgehen. Die Übung muss schmerzfrei erfolgen.

- Begib dich in Bauchlage, lege dich auf einen weichen Gummiball und stütze dich mit den Unterarmen ab (A).
- Atme ein und spanne die Bauchmuskulatur an. Dann atmest du aus, löst die Spannung und lässt dich in den Ball sinken. Wähle eine leichte, angenehme Druckintensität. Ist der Druck zu intensiv, dann verlagere mehr Gewicht auf die Unterarme.
- Lockere das Gewebe mit kreisenden Bewegungen für 1–2 Minuten. Du musst dich durchgehend wohlfühlen, der Druck darf nicht zu stark sein.
- Bewege dich vom Ball herunter und nimm die wohltuende Durchblutung wahr.

VARIANTE

Du kannst die Bauchmuskulatur mit der großen Rolle massieren, wähle eine möglichst weiche Rolle. Mit den Händen leitest du die langsamen Rollbewegungen durch Zug und Druck ein. Rolle vorsichtig bis zur Unterkante der Rippen, aber nicht über die Rippen hinweg (B). Empfindest du den Druck in Bauchlage als zu intensiv, dann kannst du den Bauch in Rückenlage mit dem 6–8-cm-Ball (C) locker abrollen. Mache langsame kreisende Bewegungen mit wenig Druck. Du kannst dabei dem Verlauf des Dickdarms folgen, wenn dir dieses Vorgehen angenehm ist.

R 17 Behandeln des unteren Rückens

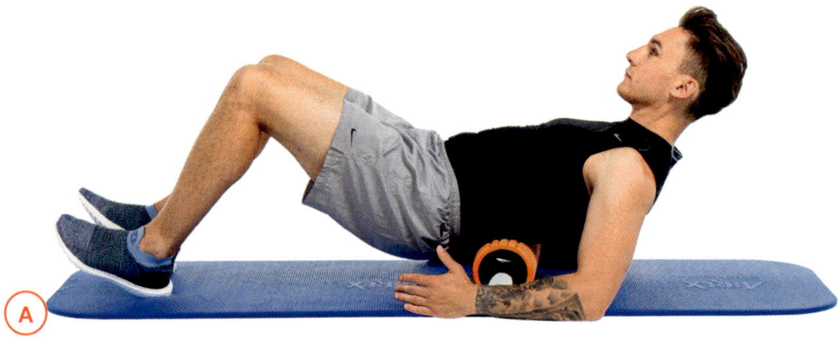

Das Üben abgestützt.

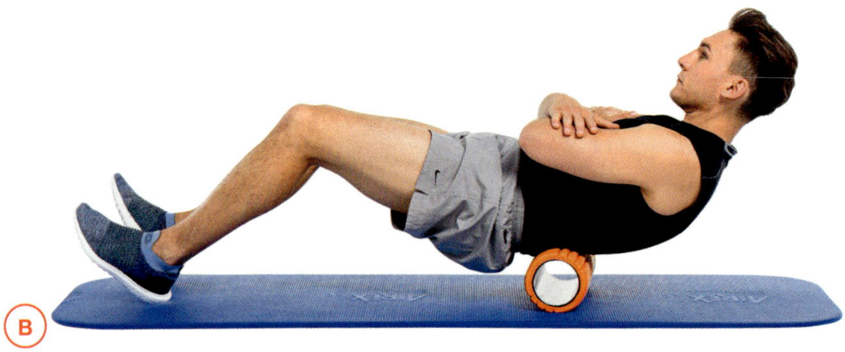

Die intensive Variante.

SO GEHT'S

- Lege dich mit dem unteren Rücken auf die große Faszienrolle, oberhalb des Beckens positioniert.
- Stelle die Füße auf und hebe das Gesäß an. Stütze dich mit den Händen oder den Unterarmen ab (A).
- Atme aus und verlagere langsam immer mehr Gewicht auf die Rolle, bis du den geeigneten »Wohlfühlschmerz« erreichst.
- Ist dir der Druck nicht intensiv genug, dann hebe die Hände an. Halte diese verschränkt vor dem Körper (B) oder am Hinterkopf.
- Durch Beugung der Kniegelenke gleitest du langsam von unten hoch zum unteren Rippenbogen, und wieder zurück. Mache dies 1–2 Minuten lang und halte dabei durchgehend den Rücken gerade und die Bauchmuskulatur in Spannung.
- Ergänzend kannst du dich einseitig abrollen, indem du den Körper seitlich drehst und aus dieser Position heraus den Muskelstrang neben der Wirbelsäule behandelst. Danach bearbeitest du die andere Seite.

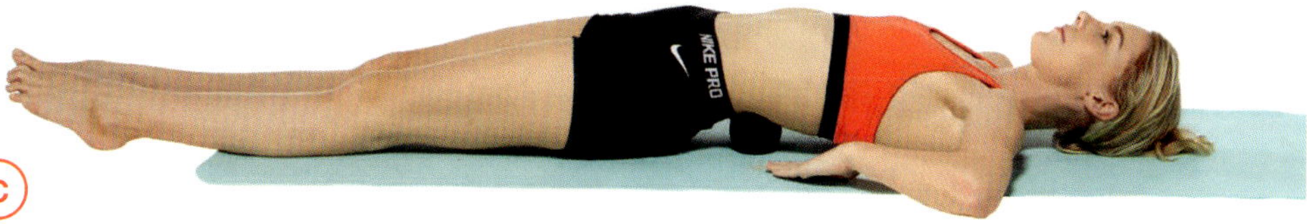

Das Einsinken in die Doppelkugel am Boden. Danach hebst du den Kopf und Oberkörper an und rollst vor und zurück.

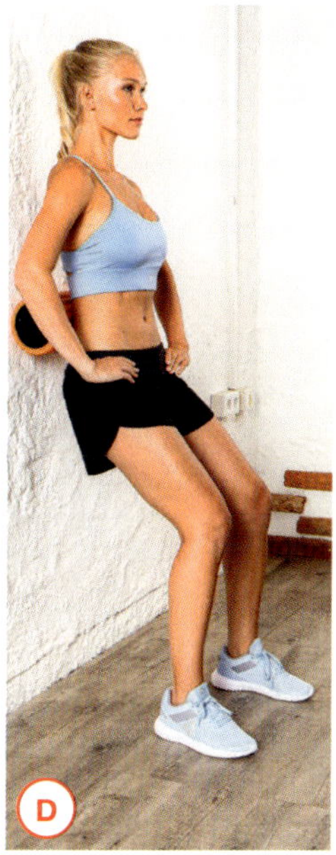

Das Üben mit der Rolle an der Wand.

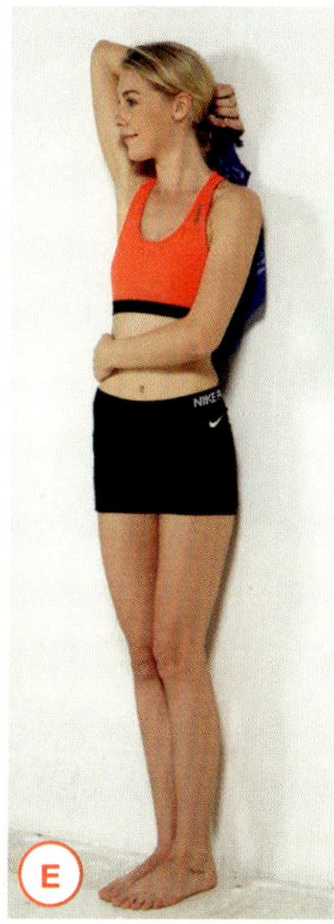

Einseitiges Abrollen an der Wand. Du kannst den Körper etwas mehr seitlich drehen.

VARIANTE

Gut geeignet ist der 8–12-cm-Duoball (C), da bei dieser in der Mitte ein Spalt vorgesehen ist, sodass die Dornfortsätze der Wirbelsäule druckfrei im Spalt liegen. Du kannst alternativ zwei Bälle, z. B. Tennisbälle, in ein Säckchen oder einen Socken legen und eng verknoten, oder du klebst die Bälle mit Klebeband aneinander. Am besten sind etwas nachgebende Bälle. Wenn du jedoch nur harte Bälle verfügbar hast, dann verlagere viel Gewicht auf die Hände und die Füße. Lege die Bälle unter die Muskelstränge neben die Bandscheiben. Spanne die Muskeln an und lasse dich beim Ausatmen etwas in die Bälle sinken. Mache dieses Anspannen und Entspannen so lange, bis du dich ohne Schmerzen tief sinken lassen kannst. Anschließend hebst du den Oberkörper an, stützt dich auf die Unterarme und rollst langsam nach oben und unten.

Du kannst dich etwas seitlich drehen, um einseitig einen Muskelstrang zu bearbeiten. So ist die Übung auch mit dem 12-cm-Ball möglich. Mache kleine kreisende Bewegungen, um auch quer verlaufende Stränge der Faszien zu lockern und Verklebungen zu lösen.

Ist der Druck am Boden zu intensiv, dann übe mit der großen Rolle oder einem Duoball an der Wand. Bringe das Übungsgerät an deinen unteren Rücken oberhalb des Beckens und drücke dich dagegen. Die Füße sind etwa schulterbreit auseinander und gerade nach vorne gerichtet. Wähle die geeignete Druckintensität, wozu du die Füße vor oder zurückstellen kannst. Rolle langsam durch Beugen und Strecken der Beine (D). Findest du eine schmerzende Körperstelle, dann verbleibe für einige Atemzüge dort, bevor du weiter rollst. Wenn du einen einzelnen 8-cm-Ball an der Wand benutzt, dann kannst du diesen in eine Baumwolltasche legen und mit der Hand der freien Körperseite von oben den Griff der Tasche halten (E), damit der Ball nicht nach unten fallen kann.

R 18 Behandeln der Rumpfseiten

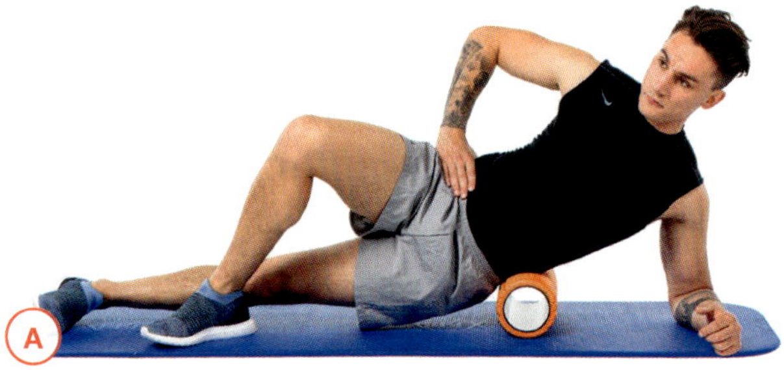

Abrollen des unteren Bereiches mit der Rolle.

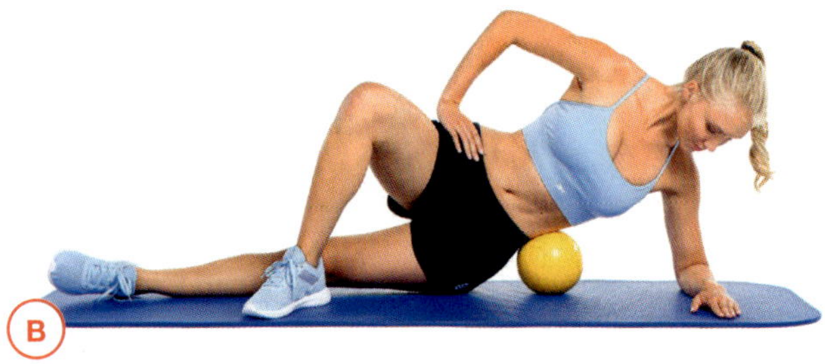

Das Abrollen auf dem nachgebenden Gummiball.

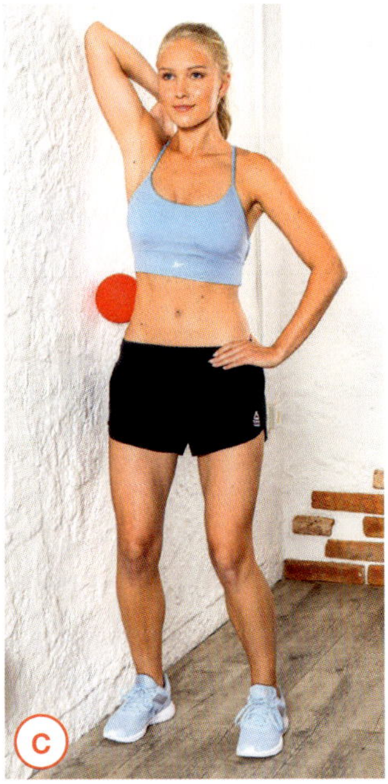

Das Abrollen an der Wand.

SO GEHT'S

- Du befindest dich in Seitenlage auf der großen Rolle. Die Rolle liegt quer und ist oberhalb des Hüftknochens positioniert.
- Stütze dich mit dem unteren Unterarm und dem oberen Bein auf dem Boden ab (A). Bei Bedarf kannst du zudem die obere Hand abstellen, um den Druck zu verringern.
- Atme aus und verlagere langsam mehr Gewicht auf die Rolle, bis du den geeigneten »Wohlfühlschmerz« erreichst. Empfindest du den Druck als zu gering, dann strecke die Beine.
- Rolle langsam für 1–2 Minuten nach oben zum unteren Rippenansatz und wieder zurück. Spürst du eine stark verspannte Stelle, dann bleibe für einige Atemzüge darauf.
- Nach dem Längsrollen kannst du die querliegenden Fasern behandeln, indem du die Körperseite vor- und zurückdrehst. Dabei gilt es darauf zu achten, dass du am Darmbereich nicht zu intensiv belastest.

VARIANTE

Du verringerst die Intensität, indem du den mittelgroßen, nachgebenden Gummiball nutzt (B). Du kannst den Druck intensivieren, indem du den 12-cm-Faszienball einsetzt.
Als weitere Option kannst du seitlich zur Wand stehend den Bereich mit Rolle oder 12-cm-Ball abrollen (C), mit den Füßen schulterbreit auseinander stehend. Umso weiter weg die Füße von der Wand sind, desto intensiver wird der Druck. Rolle langsam durch Beugen und Strecken der Beine und bewege dabei das Gesäß nach hinten unten. Du kannst Drehungen vor und zurück ergänzen.

Zone 5: Gesäß, Hüfte und Oberschenkel

R 19 Behandeln der Vorderseiten der Oberschenkel

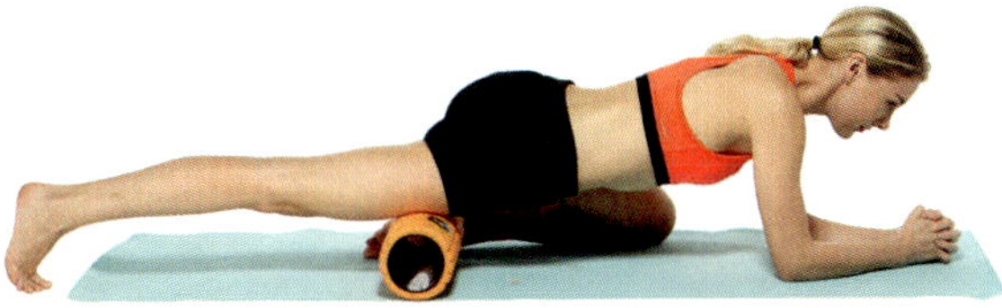

(A) Das einseitige Abrollen.

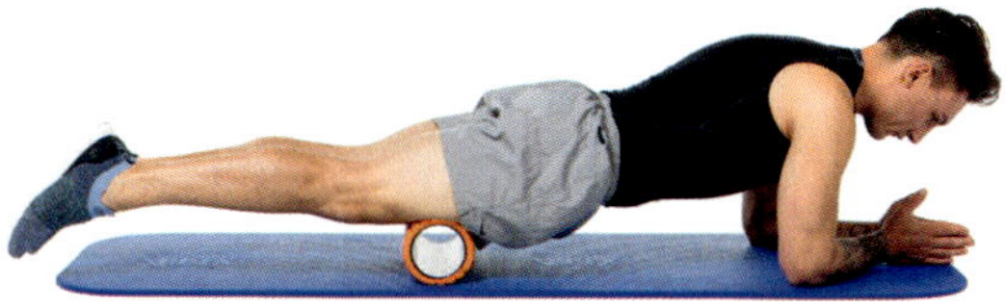

(B) Das beidseitige Abrollen.

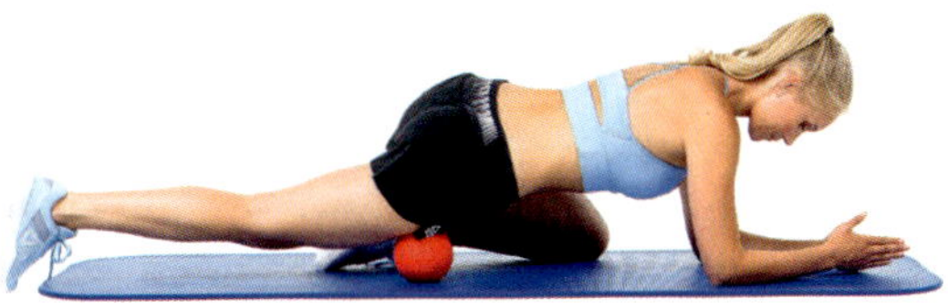

(C) Das Behandeln mit dem 12-cm-Ball am Boden.

SO GEHT'S

- Im Unterarmstütz ziehst du das linke Knie an und stellst den Unterschenkel ab. Positioniere den rechten Oberschenkel auf der querliegenden Faszienrolle, nahe dem Knie (A). Achte auf eine stabile Position, mit angespanntem Bauch und nach hinten unten gezogenen Schultern.
- Atme ein und spanne die Muskulatur an. Lass locker und sinke in die Rolle. Verlagere Gewicht auf das Übungsbein, bis du den »Wohlfühlschmerz« erreichst.
- Alternativ kannst du die Beine gleichzeitig abrollen und dazu beide Oberschenkel auf der Rolle platzieren (B). Ist der Druck nicht intensiv genug, kannst du die Beine übereinanderlegen, um den Druck zu intensivieren.
- Rolle für 1–2 Minuten über die Muskulatur bis zum Hüftansatz und wieder zurück. Dazu ziehst du den Körper mit den Unterarmen vor und zurück. Halte den Rücken durchgehend gerade und den Rumpf in Spannung.
- In weiteren Durchgängen kannst du Unterschenkelbewegungen ergänzen, indem du die Füße abwechselnd nach innen und außen drehst sowie hebst und senkst.

VARIANTE

Schmerzende Stellen finden sich oftmals oberhalb der Knie an den Hüftansätzen und mittig im Oberschenkel. Diese Stellen lassen sich gut mit dem Faszienball behandeln. Entweder mit dem 12-cm-Ball (C), oder punktueller mit einem 6–8-cm-Ball, wozu du ihn auf einen Block legen kannst. Halte den Druck für einige Atemzüge und folge mit kleinen kreisenden Bewegungen. Du kannst alternativ im Sitz durch Handdruck mit einem 4–8-cm-Ball massieren.

R 20 Behandeln der Außenseiten der Oberschenkel

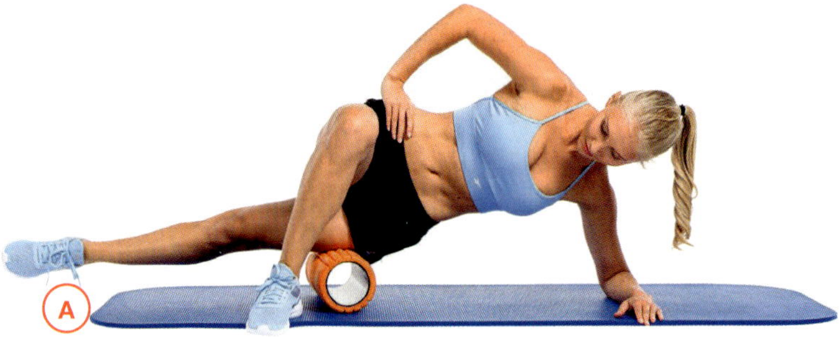

Das Abrollen mit der großen Rolle.

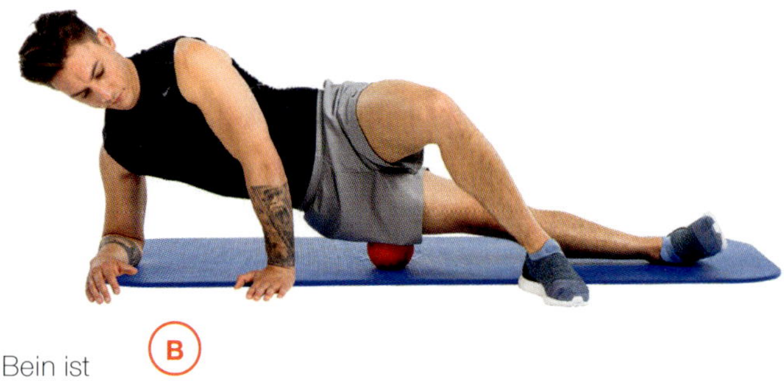

Das Abrollen mit dem 12-cm-Ball.

SO GEHT'S

- Begib dich in Seitenlage, das untere Bein ist gestreckt. Die Rolle ist oberhalb des seitlichen Kniebereichs positioniert.
- Mit dem oberen Fuß stützt du dich vor dem Körper ab. Die obere Hand kannst du vor dem Körper platzieren oder auf die Hüfte stützen (A).
- Atme ein und spanne die Muskulatur an. Nun atmest du aus und verlagerst immer mehr Gewicht auf die Rolle, bis du den »Wohlfühlschmerz« erreichst.
- Reicht die Druckintensität nicht aus, dann kannst du beide Beine übereinander in der Luft halten.
- Durch Körperverschieben rollst du kontrolliert bis zum Hüftansatz, und dann wieder zurück für 1–2 Minuten. Halte den Körper, insbesondere die stützende Schulter, in stabiler Position.
- Du kannst bei den Rolldurchgängen den Fuß etwas drehen, um unterschiedliche Muskelanteile zu erreichen.

VARIANTE

Schmerzende Stellen wie sich diese manchmal am Muskelansatz nahe dem Knie, in mittlerer Höhe des Muskels oder am Hüftansatz befinden, kannst du in Seitenlage mit einem Ball abrollen. Du kannst mit dem 12-cm-Ball (C) behandeln oder punktuell mit einem 6–8-cm-Ball und ihn dafür auf einem Block positionieren.

Alternativ, wenn der Druckschmerz zu intensiv ist, dann kannst du das Abrollen im Sitz mit einem 4–8-cm-Ball durch Druck mit der Hand ausführen. Dazu drehst du das Bein nach innen. Zudem ist die Übung mit geringer Intensität an der Wand möglich.

Spürst du einen kleinen Knotenpunkt (Triggerpunkt) in der Muskulatur, dann kannst du mit einem Massagestab darauf drücken.

R 21 Behandeln der Hüfte

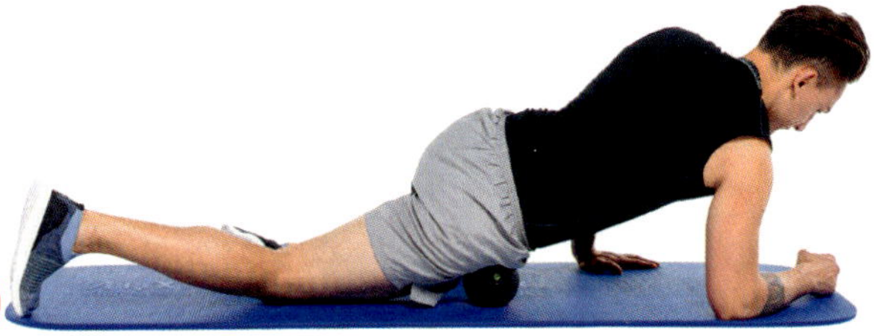

(A) Die Übung im Unterarmstütz.

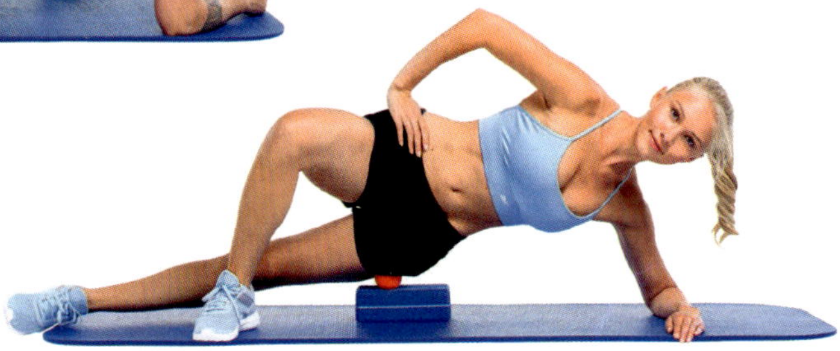

(B) Die Seitstütz-Variante mit kleinem Ball auf dem Yoga-Block.

SO GEHT'S

- Begib dich in den Unterarmstütz, das rechte Bein ist gestreckt abgelegt, das linke Bein ist angezogen und stützt Gewicht ab.
- Du kannst einen 8-cm- oder 12-cm-Faszienball einsetzen. Lege das Tool unter den Schmerzpunkt oberhalb oder unterhalb des Gelenkknochens an der Hüfte.
- Drehe dich etwas seitlich und verlagere so mehr Gewicht auf das Übungsbein, bis du den »Wohlfühlschmerz« erreichst (A). Reicht der Druck nicht aus, beziehungsweise ist der Schmerzpunkt weiter außen, dann drehe dich in den Seitstütz.
- Atme ein und spanne die Muskulatur an. Dann atmest du aus und lässt dich auf den Ball sinken. Wiederhole dies mehrfach.
- Rolle kontrolliert mit kleinen kreisenden Bewegungen über den schmerzenden Bereich. Führe dies 1–2 Minuten lang aus.
- Falls du bei der Übung ein Kribbeln im Bein spürst oder das Bein sich sogar taub anfühlt, dann löse die Position auf.

VARIANTE

Du intensivierst die Übung, wenn du einen kleinen Ball auf den Yoga-Block legst (B). Schmerzt diese Stelle sehr stark, dann kannst du den Druck verringern, indem du einen weichen Gummiball verwendest. Oder du übst an Wand oder Türrahmen, mit dem Faszienball an der Wand positioniert, wobei das freie Bein außen aufgestellt ist und den Druck in Wandrichtung unterstützt. Zudem kannst du in Rückenlage mit Handdruck rollen.

R 22 Behandeln der Kniekehle

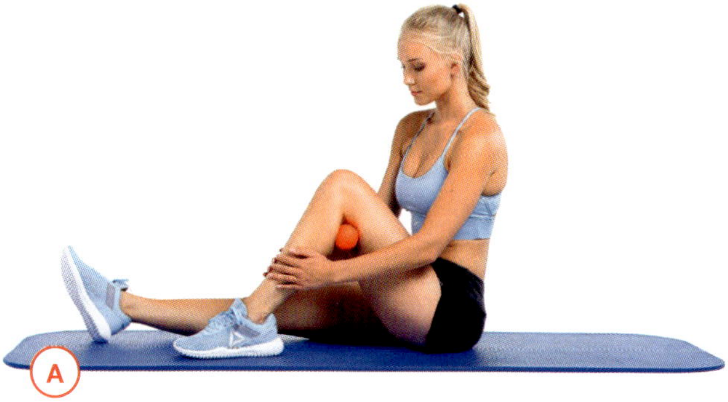

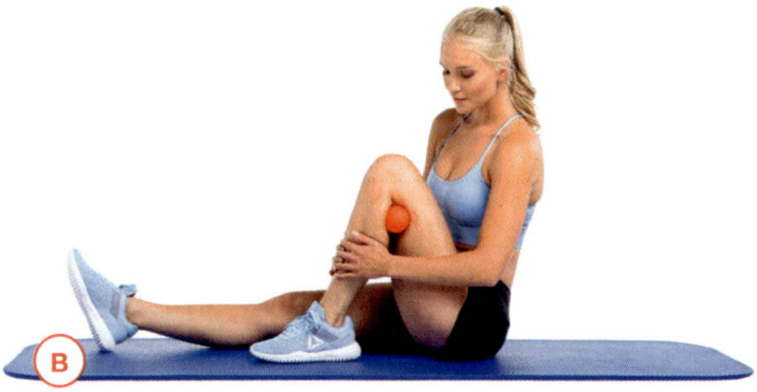

Das Knieanziehen mit dem 6-cm-Ball außen an der Kniekehle.

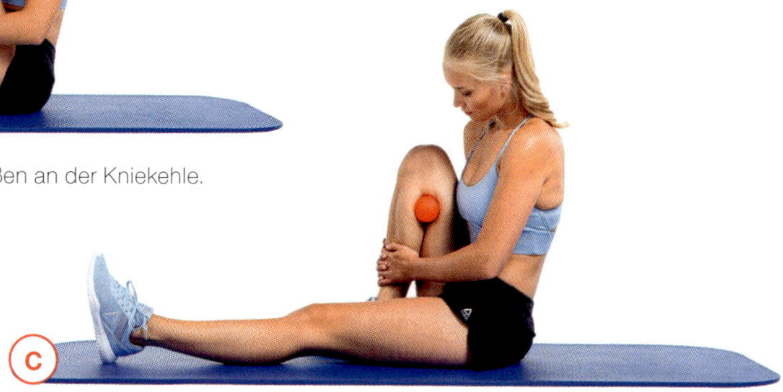

Die Behandlung an der Innenseite.

SO GEHT'S

- Setze dich auf den Boden und ziehe das Übungsbein an.
- Schritt 1: Bringe den 6–8-cm-Ball an den äußeren Muskelstrang der Kniekehle und greife den Unterschenkel (A).
- Ziehe das Knie weiter an, um den Ball einzuklemmen (B), damit die gewünschte Druckintensität erzielt wird.
- Halte den Druck für etwa 1 Minute, oder führe dies 2 Mal für etwa 30 Sekunden aus. Mache dabei langsame Fußdrehungen nach links und rechts sowie Fußanziehen und Fußstrecken.
- Schritt 2: Löse die Spannung und bringe den Ball an den inneren Muskelstrang in der Kniekehle und klemme den Ball fest (C).
- Ziehe das Bein wieder fest an, halte den Duck und mache Fußbewegungen.

VARIANTE

Bei guter Beweglichkeit kannst du den 4-cm-Ball verwenden.

R 23 Behandeln der Rückseiten der Oberschenkel

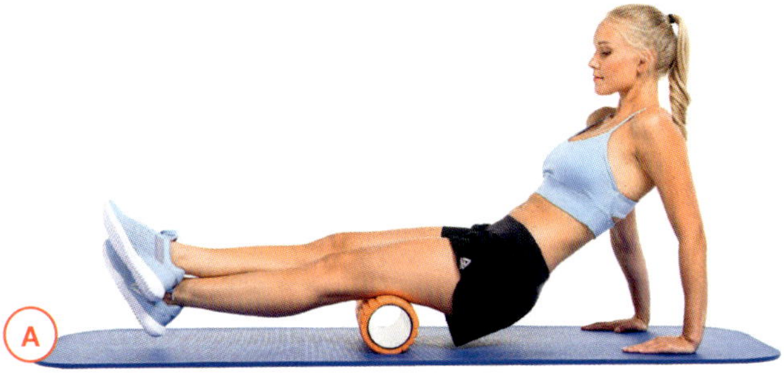
Das Abrollen mit den Unterschenkeln übereinander.

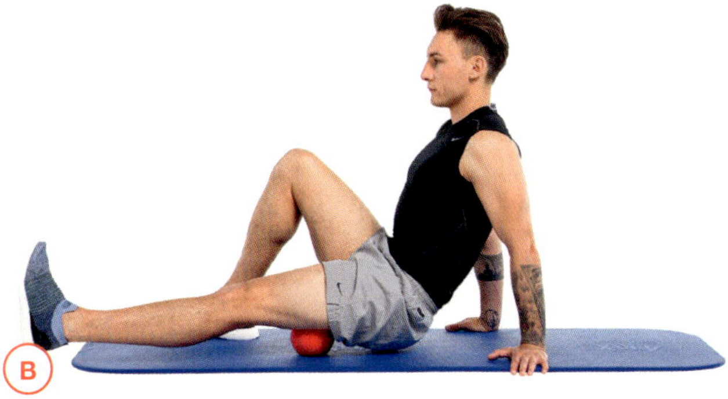
Das Abrollen mit dem 12-cm-Ball.

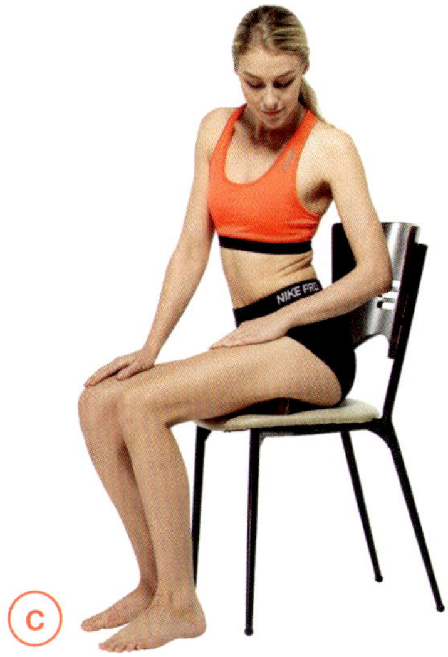
Die Übung im Sitz auf einem Stuhl mit dem 8-cm-Ball.

SO GEHT'S

- Setze dich auf den Boden mit gestrecktem Übungsbein und positioniere die große Rolle unter dem Bein, etwas über dem Knie. Stütze dich mit den Händen hinter dem Gesäß und dem freien Fuß auf dem Boden ab, das Gesäß hebst du vom Boden an.
- Du kannst den Druck intensivieren, indem du die Beine gleichzeitig auf die Rolle legst. Du kannst auch ein Bein über das andere Bein legen (A). Eine intensive Behandlung erzielst du, indem du das freie Bein gebeugt über den Oberschenkel des Übungsbeins legst. Wähle die geeignete Druckintensität.
- Rolle für 1–2 Minuten über die ganze Muskulatur der Oberschenkelrückseite bis hin zum Gesäß, und wieder zurück. Zudem kannst du die Füße abwechselnd nach innen und außen drehen.

VARIANTE

Du kannst das Gesäß hin und wieder auf dem Boden platzieren, falls die Stützbelastung für die Arm- und Handmuskulatur noch zu groß ist. Wenn du eine kleine, stark schmerzende Stelle spürst, kannst du diese gut mit dem 12-cm-Ball bearbeiten (B). Du kannst alternativ den 6–8-cm-Ball nutzen und ihn auf den Yoga-Block positionieren, um einen Triggerpunkt noch zielgerichteter zu behandeln.
Oftmals befindet sich ein Schmerzpunkt am Muskelansatz zum Gesäß, da wir viel auf diesem Bereich sitzen und so die Faszien verfilzen. Diesen Bereich kannst du mit dem 6–8-cm-Ball auf dem Stuhl sitzend behandeln (C). Den Ball positionierst du am Muskelansatz oder an einem anderen Schmerzpunkt.

R 24 Behandeln der Innenseiten der Oberschenkel

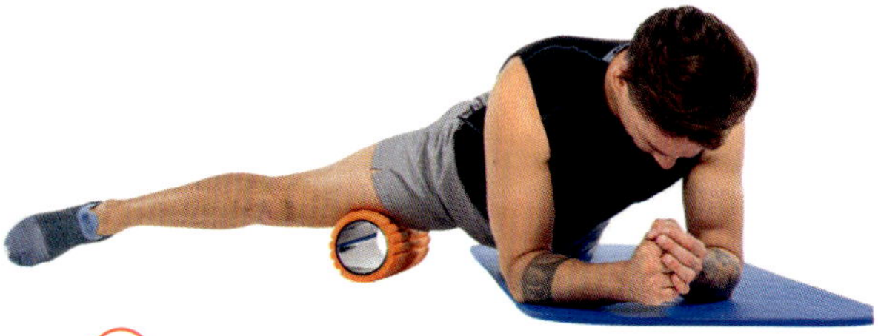

(A) Das Rollen der Innenseite.

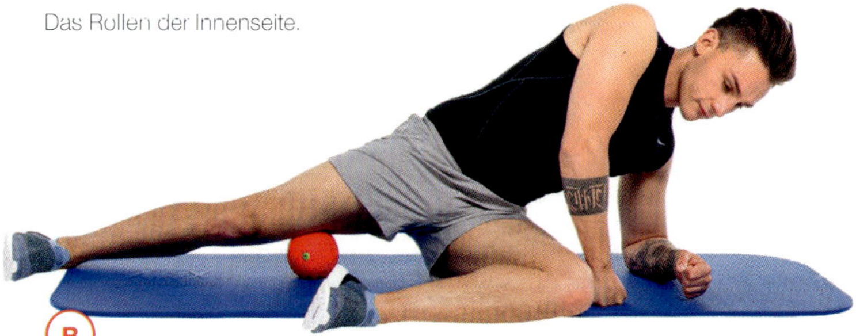

(B) Die Variante in Seitenlage mit dem 12-cm-Ball.

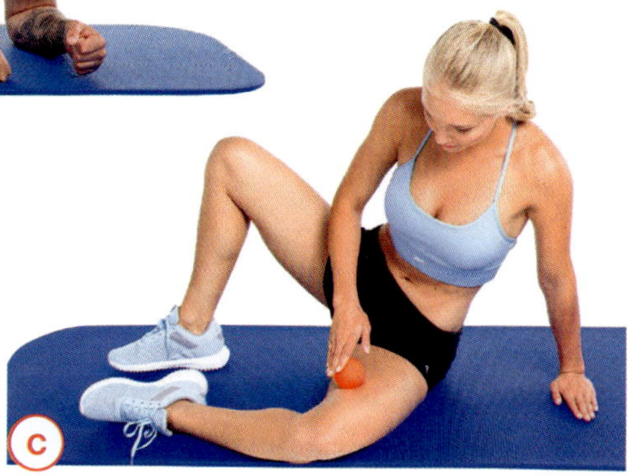

(C) Die Massage durch Druck mit der Hand.

SO GEHT'S

- Du bist in Bauchlage und stützt dich mit den Unterarmen ab. Die große Faszienrolle liegt diagonal neben dem Körper. Lege das Übungsbein auf die Rolle und zwar am Muskelansatz, nahe des Knies. Das Übungsbein kann gebeugt oder gestreckt (A) sein, gestreckt ist die Übung etwas intensiver. Das andere Bein ist am Boden.
- Atme aus und verlagere mehr Gewicht auf die Rolle, bis du den »Wohlfühlschmerz« erreichst. Ist der Druck nicht intensiv genug, dann hebe das Knie des Stützbeins vom Boden an.
- Rolle langsam über die Beininnenseite bis kurz vor die Hüfte und wieder zurück (A). Führe die Massage für 1–2 Minuten aus und halte dabei den Rumpf in Spannung und den Rücken gerade.

VARIANTE

Du kannst alternativ in Seitenlage üben, indem du das untere Bein gebeugt vor dem Körper hast und die Innenseite des oberen Beins abrollst.
Schmerzende Stellen liegen oft am Knieansatz, etwa in der Oberschenkelmitte, sowie am Hüftansatz. Einen Schmerzpunkt kannst du mit dem 12-cm-Ball behandeln (B). Dies gelingt noch intensiver mit dem 6–8-cm-Ball, den du auf einem Block platzierst.
Zudem kannst du im Sitz die Muskulatur abrollen (C).

R 25 Behandeln der Leiste

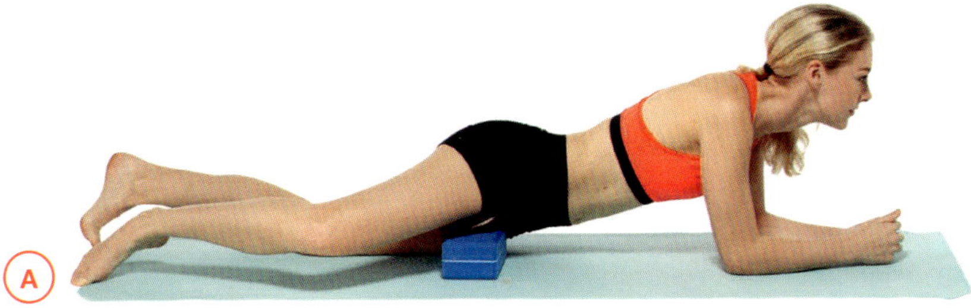

Das Rollen im Unterarmstütz mit dem 8-cm-Faszienball auf dem Yoga-Block.

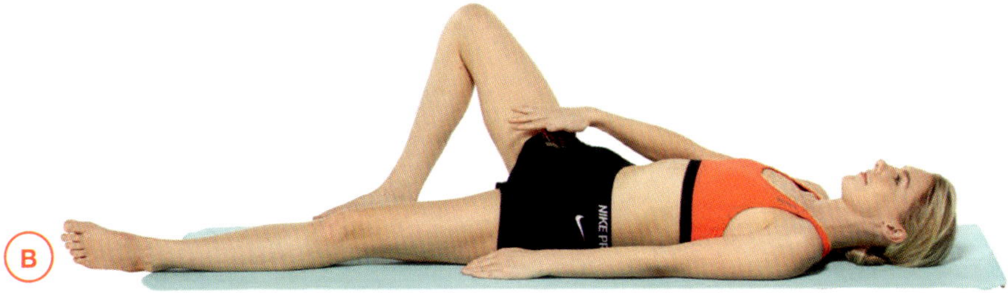

Das Abrollen mit dem 8-cm-Ball durch Handdruck in Rückenlage.

SO GEHT'S

- Begib dich in Bauchlage und stütze dich mit den Unterarmen ab. Du kannst einen 12-cm-Faszienball einsetzen oder einen 8-cm-Ball mit einem Block.
- Spreize das Bein etwas nach außen. Lege das Tool unter einen Schmerzpunkt in der Leiste (A). Wähle eine Position, in der du den Schmerzpunkt gut erreichst. Das andere Bein ist gestreckt am Boden.
- Atme ein und spanne die Muskulatur an. Dann atmest du aus und lässt den Körper auf den Ball sinken. Wiederhole dies mehrfach.
- Rolle kontrolliert mit kleinen kreisenden Bewegungen über den schmerzenden Bereich. Gehe vorsichtig vor, um keine Gefäße zu verletzen. Du kannst zudem den Unterschenkel heben und senken, sowie ihn nach innen und außen rotieren.
- Rolle die Leiste für 1–2 Minuten ab und suche dabei nach weiteren Schmerzpunkten, um diese entsprechend zu behandeln.

VARIANTE

Fühlt sich der Druck in Bauchlage unangenehm an, kannst du den Bereich in Rückenlage mit Handdruck abrollen (B). Wähle eine Position, in der du gut entspannen kannst und den schmerzenden Bereich gut erreichst. Ziehe das Übungsbein leicht an und lass es zur Seite sinken. Du kannst die Knieaußenseite auf einen Block positionieren, was aber nicht zwingend ist. Massiere den schmerzenden Bereich mit Druck und kleinen kreisenden Bewegungen.

R 26 Behandeln des Gesäßes

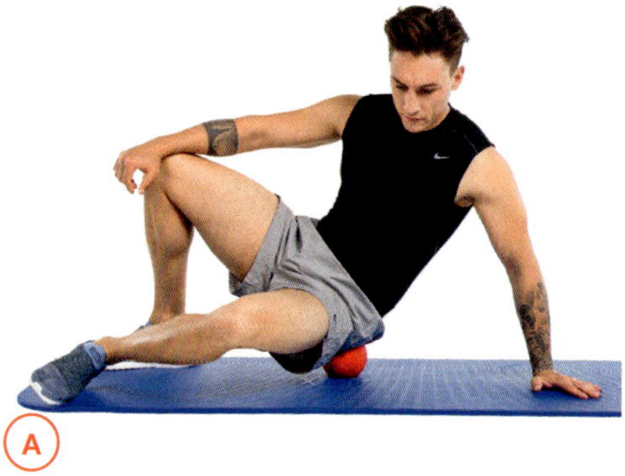

Das einseitige Abrollen mit dem 12-cm-Ball.

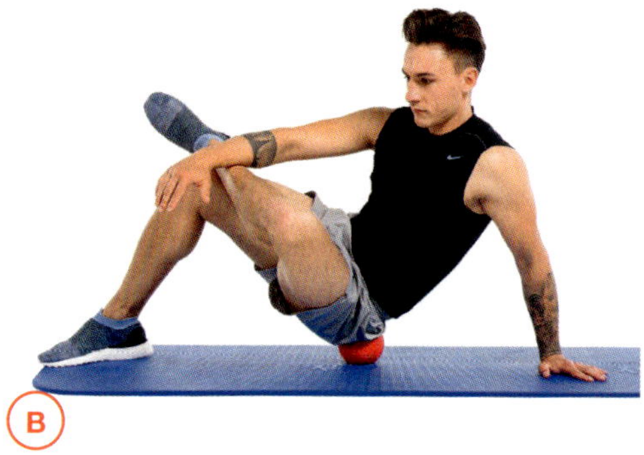

Die Intensivierung mit angehobenem Übungsbein.

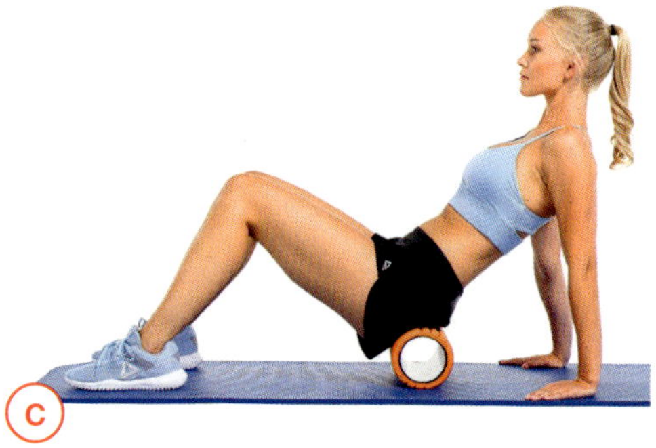

Das beidseitige Abrollen mit der Rolle.

SO GEHT'S

- Setze dich mit einer Gesäßhälfte auf den 12-cm-Faszienball. Stütze dich auf den Boden ab und drehe den Körper etwas seitlich (A).
- Atme ein und spanne die Gesäßmuskulatur an. Atme aus und verlagere langsam Gewicht auf den Ball, bis du die geeignete Druckintensität spürst.
- Wenn du nicht genug Druck verspürst, dann halte das Übungsbein in der Luft und lege dazu den Unterschenkel über das freie Bein (B).
- Rolle langsam für 1–2 Minuten über die gesamte Gesäßhälfte, nach oben und unten sowie nach links und rechts. Vermeide es, auf dem Knochen zu rollen.
- Kommst du auf eine schmerzende Stelle, dann verbleibe dort für einige Atemzüge. Ist der Druck zu hart, verlagere mehr Gewicht auf die stützenden Körperteile.
- Danach kannst du das angezogene Knie des Übungsbeins nach außen sinken lassen und in dieser Position einen Durchgang abrollen.

VARIANTE

Du kannst die Gesäßmuskulatur mit der großen Rolle behandeln. Es bietet sich an, dass du dich erst mit beiden Gesäßhälften auf die querliegende Rolle setzt und beide Bereiche gleichzeitig abrollst. Du variierst die Druckintensität, indem du die Hände hinten abstützt (C) oder vor dem Körper verschränkst. Danach bearbeitest du einseitig, wozu du dich leicht schräg mit einer Gesäßhälfte auf die Rolle setzt.

Zone 6: Unterschenkel und Füße

R 27 Behandeln der Füße

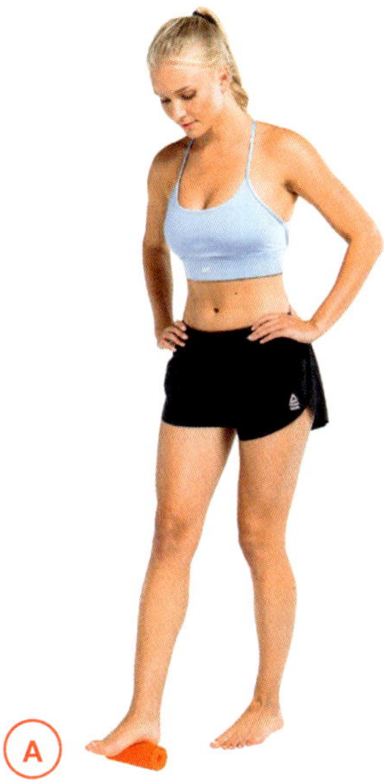

Das Abrollen der Fußsohle im Stand.

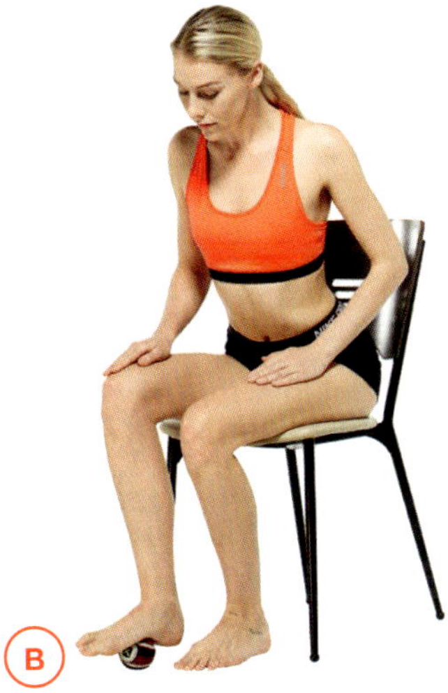

Abrollen im Sitz.

SO GEHT'S

- Du stehst aufrecht, vor dir liegt ein Golfball oder eine kleine Faszienrolle. Am besten übst du ohne Socken, was aber nicht zwingend ist. Positioniere den Fuß so auf dem Trainingsgerät, dass es sich unter dem Vorderfuß hinter den Zehen befindet. Bei Bedarf kannst du dich zur besseren Stabilität abstützen.
- Verlagere Gewicht auf den Übungsfuß, bis du die geeignete Druckintensität empfindest.
- Sollte dir der Druck zu gering sein, dann kannst du dich mit beiden Händen auf einen Tisch oder Schrank abstützen und das freie Bein mit der Ferse auf den Übungsfuß stellen.
- Rolle zuerst die Faszie der Länge nach aus (A), indem du ganz langsam in Richtung der Ferse rollst.
- Führe querverlaufende und kreisende Rollbewegungen aus und massiere zudem die Innen- und Außenseite, wozu du den Fuß etwas drehst. Mache die Behandlung der Fußsohle für 1–2 Minuten.

VARIANTE

Du kannst im Sitz auf einem Stuhl üben (B). Rolle über das ganze Fußgewölbe, auch über die Innen- und Außenseite des Fußes und zudem den Spann massieren.
Alternativ kannst du auf dem Stuhl sitzend den Fuß durch Handdruck behandeln, wofür du den Unterschenkel auf den Oberschenkel des anderen Beins auflegst.

R 28 Behandeln der Waden

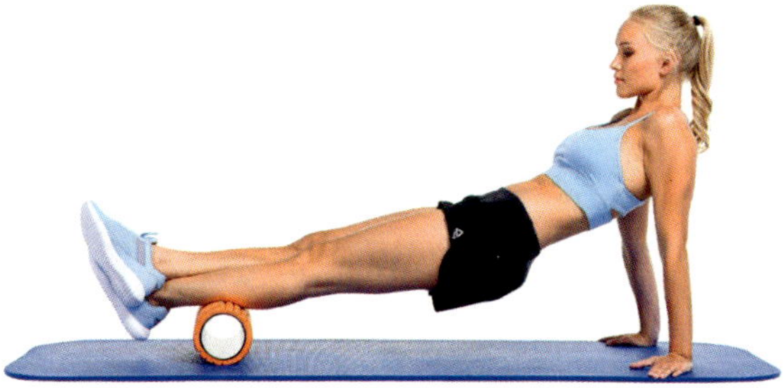

Ⓐ Das Abrollen mit übereinander gelegten Beinen.

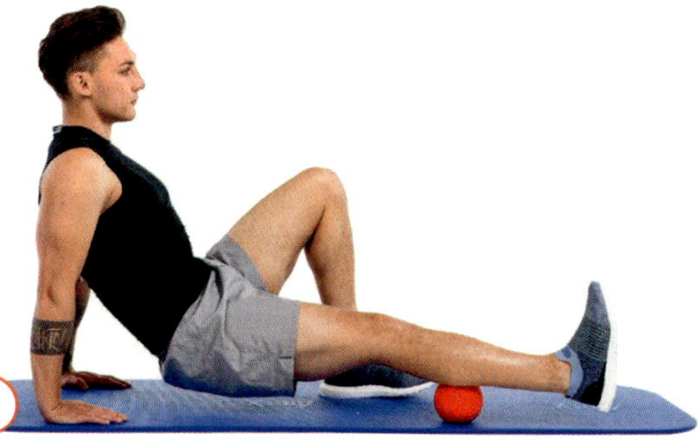

Die Behandlung der Wade mit dem 12-cm-Ball.

SO GEHT'S

- Du sitzt auf den Boden mit gestreckten Beinen. Platziere die Unterschenkel fersennah auf der querliegenden Rolle, stütze dich mit den Händen ab und hebe das Gesäß an.
- Ist dieser Druck nicht intensiv genug, dann übe einseitig und lege das freie Bein über das Übungsbein Ⓐ. Ist dir der Druck jedoch zu intensiv beziehungsweise der Stütz mit den Händen zu anstrengend, dann stelle ein Bein auf. Wähle die geeignete Druckintensität (»Wohlweh«, Seite 28).
- Rolle langsam über die Wadenmuskulatur Ⓐ in Richtung Knie und wieder zurück bis an die Ferse. Rolle nicht mit starker Druckintensität über die Achillessehne.
- Führe die Rollmassage für 1–2 Minuten aus und halte dabei den Oberkörper aufrecht. Du kannst beim Rollen die Zehen nach innen und außen drehen, um alle Muskelanteile zu erreichen.

VARIANTE

Oftmals befinden sich an der Wadenmuskulatur kleine Schmerzstellen. Diese kannst du gut mit dem 12-cm-Faszienball behandeln Ⓑ. Damit dies nicht zu intensiv wird, kannst du den anderen Fuß aufstellen. Halte den Druck für einige Atemzüge und mache dann kleine kreisende Bewegungen.
Wenn du den 6–8-cm-Ball nutzt, dann kannst du ihn auf den Yoga-Block legen. So lässt sich auch die kleine Rolle nutzen.
Alternativ kannst du den Kniestand einnehmen und von oben durch Handdruck rollen.

R 29 Behandeln der Innenseiten der Unterschenkel

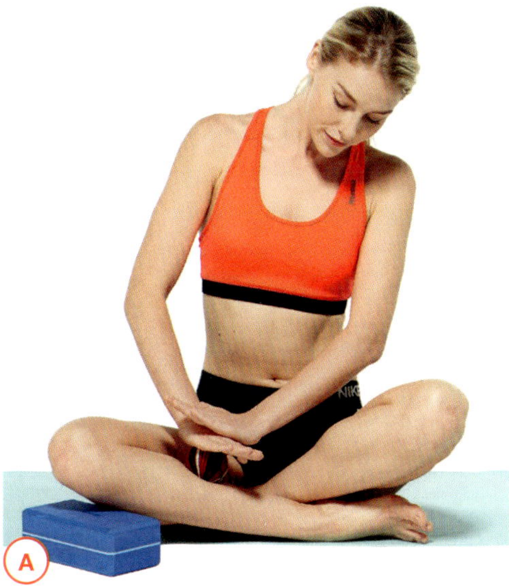

Die Übung auf dem Boden sitzend.

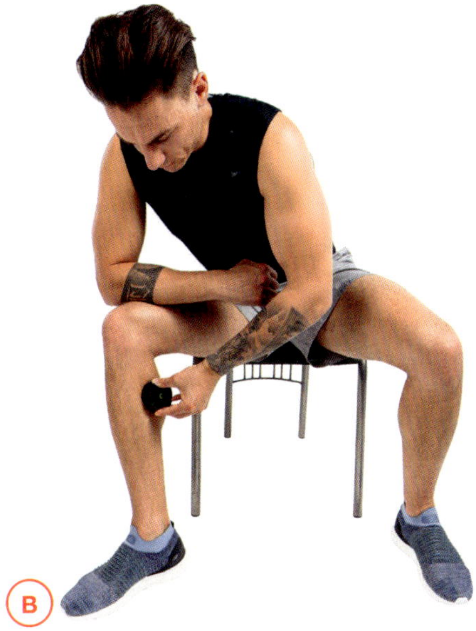

Das Üben auf dem Stuhl mit Twister.

SO GEHT'S

- Du sitzt aufrecht auf dem Boden. Ziehe das Übungsbein an und lass es nach außen sinken. Du kannst die Position stabilisieren, indem du die Beinaußenseite auf die große Rolle oder den Yoga-Block auflegst (A).
- Fange unterhalb des Fußgelenks an und lege einen 4–8-cm-Faszienball auf den Muskel. Übe erst leichten Druck aus und halte diesen kurz. Dann machst du kleine kreisende Bewegungen.
- Positioniere den Ball etwas höher und wiederhole Druck und Kreise. Fahre so fort, bis du den Muskelbereich unterhalb des Knies erreichst. Alternativ kannst du auch am Bein entlang rutschend rollen. Massiere diese Körperpartie für 1–2 Minuten.

VARIANTE

Führe die Behandlung konzentriert aus und drücke nicht zu kraftvoll, um keine Gefäße zu verletzen. Du kannst auch mit dem Twister üben.

Alternativ kannst du auf einem Stuhl sitzend üben und das Bein leicht nach außen bewegen. Auch dies ist mit Faszienball oder Twister (B) möglich.

Spürst du einen kleinen Knotenpunkt (Triggerpunkt) in der Muskulatur, dann kannst du mit einem Massagestab darauf drücken. Drücke etwa 30 Sekunden, dann sollte der Schmerz nachlassen. Nun erhöhst du den Druck für weitere 30 Sekunden.

R 30 Behandeln der Außenseiten der Unterschenkel

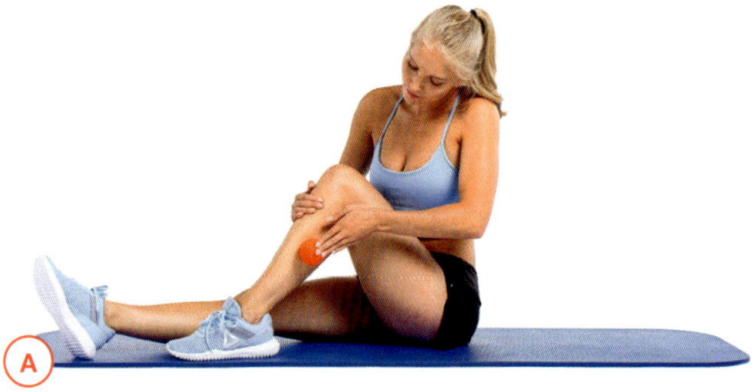

Die Übung mit angezogenem Bein.

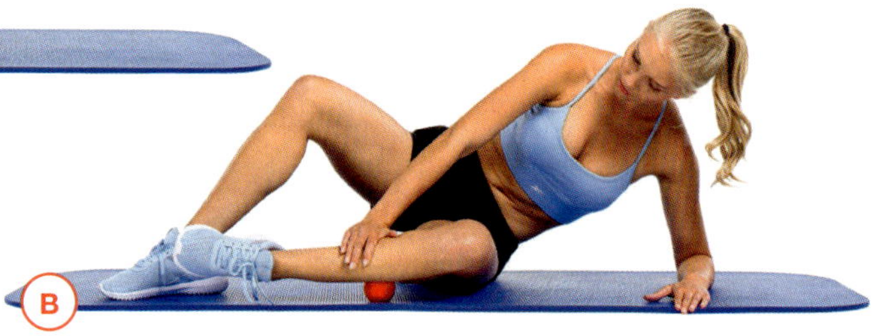

Die Variante in seitlicher Position.

SO GEHT'S

- Du sitzt aufrecht auf dem Boden. Das linke Bein ist angezogen aufgestellt, das Knie leicht nach innen gesenkt und die Position ist mit dem rechten Arm stabilisiert.
- Positioniere einen 6-cm-Faszienball auf den Muskelansatz unterhalb des kleinen rausstehenden Knochens in Knienähe. Hier liegt häufig ein Schmerzpunkt vor, den es zu behandeln gilt.
- Erzeuge die gewünschte Druckintensität und führe minimale Kreis- und Rollbewegungen aus.
- Rutsche den Ball am Muskelstrang entlang nach unten (A) und danach wieder hoch. Massiere den Muskelbereich außen am Knochen, rolle nicht auf dem Knochen. Widme dich dieser Körperpartie für 1–2 Minuten.
- Halte mehrere Positionen, bis du den seitlichen Bereich oberhalb des Fußknöchels erreichst. Auch hier liegt häufig am Muskelansatz ein Schmerzpunkt vor, der zu behandeln ist.

VARIANTE

Bei guter Beweglichkeit kannst du alternativ im Hürdensitz oder Fersensitz üben. Ebenso kannst du auf dem Stuhl sitzend üben. Dazu ziehst du das Bein an, stellst den Fuß auf einen tiefen Gegenstand und senkst das Knie etwas nach innen.
Als weitere Option kannst du in seitlicher Sitzposition üben, wobei du dich mit dem unteren Arm auf dem Boden abstützt. Dein Übungsbein liegt auf einem 6–8-cm-Ball oder einem Duoball. Erzeuge die gewünschte Druckintensität, indem du mit der oberen Hand auf das Bein drückst (B). Halte den Druck und führe langsame Rollbewegungen aus. Spürst du starke Schmerzen, dann bleibe für einige Atemzüge auf der Position und kreise langsam mit dem Fuß.

R 31 Behandeln der Vorderseiten der Unterschenkel

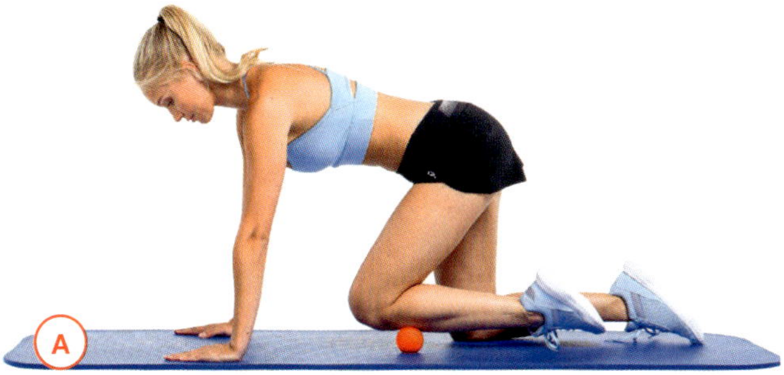

A

Die Übung im Vierfüßlerstand mit dem 6-cm-Ball.

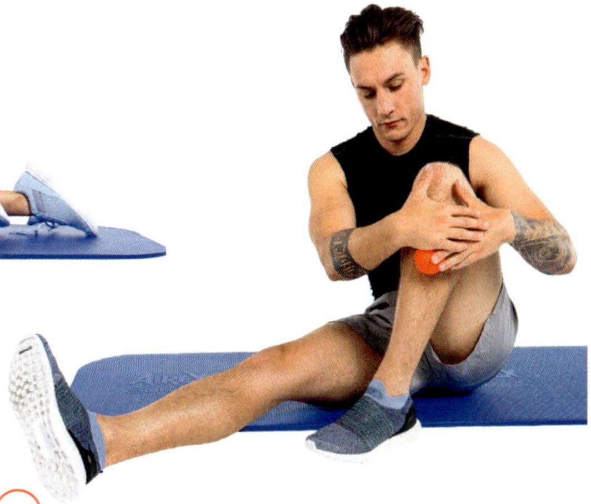

B

Die Übung im Sitz, die Handflächen drücken auf den Ball.

SO GEHT'S

- Du befindest dich im Vierfüßlerstand auf den Händen oder im Unterarmstütz, was für dich bequemer ist. Gut einsetzen lässt sich der 6–8-cm-Faszienball. Positioniere das Übungsbein auf dem Ball, sodass es mittig aufliegt.
- Drehe den Fuß etwas nach innen, damit sich der Ball auf dem Muskel und nicht auf dem Schienbeinknochen befindet (A). Du kannst das Gesäß etwas nach außen kippen.
- Verlagere Gewicht auf das Übungsbein, bis du die geeignete Druckintensität erreichst. Ist der Druck nicht intensiv genug, dann hebe das Knie des Stützbeins an, die Zehen bleiben am Boden.
- Rolle den Ball über die gesamte Schienbeinmuskulatur, durch Anziehen und Strecken des Knies. Halte die Schienbeinmuskulatur entspannt.
- Rolle zu Knie und Fuß in beide Richtungen für 1–2 Minuten.

VARIANTE

Du kannst die Übung in zwei Rollabschnitte aufteilen und dazu den Ball umlegen.
Spürst du eine stark schmerzende Stelle, z. B. am Ansatz unterhalb des Knies, dann bleibe eine Minute auf dem Punkt und mache Bewegungen mit dem Unterschenkel. Du kannst dazu auch den 4-cm-Ball, z. B. Golfball, nutzen.
Du kannst alternativ im Sitz auf Boden oder Stuhl durch Druck mit der Hand rollen (B). Ziehe das Knie zum Körper, mit dem Knie etwas nach innen gedreht.
Spürst du einen kleinen Knotenpunkt (Triggerpunkt) in der Muskulatur, dann kannst du mit dem Massagestab darauf drücken.

TEIL 3:
Das Mobility-Training

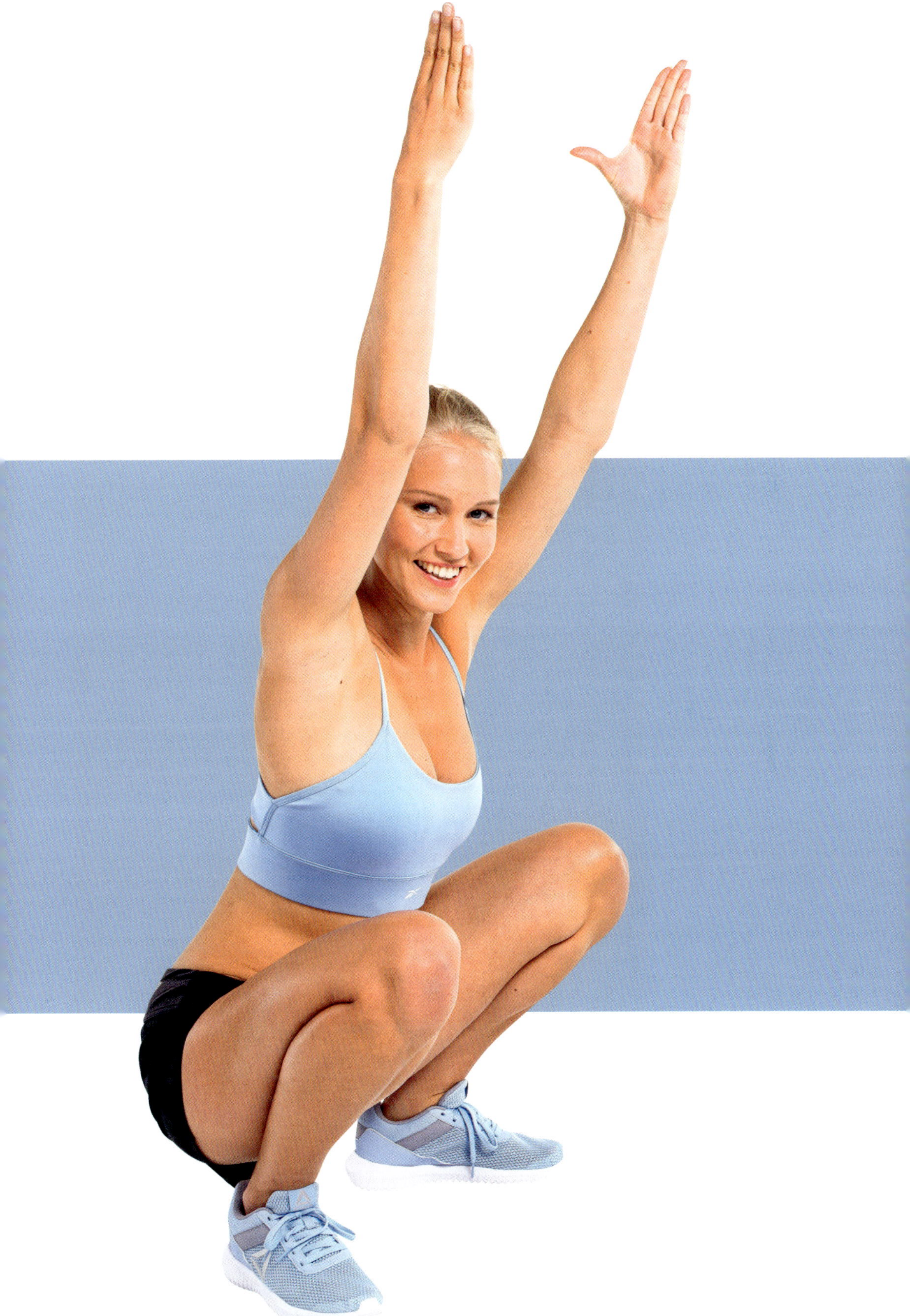

Grundlagen

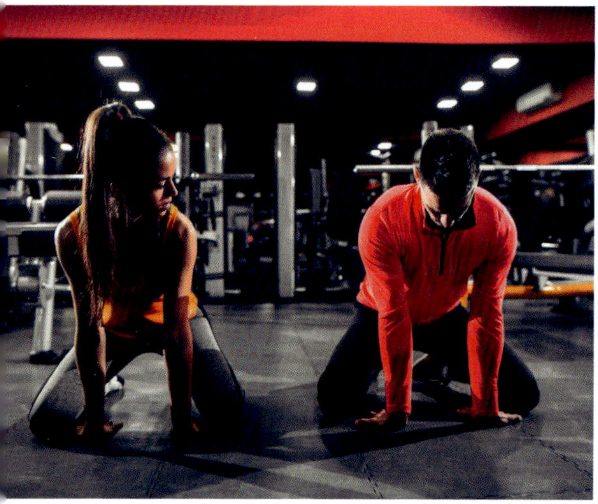

Das Mobilisieren der Handgelenke (»M 24«, Seite 109).

In Berufsleben und Alltag befinden wir uns für lange Zeiträume in unnatürlichen Haltungen. Wir sitzen stundenlang am Schreibtisch, im Auto oder vor dem Fernseher. Dies führt ebenso wie intensive körperliche Belastung beim Krafttraining oder einer anderen Sportart dazu, dass unser Körper verspannt und schmerzt. Es entwickeln sich körperliche Einschränkungen und die Bewegungen können nicht mehr optimal erfolgen. Unsere Leistungsfähigkeit und unser allgemeines Wohlbefinden verringern sich. Mit Mobility-Training kannst du gezielt dagegen vorgehen und eine gute Beweglichkeit entwickeln. Mit einem schmerzfreien, beweglichen Körper sind wir leistungsfähig in Alltag und Sport.
Wir machen Mobility-Übungen mit dem Ziel, den vollständigen Bewegungsrahmen unserer Gelenke ausschöpfen zu können und die Kontrolle der Gelenke durch Muskelkraft sicherzustellen. Die Übungen werden in Bewegung ausgeführt – im klassischen Dehnen hingegen werden die Positionen lange gehalten.

Bestehen Schmerzen, dann führen diese zu Ausweichbewegungen und zu einem eingeschränkten Bewegungsradius. Das optimale Leistungsvermögen ist somit nicht abrufbar. Die passenden Mobility-Übungen helfen, die Schmerzen abzubauen und den gewünschten Bewegungsradius herzustellen.
Mit den Mobility-Übungen förderst du deine Bewegungsqualität. Das Muskelzusammenspiel verbessert sich und somit verlaufen die Bewegungen harmonischer und weniger Energie wird verbraucht. Du wirst leistungsfähiger und bleibst länger fit in deiner Sportart.
Wir machen aktive Übungsdurchführungen, die den kontrollierbaren Bewegungsumfang verbessern. In jeder Phase der Bewegung sollst du die Bewegung über deine Muskulatur steuern können. Die Mobility-Übungen dienen dazu, die Stabilität sicherzustellen.
Die Übungsanforderungen werden kontinuierlich gesteigert und das Verletzungsrisiko verringert sich. Machst du Mobility-Übungen für deine Fußgelenke, so werden sie weniger verletzungsanfällig und falls du in eine ungünstige Fußposition kommst, kann der Körper diese besser ausgleichen. Läufst du beispielsweise auf einem Waldweg und knickst mit dem Fuß um, dann kannst du besser gegensteuern und eine Verletzung verhindern oder zumindest abschwächen.
Die Übungen sorgen dafür, dass sich deine Beweglichkeit umgehend verbessert. Hast du eine Körperregion, beispielsweise den Nacken, mobilisiert, dann ist dieser Bereich gut durchblutet und fühlt sich besser an. Für langfristige Beweglichkeitsverbesserungen ist jedoch regelmäßiges Training notwendig.

Trainingsziele

Beim Mobility-Training ist zu unterscheiden, wann du es vornimmst: in der Aufwärmphase, in der Abwärmphase oder als eigenständige Trainingseinheit. Du kannst eine Übungsroutine im Tagesverlauf, z. B. ein Work-out am Morgen nutzen und du kannst auch sonst jederzeit 1–2 Übungen machen, um deinen Körper zu mobilisieren.

Optimal ist es, wenn du dir täglich Zeit für deine Mobility-Übungen nimmst. Du solltest zumindest 2–3 Mal pro Woche ein Programm aus für dich wichtigen Mobility-Übungen ausführen, um sicherzustellen, dass du deine Beweglichkeit verbesserst beziehungsweise bewahrst. Mit regelmäßigem Training wird der mögliche Bewegungsradius größer und körperliche Einschränkungen werden abgebaut.

Mobility in der Aufwärmphase

Im Aufwärmprogramm gilt es, den Körper auf den Hauptteil der Sporteinheit vorzubereiten. Mobility-Übungen haben sich als effektiv erwiesen, um sich auf eine Sporteinheit im Ballsport, Kampfsport oder Krafttraining vorzubereiten.

Am Anfang einer Sporteinheit sollte der Körper zuerst für 5–10 Minuten erwärmt werden, was mit einer Aufwärmübung erfolgen kann. Alternativ oder ergänzend kannst du einige für dich einfache Mobility-Übungen machen, mit denen du deine Muskeln, Gelenke, Sehnen und Bänder auf das Training vorbereitest. Es werden kurze Aktivierungen vorgenommen, die dem Körper ermöglichen sollen, in seinem optimalen Bewegungsumfang zu agieren. So wird die Leistungsfähigkeit optimiert und die Verletzungsgefahr verringert. Mache Übungen, die dich auf die Sportanforderungen vorbereiten und deine Schwachstellen stärken. Du solltest beispielsweise deine Schultergelenke mobilisieren, bevor du intensives Krafttraining für den Oberkörper machst. Überfordere deinen Körper dabei nicht, denn der Trainingszweck dieser Phase ist die Vorbereitung auf den Hauptteil, nicht jedoch das Training deiner Leistungsfähigkeit.

Mobility in der Abwärmphase

Am Anfang der Abwärmphase kannst du 2–3 Mobility-Übungen zur gezielten Beweglichkeitsverbesserung ausführen, da dein Körper noch erwärmt ist. Diese Übung sollten allerdings koordinativ nicht sehr anspruchsvoll sein und auch nur dann eingesetzt werden, wenn dein Körper nicht bereits sehr erschöpft ist. Anspruchsvolle Bewegungsabläufe werden am besten im Hauptteil einer Trainingseinheit geübt.

Zum Abschluss werden häufig statische Dehnübungen empfohlen. Du kannst alternativ leichte Mobility-Übungen ausführen, und zwar solche, die deinen Körper nicht intensiv belasten. Auch ein Abrollen ist möglich, um Regenerationsprozesse zu beschleunigen und von der Anstrengung in die Entspannung umzuschalten. Wähle einen Ablauf, der sich für dich gut anfühlt.

Mobility als Trainingshauptteil

Du kannst Mobility-Übungen als Hauptteil machen, um gezielt deine Beweglichkeit zu fördern und somit schnell Fortschritte zu erzielen.

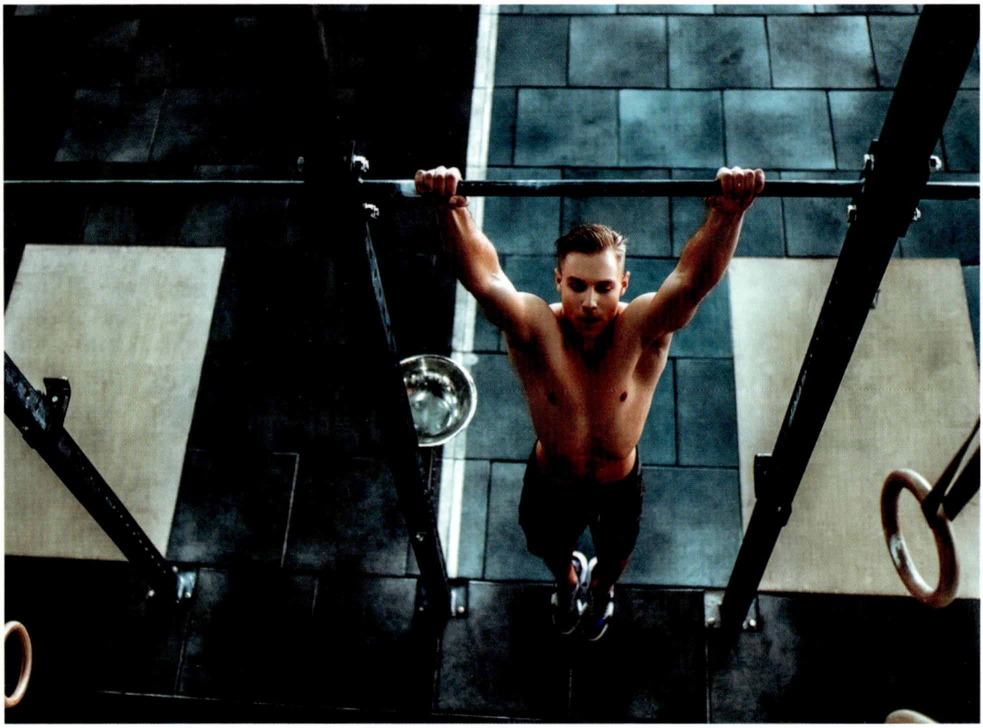

»M 10: Aushängen« (Seite 95) sollte oft ausgeführt werden.

Die Übungseinheit bietet sich an einem trainingsfreien Tag an oder mit einigen Stunden Abstand zu einer anderen Sporteinheit.
Das Training dient dazu, den vollen Bewegungsumfang deiner Zielmuskulatur ausschöpfen zu können und dich vor Verletzungen zu schützen. Fokussiere dich auf das Training und nutze ein Programm, das auf deine Bedürfnisse ausgerichtet ist. Wichtige Körperbereiche sollten ebenso wie individuelle Schwachstellen integriert sein. In der Beweglichkeitseinheit kannst du Dehnübungen und Rollübungen ergänzen, und auch Triggern, um schmerzende Körperstellen zu beseitigen.
Du kannst so vorgehen, dass du erst leichte Beeinträchtigungen durch zügiges Abrollen beseitigst. Dann mobilisierst du ausführlich deinen Körper. In den Bereichen, in denen du beweglicher werden willst, kannst du erst die Körperpartie mobilisieren und dann umfangreich dehnen. Mobilisiere beispielsweise erst deine Hüfte, bevor du die Dehnung »D 40: Gestrecktes Beinspreizen in Rückenlage« (Seite 191) mit langen Haltedauern ausführst. Nachdem du das Programm aus Mobilisierungen und Dehnungen vollzogen hast, kannst du dich noch Triggerpunkten widmen, falls du solche wahrnimmst.
Nimm dir für die Beweglichkeitseinheit genügend Zeit. Ein Work-out für den ganzen Körper kann zirka 30–90 Minuten dauern, je nachdem, ob du auch Dehnen und Rollen ausführst. Wichtiger als langes Training ist, dass du dich vollständig auf das Beweglichkeitstraining konzentrierst.

Mobility als Morgenroutine

Du kannst ein kurzes Mobility-Work-out machen, um fit in den Tag zu starten. Das Programm weckt dich und bringt dich in gute Leistungsbereitschaft. So kann es auch helfen, den Kaffeekonsum einzuschränken, wenn das deine Zielsetzung ist.
Der Körper fühlt sich nach dem Aufwachen häufig noch unbeweglich an und mit zunehmendem Alter wirst du nach dem Aufwachen ein leichtes »Zwicken« bis hin zu deutlichen Schmerzen spüren. Eine morgendliche Mobility-Routine hilft ungemein, die körperlichen Einschränkungen und Probleme zu verbessern und mit der Zeit abzubauen.
Schon ein kurzes Programm von 10–20 Minuten genügt. Entweder du führst ein allgemeines Work-out aus oder du machst eines, das auf deine Problemstellen ausgerichtet ist. Hast du im Tagesverlauf keine Zeit, deine Kraft zu fördern, dann kannst du noch einige Bodyweight-Übungen anhängen. Gut eignen sich z. B. Liegestütze, eine Zugübung nach unten wie Klimmzug, wenn notwendig vereinfacht, oder eine Zugübung nach hinten wie der Schlingenband-Ruderzug. Für den Unterkörper bieten sich u. a. Kniebeugen und Ausfallschritte an.

Mobility im Tagesverlauf

Über den Tag hinweg lohnt es, kurze Pausen einfügen, um die Beweglichkeit mit Mobility-Übungen zu fördern. Du kannst beispielsweise eine kurze Pause zwischen einer langen Autofahrt machen und deinen Nacken mobilisieren. Auch kannst du eine Mobilisierungspause beim Fernsehen oder bei der Arbeit einlegen und so Verspannungen und Schmerzen vorbeugen beziehungsweise beseitigen. Wähle 1–2 Übungen für den zu mobilisierenden Körperbereich.
Abends vor dem Schlafengehen sollten keine anspruchsvollen Übungen ausgeführt werden, sondern leichte, entspannende Übungen. Mobility-Übungen sind dann einsetzbar, um Einschränkungen zu beseitigen, du kannst z. B. Kopfrotationen nach dem Fernsehschauen machen. Du kannst auch leichte Dehnübungen nutzen, wenn sie deine Entspannung fördern. Auch die Entspannungsmethode »Progressive Muskelspannung« (bewusstes Anspannen und Loslassen der Muskelgruppen) ist geeignet, um von Tagesereignissen abzuschalten und loszulassen, und sie fördert somit die Schlafqualität.

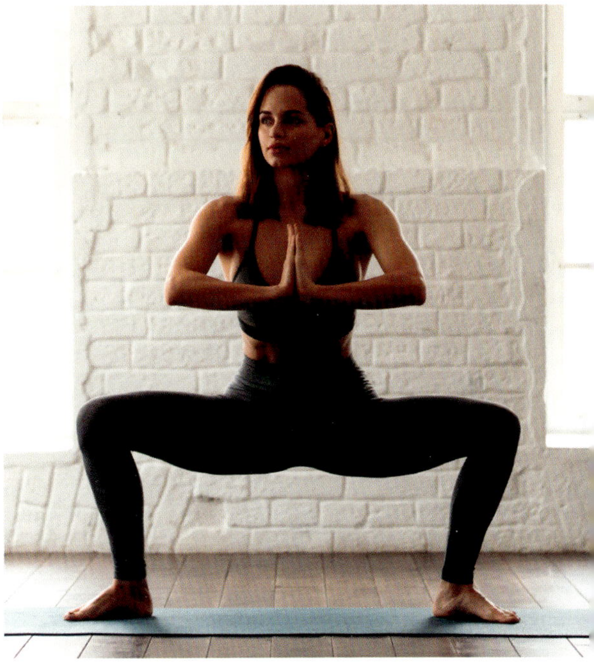

»Horse-Stance« zur Mobilisierung und Entwicklung der Hüft- und Beinmuskulatur (Seite 132).

Trainingsempfehlungen

Beachte folgende Empfehlungen, damit sich die gewünschten Trainingseffekte einstellen.

• Stabile Position und Körperspannung

Nimm eine aufrechte Anfangsposition ein, spanne die Bauch- und Gesäßmuskulatur an und achte auf deine Schulterposition. Prüfe während der Übung die Körperhaltung und spanne deine Muskulatur bewusst nach, insbesondere Rumpf- und Gesäßmuskulatur.
Die Körperhaltung ist grundlegend für ein effektives und verletzungsfreies Üben. Durch Bewegung verändert sich die Körperhaltung fortlaufend und muss ausgeglichen werden. Übe deshalb auch hin und wieder vor einem Spiegel oder lasse dich beim Üben filmen. Schau auf deine Kopfhaltung, Schulterposition und Gelenkstellungen.
Nimm in Training und Alltag immer wieder bewusst eine aufrechte Körperhaltung ein und baue Körperspannung auf, damit du dir diese Position einprägst und sie zur Gewohnheit wird.

• Kontrollierte Bewegungen

Führe die Bewegungen kontrolliert und nicht zu schnell aus. Aus der Anfangsposition bewegst du dich in die Endposition und wieder zurück, um dann die Bewegung zu wiederholen. Bei »M 35: Tiefe Hocke mit Körperdrehung« (Seite 120) nimmst du die Hockposition als Anfangsstellung ein und führst in dieser die Drehungen aus. Bei einigen Übungen kannst du die Endposition einen Moment halten (1–3 Sekunden), um die Muskelkraft zu fördern. Das kurze Verbleiben in der Endposition ist bei »M 35« möglich, nicht jedoch bei Schwüngen und Gelenkkreisen. Es wird bei Mobility-Übungen allerdings kein langes Verbleiben in der Endposition ausgeführt; solche Übungen findest du im Dehnbereich des Buches.
Du musst immer die Kontrolle über die Bewegung bewahren, auch bei anspruchsvollen Übungen. Übe eher langsam als schnell, da bei schneller Ausführung leicht die Bewegungskontrolle verloren geht. Führe die Übungen nicht ruckartig aus, um keine Verletzung zu riskieren. Das Mobility-Training soll deine Beweglichkeit fördern und kein sehr intensives Training für deinen Körper darstellen.
Die normale Durchführungsgeschwindigkeit einer Mobility-Übung dauert zirka 3–5 Sekunden, was von der Länge der jeweiligen Übungsbewegung abhängig ist. Im Aufwärmprogramm kann es etwas schneller sein. Bei Schwüngen kannst du die Übung mit etwa 1–2 Sekunden pro Wiederholung kalkulieren, wobei Armschwünge und Armkreisen eher kurz und Beinschwünge länger dauern. Bei den Schwungwiederholungen kannst du etwas schneller werden. Die Zeitangaben dienen nur als Orientierungshilfe, da du nach einigen Durchführungen spüren wirst, welche Schnelligkeit sich für dich eignet.
Wenn du auf eine Leistungsverbesserung in deiner Sportart hintrainierst und dies explosive Bewegungen erfordert, dann kannst du Bewegungen schnell und sogar im maximalen Tempo durchführen. Vorausgesetzt, dass du die Bewegungstechnik bereits erlernt hast und sie dir kontrolliert, schmerzfrei und stabilisiert gelingt, kannst du sie auch schnell ausführen.
Als Trainingsvariation kannst du sehr langsame Bewegungen absolvieren, wobei eine Wiederholung etwa 10–20 Sekunden oder sogar noch länger andauert. Dies ist als ergänzendes Training zu sehen, um den Körper neu zu fordern,

Defizite aufzudecken und die Muskelkräftigung zu intensivieren.

• Korrekt und schmerzfrei trainieren

Wähle eine Übung beziehungsweise den Bewegungsumfang so, dass dir die Bewegung technisch korrekt gelingt. Du darfst keine Ausweichbewegungen und Fehlstellungen einnehmen, um eine Übung auszuführen. Die Bewegung kann anstrengend sein, darf dich jedoch nicht überfordern.
Sobald du Fehlstellungen benötigst und/oder Schmerzen feststellst, musst du die Übung abbrechen. Überlege, was den Schmerz verursacht hat, und nimm Anpassungen vor. Tritt der Schmerz beim nächsten Versuch erneut auf, dann wähle eine andere Übung. Du sollst eine neue Bewegung nicht mit Schmerzen abspeichern, denn sonst nimmt der Körper eine Schutzhaltung ein, anstatt ein neues Bewegungsmuster zu erlernen.

• Aufmerksam trainieren

Du willst Bewegungsabläufe verbessern und diese im optimalen Bewegungsumfang ausführen. Dazu musst du aufmerksam sein, d. h. dass du dich auf die Übungsausführung konzentrierst. Achte auf die Bewegungsqualität und auf dein Körpergefühl. Nimm wahr, welche Übungen dir guttun und welche nicht. Konzentriertes Training führt zu den besten Ergebnissen. Ziel ist Bewegungsqualität, nicht hingegen ein unkonzentriertes Wiederholen der Übung. Ansonsten besteht bei anspruchsvollen Übungen sogar ein Verletzungsrisiko.

• Gleichmäßig atmen

Atme bei den Bewegungen durchgehend gleichmäßig ein und aus. Gehe bei anstrengenden Übungen, die du zügig ausführst, und bei aufrichtenden Übungen wie folgt vor: atme ein, wenn du dich in die Anfangsposition begibst, während der Anstrengungs-/Aufrichtungsphase atmest du aus und beim Zurückkehren in die Anfangsposition atmest du wieder ein. Das bedeutet, dass du bei »M 5: Rücklehnen auf der Rolle« (Seite 90) während dem Einrollen einatmest und während der Streckphase nach hinten ausatmest.

• Anforderungen steigern und Neues üben

Beginne mit Übungen, die dir eher leichtfallen, und wähle die Bewegungsumfänge nicht zu anspruchsvoll. Schon nach wenigen Trainingseinheiten werden dir Übungsabläufe besser gelingen.
Wenn du zahlreiche Wiederholungen machen kannst, dann teste eine schwierigere Variante. Führe kein monotones Training aus, sondern agiere variabel und nutze, was für deine Ziele und Bedürfnisse geeignet ist. Du kannst tiefere Positionen einnehmen oder anspruchsvollere Varianten wählen.
Die Übungen werden mit fortschreitendem Leistungsvermögen erschwert, wodurch sich der Körper an die Anforderungen anpasst. Auch hier gilt, dass du angemessen steigerst, denn sonst riskierst du Überlastungserscheinungen und Verletzungen. Das richtige Maß ermittelst du, indem du auf deinen Körper achtest und prüfst, welche Übungsintensität du kontrollieren und bei allen Wiederholungen technisch perfekt ausführen kannst.

• Wiederholungszahl anpassen

Im Mobility-Training zeigen sich gute Resultate, wenn du pro Übung 10–15 Wiederholungen mit 2 Übungssätzen ausführst, bei manchen

Bereichen wie der Halswirbelsäule können auch 5–8 Wiederholungen genügen. Beim Aufwärmen und beim Mobilisieren vor dem Dehnen kannst du weniger Wiederholungen ausführen, mindestens jedoch 5 Wiederholungen.

Stellt Mobility dein Haupttraining dar und du trainierst lieber mit höheren Wiederholungszahlen, dann erhöhe auf 15–25 Wiederholungen. Du kannst auf einen Übungssatz reduzieren, was von deinem Gesamtprogramm abhängt. Teste die Möglichkeiten und nutze, womit du Erfolg hast.

Bevorzugst du es, mit Zeitangaben zu trainieren, dann dient die Dauer von 30–60 Sekunden pro Körperseite als Orientierungswert und du kannst sie im Intervall-Timer einstellen. Hier ist es möglich, auf 60–100 Sekunden zu verlängern. Wenn du keinen Timer verfügbar hast, dann findest du diese leicht in den App-Stores unter »Tabata-Timer«.

• Regelmäßig trainieren

Kontinuierliche Verbesserungen deiner Beweglichkeit erzielst du mit regelmäßigem Training. Du solltest mindestens 2–3 Mal pro Woche für dich wichtige Mobility-Übungen ausführen, um Besserungen zu erreichen. Sinnvoll ist sogar ein täglich ausgeführtes Mobility-Programm, was sich in 10–20 Minuten absolvieren lässt. Bei Bedarf kannst du es verlängern und ein kurzes Bodyweight-Programm anhängen.

Das Training lässt sich gut morgens direkt nach dem Aufstehen ausführen. Ein morgendliches Beweglichkeits-Work-out wird insbesondere mit fortschreitendem Alter wichtig, um die

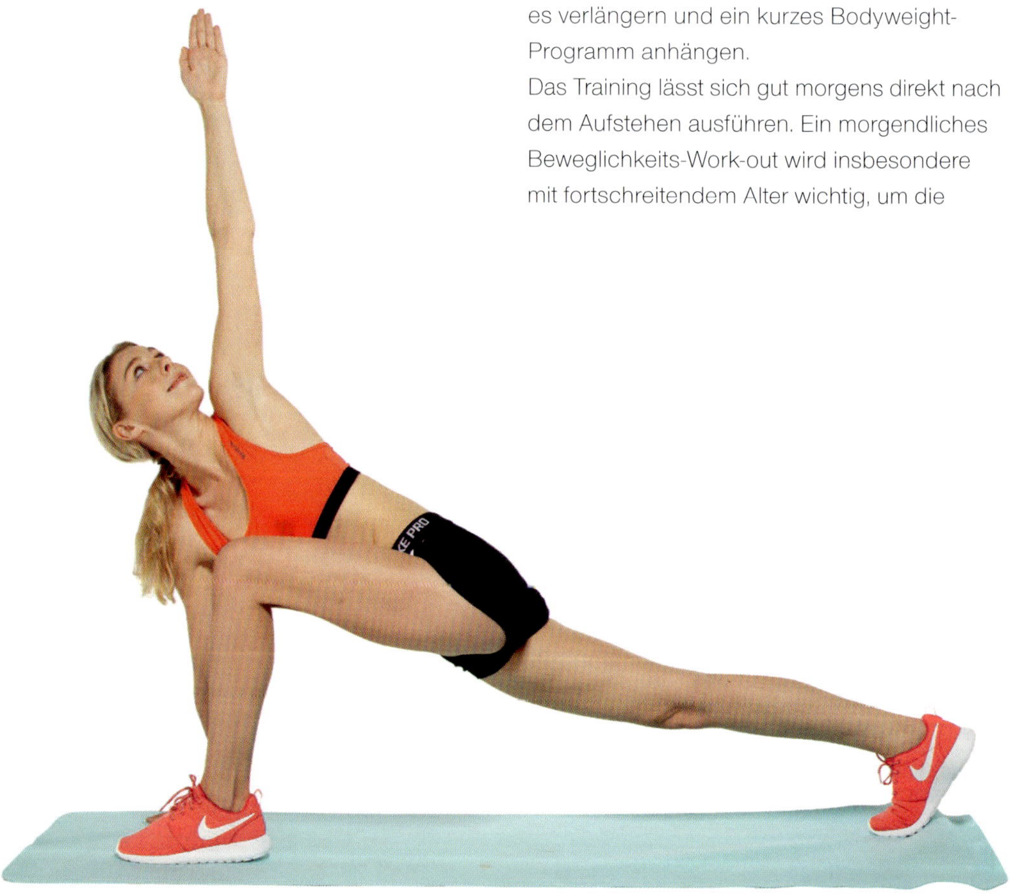

Mit regelmäßigem Training erreichst du die gewünschten Erfolge (»M 33«, Seite 118).

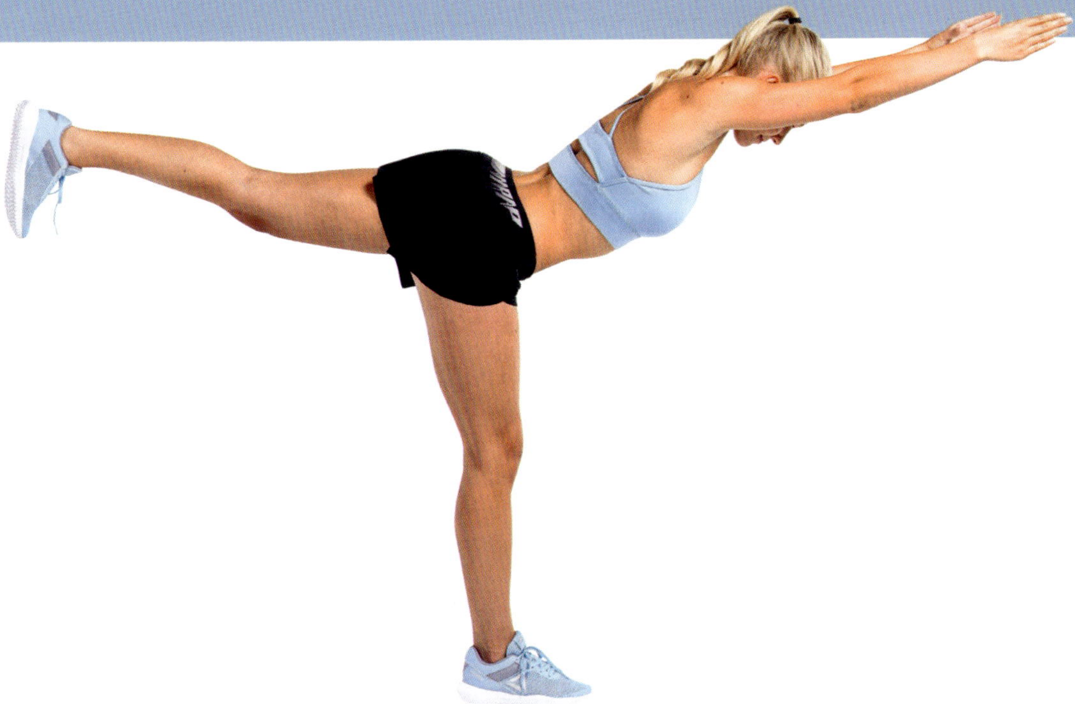

Nutze den »T-Stand« (Seite 141) in deinem Programm.

Mobilität zu bewahren und gegen körperliche Beschwerden beim Aufstehen vorzugehen. Du kannst zudem im Tagesverlauf immer wieder einzelne Mobility-Übungen einbauen, wenn es dir Spaß macht und guttut.

Es ist besser, häufig ein Mobility-Training zu absolvieren, auch wenn die Einheiten kurz sind, als selten lange und intensiv zu üben. Planst du hingegen ein langes, aufwendiges Programm, dann wirst du es eher ausfallen lassen.

INFO: Durchführung der Mobility-Übungen

Nimm die Anfangsposition ein und prüfe deine Körperposition. Achte u.a. auf Kopfhaltung, geraden Rücken und gleiche Schulterhöhe. Baue Körperspannung auf, indem du die Bauch- und Gesäßmuskulatur anspannst und die Schultermuskulatur nach hinten unten aktivierst.

Mache die Übung so, dass du sie kontrollieren kannst und durchgehend schmerzfrei bleibst. Wiederhole die Übung so oft, wie es in deiner Trainingsplanung vorgesehen ist (5–15 oder 15–25 Wiederholungen), und sie dir ohne Ausweichbewegung und Fehlstellung gelingt. Halte die Pausen kurz und gehe zügig von einer Bewegung zur nächsten über.

Zone 1: Kopf, Hals und Nacken

M 1 Kopfkreisen

MOBILISIERUNG
++ Halswirbelsäule

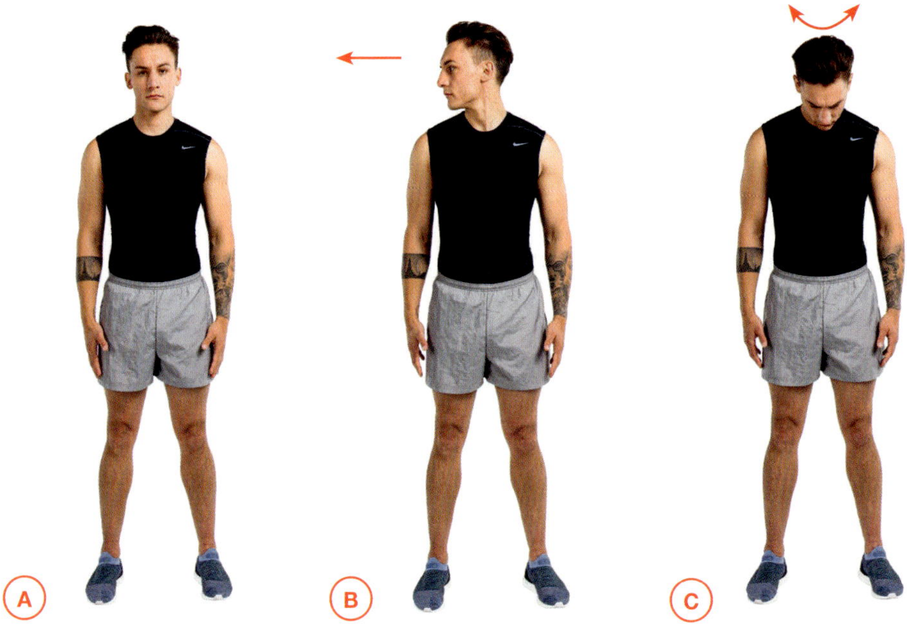

Der Bewegungsablauf.

SO GEHT'S

- Du stehst aufrecht, hüftbreit oder etwas breiter, das Gewicht ist gleichmäßig auf den Füßen verteilt. Der Kopf ist gerade, der Blick ist nach vorne gerichtet und die Schultern sind auf gleicher Höhe (A). Spanne die Bauch- und Gesäßmuskulatur an, sowie die Schultern nach hinten unten.
- Drehe den Kopf langsam zur rechten Seite und blicke, wenn möglich, über die Schulter (B).
- Bewege das Kinn im Halbkreis zur linken Seite, wobei sich das Kinn senkt (C) und wieder hebt. Blicke möglichst über die Schulter. Halte kurz die Position.
- Mache einen Halbkreis nach unten zur rechten Seite.
- Führe 5–10 langsame Halbkreise zu beiden Seiten aus.

VARIANTE

Du kannst in der seitlichen Position für einen Atemzug verweilen.
Alternativ kannst du liegende Achten mit dem Kinn ausführen.
Als weitere Option kannst du vollständige Kreise ausführen, bewege das Kinn jedoch nicht weit zurück, denn der Kopf darf nicht nach hinten abgeknickt werden.
Du kannst die Übung auch im Fersensitz ausführen.

M 2 Kopfneigen zur Seite

MOBILISIERUNG
++ Halswirbelsäule

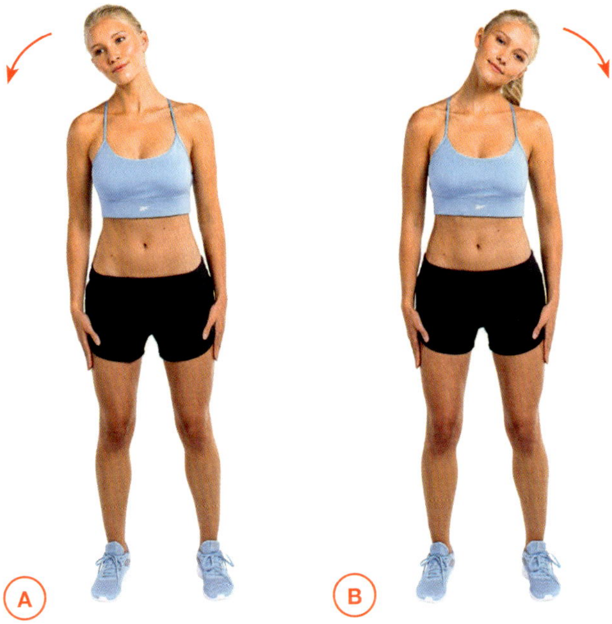

Der Bewegungsablauf nach rechts und links.

SO GEHT'S

- Du stehst aufrecht, hüftbreit oder etwas breiter, die Arme sind neben dem Körper. Der Kopf ist gerade und das Kinn ist minimal angezogen.
- Richte deinen Blick nach vorne und halte die Schultern auf gleicher Höhe. Spanne die Bauch- und Gesäßmuskulatur an, sowie die Schultern nach hinten unten.
- Neige den Kopf langsam zur rechten Seite (A), das Ohr in Richtung der Schulter. Achte darauf, dass die Schultern unten bleiben. Halte kurz die Position.
- Neige den Kopf zur linken Seite (B).
- Führe 5–8 Neigungen zur linken und rechten Seite in moderatem Tempo aus.

VARIANTE

Du kannst im Fersensitz üben.
Als Option kannst du die Übung mit Drehungen kombinieren. Dazu nimmst du die Seitneigung nach rechts ein und drehst dann das Kinn diagonal nach oben und unten, ohne die Seitneigung zu verlassen. Mache 5 Drehungen nach oben und unten. Dann neigst du den Kopf nach links und wiederholst die Drehungen.

M 3 Kinnschieben vor und zurück

MOBILISIERUNG
++ Halswirbelsäule

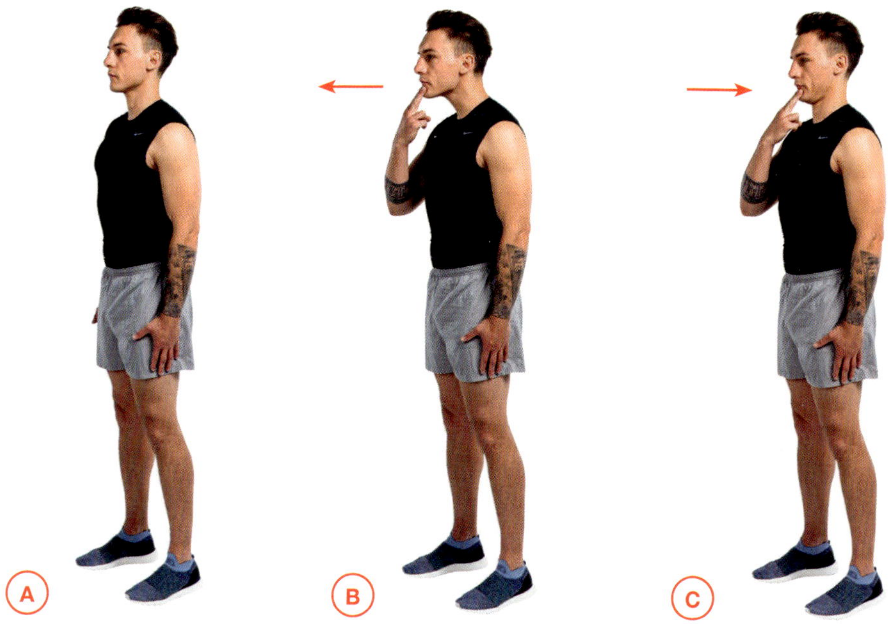

Der Bewegungsablauf.

SO GEHT'S

- Du stehst aufrecht, hüftbreit oder etwas breiter. Der Kopf ist gerade, die Blickrichtung ist gerade vor und die Schultern sind auf gleicher Höhe. Ziehe das Kinn leicht an und spanne die Bauch- und Gesäßmuskulatur an und die Schultern nach hinten unten (A).
- Schiebe das Kinn gerade vor. Achte darauf, dass die Schultern unten bleiben. Lege Zeige- und Mittelfinger von vorne an dein Kinn (B).
- Schiebe das Kinn gerade nach hinten (C), bis du Spannung im Nacken spürst. Die Bewegung erfolgt aus der Halsmuskulatur und wird nur leicht mit den Fingern unterstützt. Halte kurz die Position.
- Bewege das Kinn vor, um die Übung zu wiederholen.
- Führe langsam 10–15 Bewegungen vor und zurück aus. Die Blickrichtung bleibt gerade nach vorne. Mache zuerst kleine Bewegungen, du sollst keine Schmerzen verspüren.

VARIANTE

Fortgeschrittene können ohne Hilfestellung der Finger üben.
Du kannst die Endposition mit dem Kopf hinten für einige Atemzüge halten, um eine statische Dehnung zu integrieren.
Auch das Üben im Fersensitz oder auf einem Stuhl sitzend ist möglich. Zudem kannst du dich mit leicht gebeugten Beinen innen an einen Türrahmen oder an eine Wand stellen und das Kinnschieben ausführen, wobei der untere Rücken durchgehend Kontakt zu Türrahmen oder Wand hat.

Zone 2: Schultern, oberer Rücken und Brust

M 4 Oberkörper einrollen und aufrichten

MOBILISIERUNG
++ Brust- und Halswirbelsäule

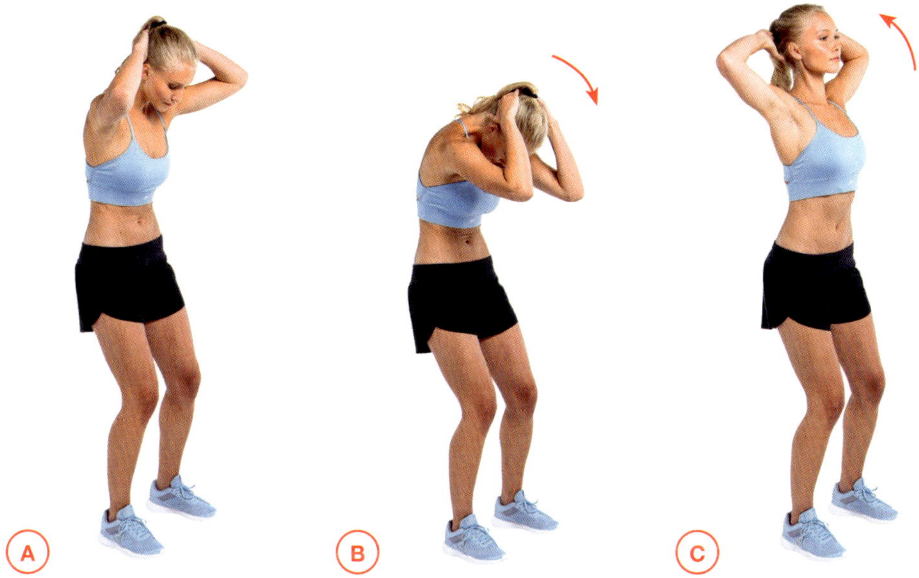

Der Bewegungsablauf.

SO GEHT'S

- Du stehst aufrecht, die Füße sind etwa hüftbreit auseinander und die Hände sind locker am Hinterkopf (A). Bringe die Bauch- und die Gesäßmuskulatur in Spannung.
- Atme ein und rolle dich ein, wobei du den Kopf senkst, das Kinn zur Brust ziehst und die Ellbogen aufeinander zubewegst (B). Dein Blick richtet sich dabei nach unten. Halte kurz die Position.
- Atme langsam aus und richte dich dabei auf, indem du das Brustbein nach oben hebst. Dabei nimmst du die Ellbogen nach außen, hebst das Kinn an, allerdings nicht zu weit nach hinten, und richtest den Blick hoch (C). Halte auch kurz diese Position.
- Führe 10–15 langsame Wiederholungen aus. Achte auf durchgehend angespannte Bauch- und Gesäßmuskulatur.

VARIANTE

Du kannst alternativ im Kniestand üben. Auch im Sitzen ist die Bewegung möglich, allerdings kann so schlechter die Körperspannung gehalten werden, was mehr Ausweichmöglichkeiten bietet.
Nach dem ersten Übungsteil kannst du Rotationen und Seitneigen mit dem Oberkörper ergänzen.

M5 Rücklehnen auf der Rolle

MOBILISIERUNG
++ Brustwirbelsäule

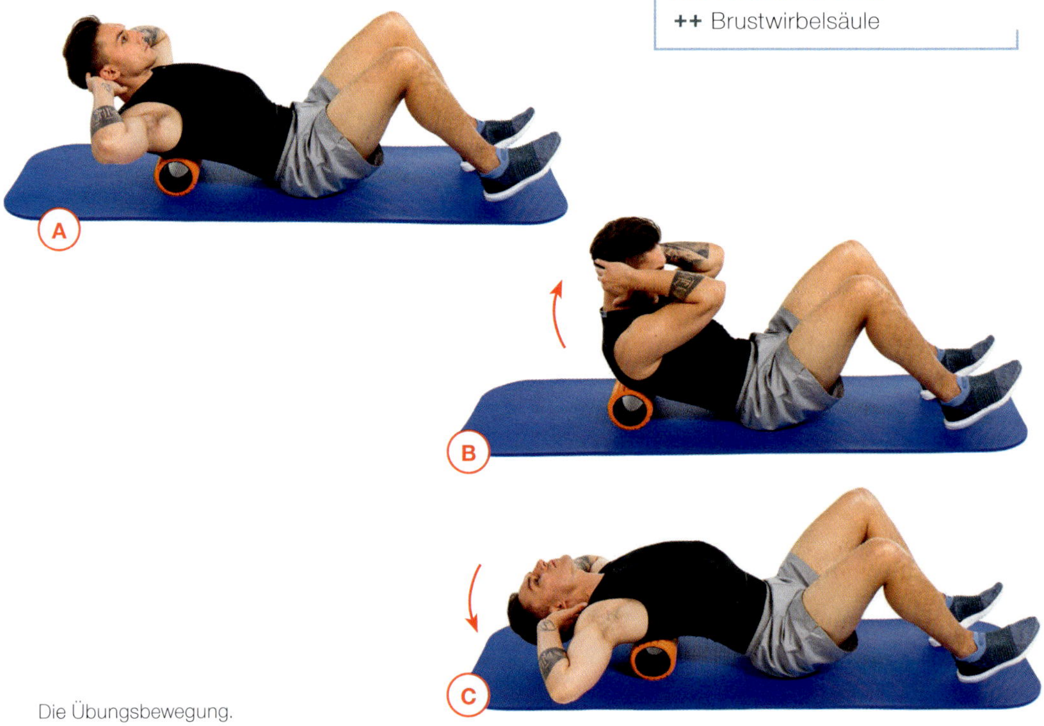

Die Übungsbewegung.

SO GEHT'S

- Lege dich vorsichtig mit dem oberen Rücken auf die querliegende Rolle, sodass die Rolle unterhalb der Schulterblätter angelegt ist. Die Hände stützen leicht den Hinterkopf (A), mit den Ellbogen nach außen zeigend. Du kannst mit den Füßen aufgestellt oder gestreckten Beinen üben, wähle was für dich angenehmer ist.
- Atme ein, rolle dich ein, wobei du die Ellbogen zueinander bewegst (B).
- Atme langsam aus und lehne die Arme und den Oberkörper vorsichtig zurück. Die Ellbogen bewegen sich nach unten mit, der Blick geht hoch und das Gesäß bleibt auf dem Boden (C).
- Halte die Position für 1–3 langsame Atemzüge. Dann bewegst du den Oberkörper wieder hoch, führst die Ellbogen zueinander und atmest ein.
- Führe 10–15 Wiederholungen aus. Bewege dich langsam und stoppe sofort bei Schmerzen. Der Kopf darf nicht nach hinten fallen.

VARIANTE

Du kannst danach Seitneigungen auf der Rolle ergänzen, d. h. du führst den rechten Ellbogen in Richtung rechtes Bein; und seitenverdreht. Verändere etwas die Höhe der Rolle, um unterschiedliche Bereiche zu erreichen.
Alternativ kannst du einen Physio-Ball oder großen Medizinball nutzen.
Treten Schmerzen auf trotz langsamer und kontrollierter Bewegung, dann verzichte vorerst auf die Übung.

M 6 Rotation im Vierfüßlerstand

MOBILISIERUNG
++ Brustwirbelsäule

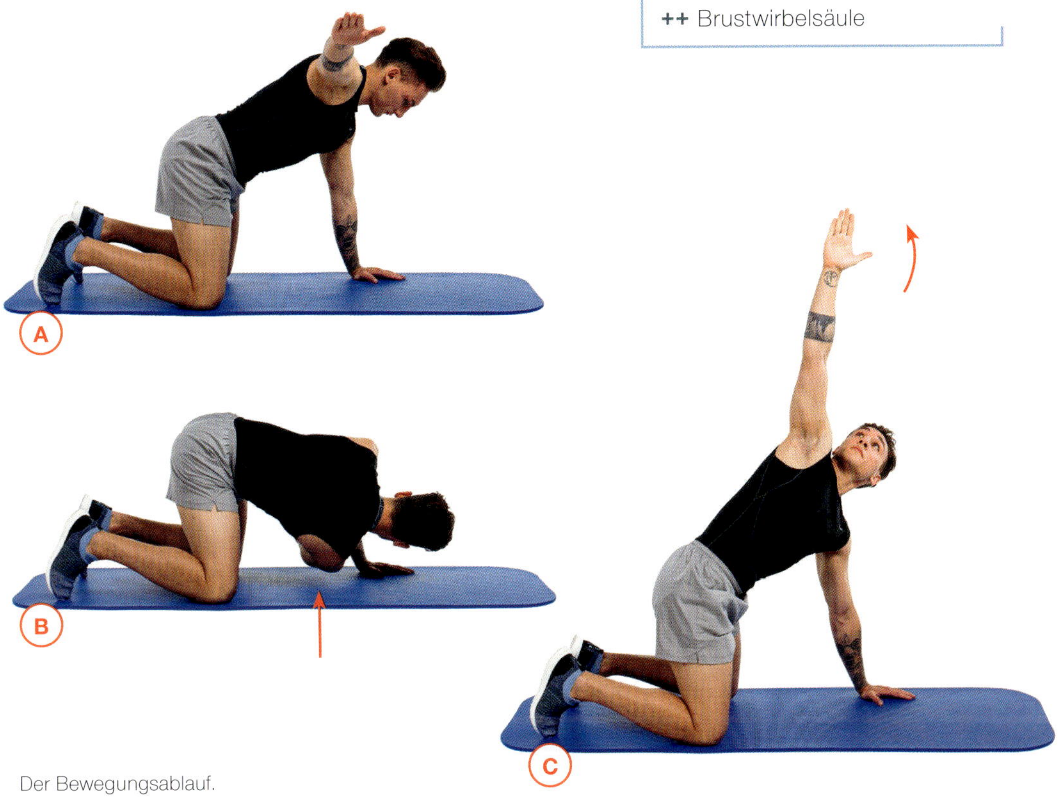

Der Bewegungsablauf.

SO GEHT'S

- Du befindest dich im Vierfüßlerstand. Die Hände sind unter den Schultern und die Knie sind unter den Hüften. Du bist in neutraler Position, d. h. der Rücken ist gerade und der Blick ist nach unten gerichtet. Hebe den rechten Arm gestreckt nach rechts (A).
- Führe den rechten Arm unter der Brust zur linken Seite und atme ein. Dabei drehst du den Oberkörper mit, der Blick bewegt sich nach links, und du beugst den linken Arm (B). Fortgeschrittene können die rechte Schulter zum Boden bringen.
- Atme langsam aus, führe gleichzeitig die rechte Hand zurück und bewege sie nach oben. Dabei streckst du den rechten Arm, drehst den Oberkörper und deinen Blick mit und streckst den linken Arm (C). Halte kurz die Position.
- Absolviere langsam 10–15 Wiederholungen in einer fließenden Bewegung. Halte den Bauch angespannt, indem du ihn nach innen ziehst, und das Becken gerade, wofür du die Gesäßmuskulatur anspannst.

VARIANTE

Bei Schulterschmerz kannst du die rechte Hand auf den Hinterkopf legen und in dieser Position die Drehungen nach links und rechts ausführen.

M 7 Rotation im Sitz

MOBILISIERUNG
++ Brustwirbelsäule

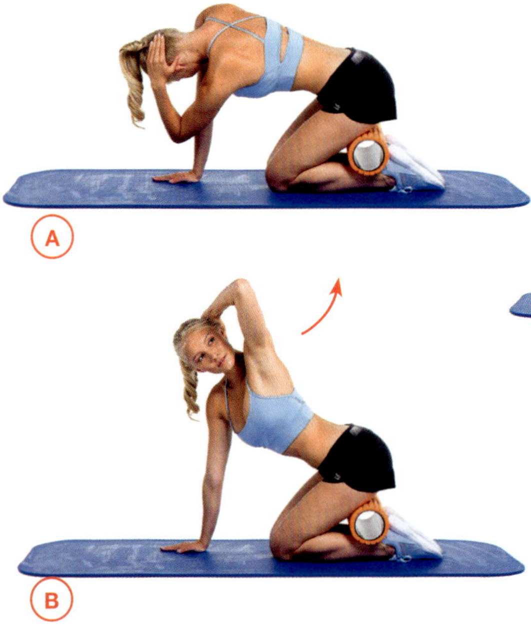

Der Bewegungsablauf.

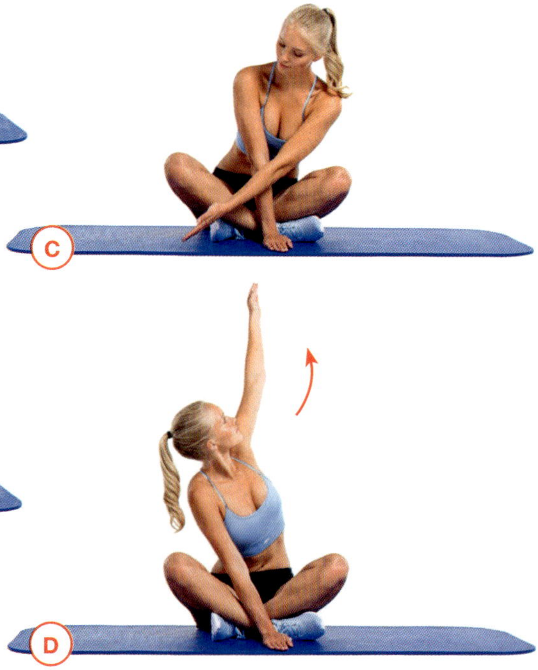

Die Variante im Schneidersitz.

SO GEHT'S

- Im Kniestand positionierst du eine große Faszienrolle auf den Waden und setzt dich darauf. Die rechte Hand stützt dich vorne ab und die linke Hand legst du leicht an deinen Hinterkopf.
- Drehe dich mit dem linken Ellbogen voran nach rechts und atme dabei ein (A).
- Atme langsam aus und drehe dich gleichzeitig nach links auf. Hebe deinen Ellbogen so weit wie möglich an, dein Blick bewegt sich mit (B). Halte kurz die Position.
- Drehe dich wieder nach rechts und atme ein, um die Übung zu wiederholen. Führe langsame 10–15 Wiederholungen aus. Mit dem Gesäß drückst du durchgehend nach unten auf die Rolle.

VARIANTE

Du kannst auch ohne Rolle üben und dich auf den Fersen absetzen. Mit dem Druck auf die Rolle verhinderst du jedoch eine Ausweichbewegung mit dem unteren Rücken.
Du kannst in der aufgedrehten Endposition für 1–3 Atemzüge verweilen.
Als Option kannst du im Schneidersitz die Oberkörperdrehung ausführen. Mit gestrecktem Übungsarm erreichst du eine weitere Drehung (C)–(D).

M 8 Schulterblätter ansteuern im Stand

MOBILISIERUNG
++ Schultergelenke

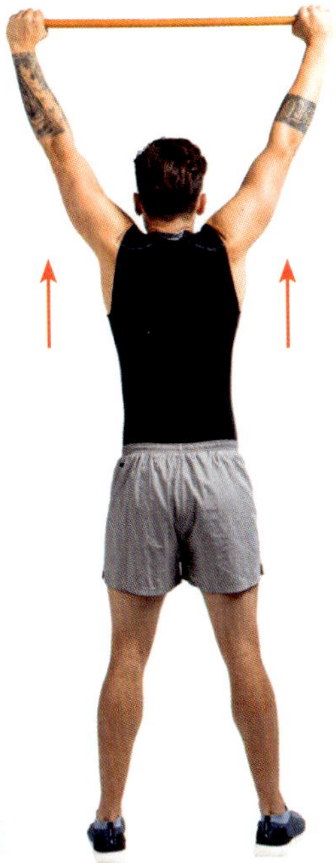

A

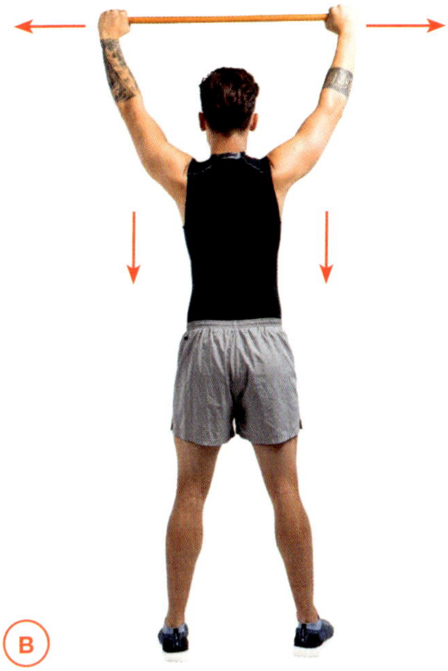

B

Der Bewegungsablauf.

SO GEHT'S

- Du stehst aufrecht, mit den Füßen hüft- bis schulterbreit auseinander. Die Arme sind vor den Oberschenkeln und in den Händen hast du einen Stab, wobei die Hände weiter als schulterbreit auseinander sind. Bringe die Bauch- und die Gesäßmuskulatur in Spannung. Hebe die gestreckten Arme über den Kopf.
- Strecke die Arme nach oben aus, wobei sich die Arme zu den Ohren bewegen (A). Halte die Position für einen Atemzug (zirka 3 Sekunden).
- Ziehe die Schulterblätter nach unten, so als würdest du sie in die jeweils gegenüberliegende »Hosentasche stecken«, wobei die Arme gestreckt bleiben (B). Halte die Spannung der Schulterblätter für einen Atemzug.
- Führe langsame 10–20 Wiederholungen aus. Konzentriere dich auf das Bewegen und Aktivieren der Schulterblätter. Halte die Bauch- und die Gesäßmuskulatur durchgehend in Spannung.

VARIANTE

Übe dies hin und wieder vor einem Spiegel zur besseren Kontrolle.
Du kannst ohne Stab üben, so treten jedoch leichter Ausweichbewegungen auf.
Fortgeschrittene können die Bewegungsgeschwindigkeit variieren.
Alternativ kannst du das mit den Armen in W-Haltung machen.
Als Option übst du mit vorgestreckten Armen. Drücke die gestreckten Arme vor und ziehe sie dann durch Aktivität der Schulterblätter zurück.

M9 Armpendeln vorgebeugt mit leichtem Gewicht

MOBILISIERUNG
++ Schultergelenke

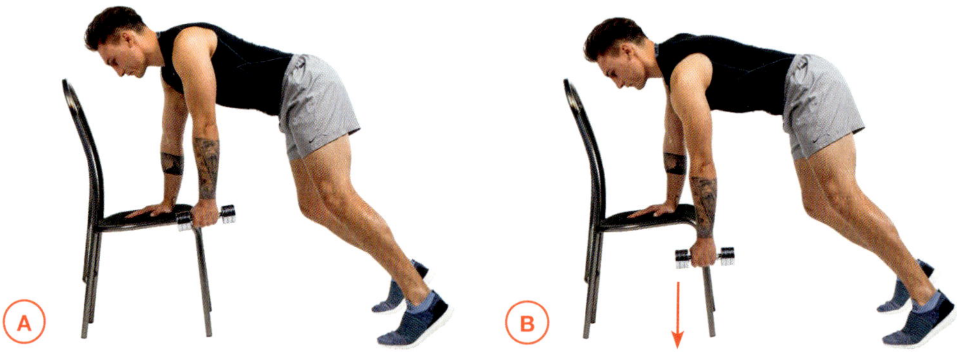

Die Anfangsposition und das Absenken. Schwinge leicht nach hinten und vorne.

SO GEHT'S

Diese Übung kann bei Schulterproblemen helfen. Dazu kannst du sie täglich machen, vorausgesetzt, sie gelingt dir schmerzfrei und tut dir gut. Bei Schmerzen reduziere das Gewicht und den Bewegungsradius, bis sie beschwerdefrei gelingt.

- Du stehst im Parallelstand oder rechten Ausfallschritt. Stütze die rechte Hand auf Oberschenkel, Bank, Stuhl oder Tisch ab. Wichtig ist, dass du eine für dich stabile Position mit geradem Rücken einnimmst.
- In der linken Hand hast du eine für dich leichte Kurzhantel (A) oder Kettlebell, die Bauch- und Gesäßmuskulatur sind angespannt. Lass den linken Arm hängen (B). Die Schulter- und die Nackenmuskulatur sind möglichst locker, das Schulterblatt senkt sich nach unten. Vermeide es, die Schulter nach vorne zu drehen.
- Führe kleine Schwingbewegungen mit der Hantel vor und zurück aus. Die Bewegung erfolgt aus dem Schulterblatt heraus.
- Mache die kleinen Schwünge für 1–3 Minuten pro Seite; nur solange du die Muskulatur locker halten kannst.

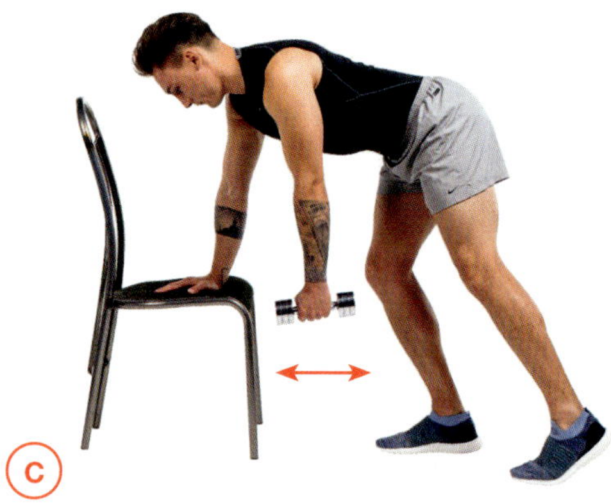

Die alternative Halteposition.

VARIANTE

Du kannst kleine Kreise in beide Richtungen ausführen.

Zum Einstieg können Frauen ein Gewicht von 1–3 kg nutzen; Männer können mit 1–5 kg starten. Du intensivierst die Übung, indem du das Gewicht erhöhst. Allerdings nur so weit, dass du weiterhin die Schulter und den Nacken lockerlassen kannst und die Schwünge aus dem Schulterblatt erfolgen. Auch kräftige Fitnesssportler benötigen für die Übung kaum ein Gewicht über 15 kg.

M 10 Aushängen (Passiver Hang)

MOBILISIERUNG
++ Schultergelenke und Wirbelsäule

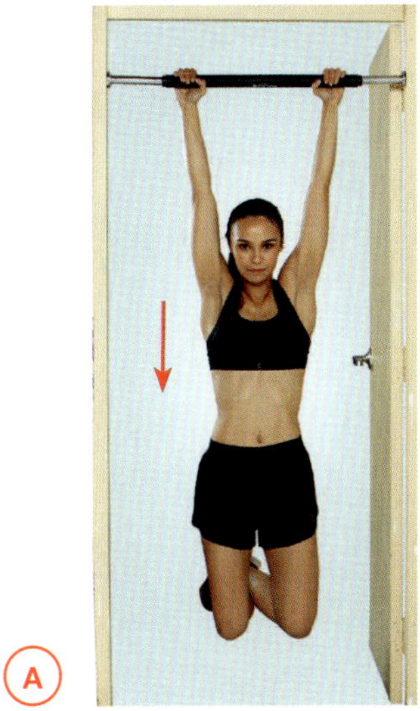

Der passive Hang. Lass dich beim Ausatmen tiefer sinken.

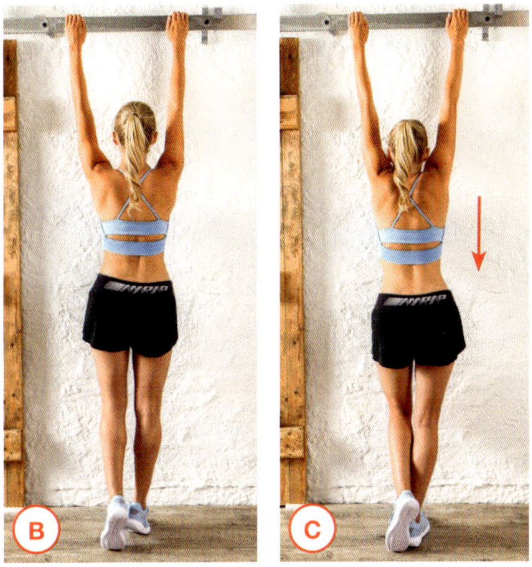

Der vereinfachte Hang mit den Fußspitzen auf dem Boden. Verwende möglichst eine Stange, die du ganz umfassen kannst.

SO GEHT'S

Der Übung »Passiver Hang« werden gute Effekte zur besseren Überkopfbeweglichkeit und Schmerzbeseitigung zugeschrieben. Es ist empfehlenswert, mehrfach täglich auszuhängen.

- Du stehst unter einer Stange. Ist sie hoch, dann kannst du einen Stepper oder Kasten unterstellen. Greife die Stange etwa schulterbreit, sodass die Hände die Stange vollständig umfassen, wenn möglich, legst du die Daumen auf die Finger.
- Nimm die Hangposition ein. Die Ellbogen sind gestreckt und die Schultern sind nahe den Ohren. Bei geringer Stangenhöhe kannst du die Beine überkreuzen (A).
- Atme gleichmäßig und lass dich beim Ausatmen »langziehen«, d. h. der Brustkorb sinkt ab und die Arme kommen näher zu den Ohren.
- Halte die Hangposition für 30–60 Sekunden je Übungssatz. Wird es zu schwer, dann kannst du eine Fußspitze aufstellen und etwas Gewicht darauf verlagern.

VARIANTE

Einsteiger können sich mit einem oder beiden Füßen (B)–(C) abstützen.
Du kannst den Körper langsam seitlich hin und her drehen, zur Seite pendeln sowie unterschiedliche Griffe und Griffbreiten nutzen.
Fortgeschrittene können »Aktiver Hang« ergänzend üben. Dazu beginnst du in »Passiver Hang«. Nun ziehst du die Schulterblätter gerade nach unten und bewegst dich so etwas nach oben. Die Ellbogen bleiben gestreckt. Die Position kann für einen Atemzug gehalten werden, dann senkst du dich wieder ab und wiederholst die Übung.

M 11 Armgleiten am Boden

MOBILISIERUNG
++ Schultergelenke

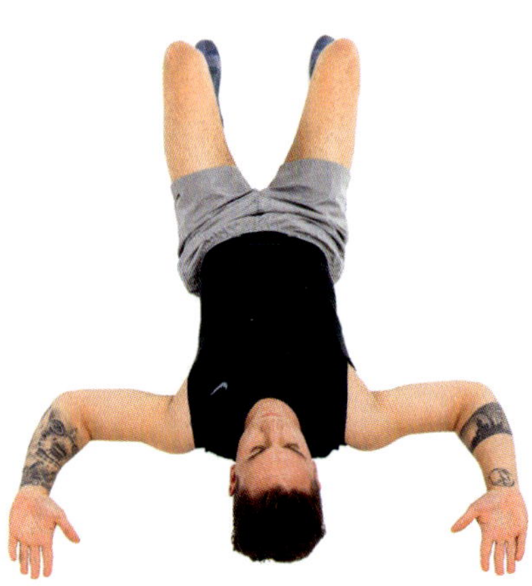

(A)

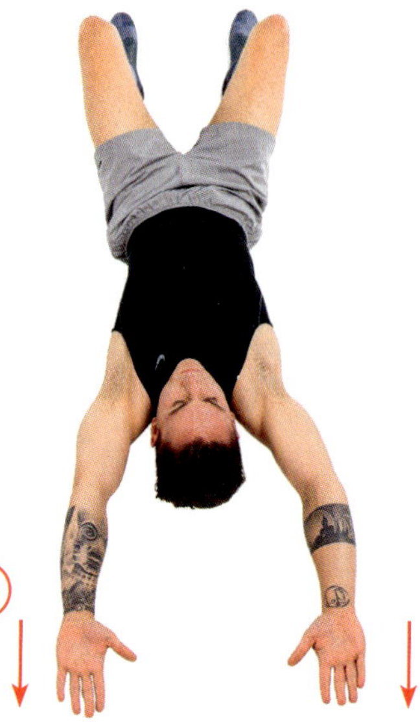

(B)

Der Bewegungsablauf am Boden.

SO GEHT'S

Die Übung ist auch als »Floor-Slides« bekannt.

- Du liegst auf dem Rücken auf einer möglichst glatten Bodenstruktur. Die Beine sind angezogen und die Sohlen oder Fersen sind aufgestellt. Lege die Arme u-förmig möglichst flach am Boden ab, mit den Handrücken und Unterarmen am Boden (A).
- Spanne den unteren Rücken und die Arme etwas Richtung Boden.
- Atme langsam aus und schiebe dabei die Arme nach oben in die Streckung (B). Achte darauf, dass Arme, Hände und unterer Rücken Bodenkontakt behalten und drücke sie dazu nach unten.
- Ziehe die Arme in die Anfangsposition zurück, wobei du einatmest.
- Führe 10–20 Wiederholungen in moderater Geschwindigkeit aus.

VARIANTE

Du kannst alternativ an einer glatten Wand im Sitz üben (Wall-Slides). Dazu setzt du dich mit dem Rücken an die Wand. Hebe die Arme u-förmig an, bringe zuerst die Ellbogen und dann die Arme an die Wand, sodass die Handrücken anliegen. Drücke etwas gegen die Wand, die Arme müssen möglichst eng anliegen. Schiebe die Arme mehrfach hoch und runter, wobei Rücken und Arme den Wandkontakt halten.

M 12 Schulter ein- und aufdrehen im Stand

MOBILISIERUNG
++ Schultergelenke

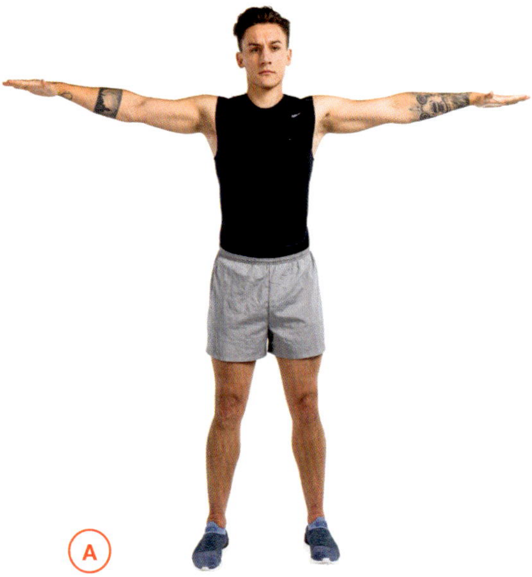

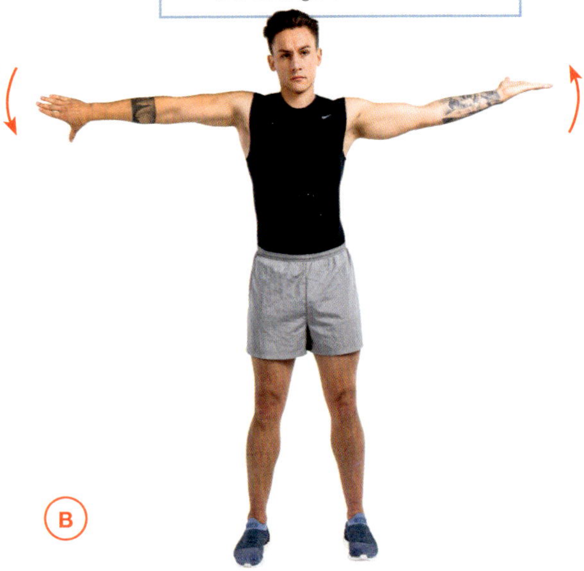

Der Bewegungsablauf.

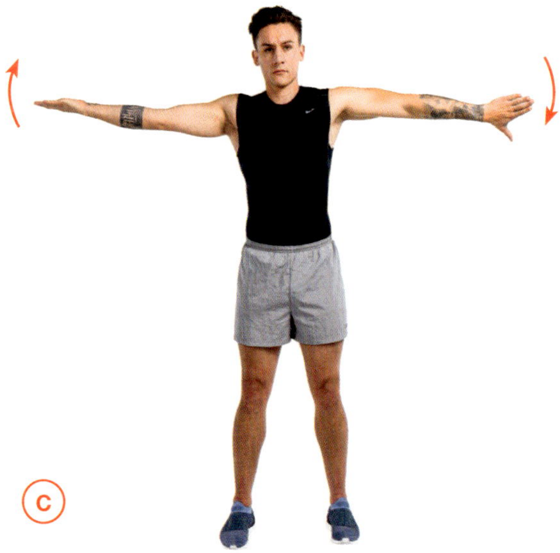

SO GEHT'S

- Du stehst aufrecht, die Füße sind hüft- bis schulterbreit auseinander. Bringe die Bauch- und die Gesäßmuskulatur in Spannung. Strecke die Arme nach außen, sodass sie waagrecht sind. Die Handflächen zeigen nach unten und die Daumen sind abgespreizt (A).
- Drehe die linke Schulter auf, indem du den linken Daumen über oben nach hinten drehst. Gleichzeitig drehst du den rechten Arm ein, wozu du den rechten Daumen über unten nach hinten bewegst (B). Die Hände bleiben auf Schulterhöhe und die Arme gestreckt.
- Mache nun die Handdrehungen in die entgegengesetzte Richtung (C).
- Führe langsame 10–15 Wiederholungen aus. Konzentriere dich bei dieser Übung vollständig auf Bewegungen und Spannung der Schulterblätter. Halte durchgehend die Bauch- und die Gesäßmuskulatur in Spannung.

VARIANTE

Mache die Handdrehungen so weit, dass sie ohne Schmerzen und Ausweichen möglich sind. Als Variante kannst du Kopfdrehungen ergänzen, und zwar drehst du den Kopf zur Seite, auf der du den Arm aufdrehst.

M 13 Armbewegungen hinter dem Rücken

MOBILISIERUNG
++ Schultergelenke

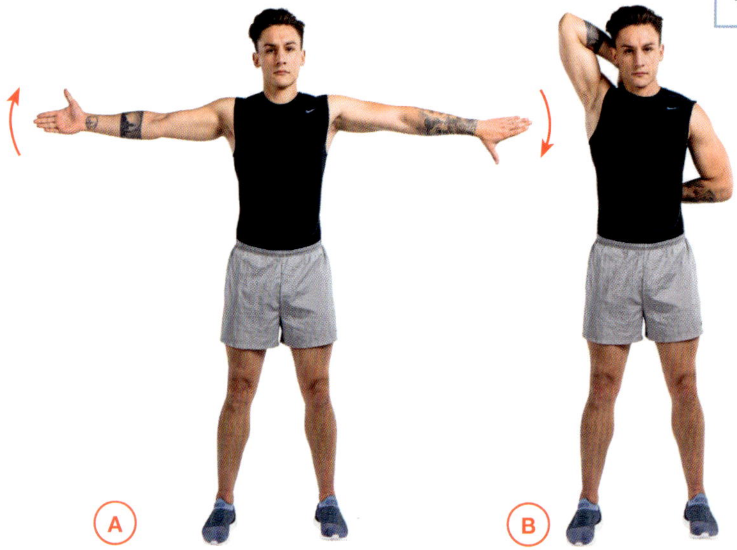

Der Bewegungsablauf.

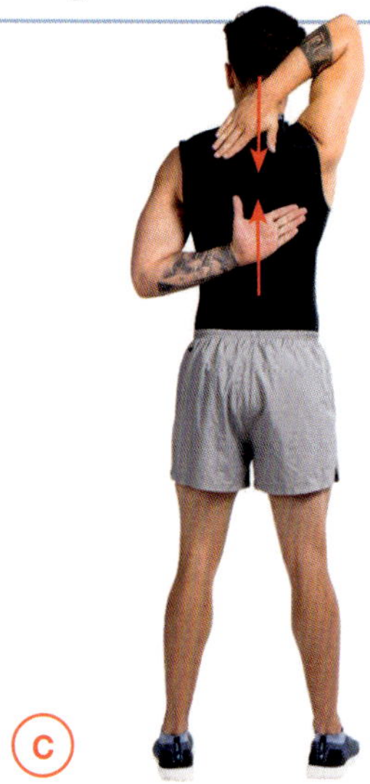

Die Endposition von hinten.

SO GEHT'S

Du kannst zuerst mit »M 12: Schulter ein- und aufdrehen im Stand« machen, um die Schultern vorzubereiten, was aber nicht zwingend ist.

- Du stehst aufrecht im hüft- bis schulterbreiten Stand, mit aktivierter Bauch- und Gesäßmuskulatur. Strecke die Arme nach außen, sodass sie waagrecht sind, mit den Handflächen nach unten.
- Drehe die rechte Schulter auf, indem du den rechten Daumen nach oben drehst. Gleichzeitig drehst du den linken Arm ein, wozu du den linken Daumen nach unten bewegst (A). Die Schulterblätter sind nach hinten unten gespannt, die Hände sind auf Schulterhöhe und die Arme gestreckt.
- Bewege hinter dem Rücken die rechte Hand von oben nach unten und die linke Hand von unten nach oben (B). Halte die Endposition einen Atemzug lang.
- Bringe die Arme in die Anfangsposition zurück. Führe langsame 10–15 Wiederholungen aus. Konzentriere dich auf die Bewegungen und Spannung der Schulterblätter. Vermeide es, mit den Schultern nach vorne auszuweichen und den Oberkörper zu verdrehen.

VARIANTE

Du kannst die Armbewegungen abwechselnd machen, d.h. nach einer Wiederholung wie oben beschrieben, drehst du in der Anfangsposition die Arme in die andere Richtung und bewegst dann hinter dem Rücken die linke Hand von oben und die rechte Hand von unten. Mache die Rotationen und Armrückbewegungen nur so weit wie sie ohne Schmerzen und Ausweichen möglich sind.

M 14 Ellbogenkreisen im Stand

MOBILISIERUNG
++ Schultergelenke

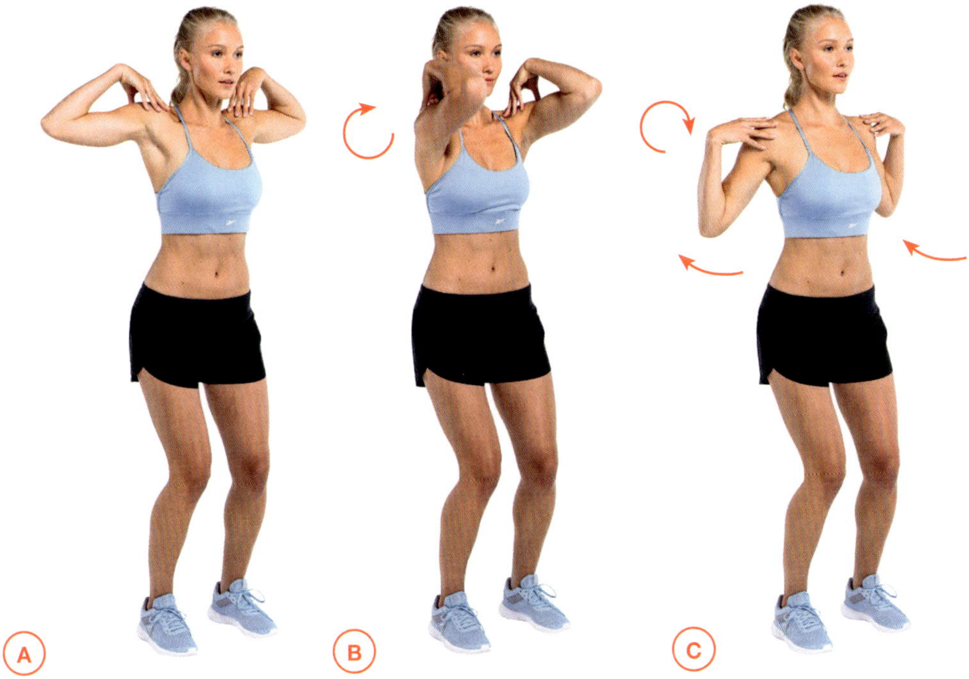

Der Bewegungsablauf.

SO GEHT'S

- Du stehst aufrecht, die Füße sind hüft- bis schulterbreit auseinander und gleichmäßig belastet. Lege die Fingerspitzen auf die Schultern, die Ellbogen zeigen nach außen (A). Spanne die Bauch- und Gesäßmuskulatur an.
- Führe die Ellbogen erst über oben vor der Brust zusammen (B) und kreise sie dann über unten nach hinten (C) und wieder über oben nach vorne. Absolviere 10–15 große Ellbogenkreise.
- Führe 10–15 Ellbogenkreise in die entgegengesetzte Richtung aus.

VARIANTE

Bei Schmerzen oder starkem »Schulterknacksen« verkleinerst du die Kreise, sodass du sie beschwerdefrei ausführen kannst.
Du kannst erst langsam kreisen und dann schneller werden.
Du kannst alternativ »Schulterkreisen« mit durchgehend hängenden Armen ausführen.
Achte darauf, dass die Bewegung über die Schultern erfolgt und vermeide Ausweichbewegungen wie das Beugen und Anheben der Arme.

M 15 Armkreisen in Bauchlage

MOBILISIERUNG
++ Schultergelenke

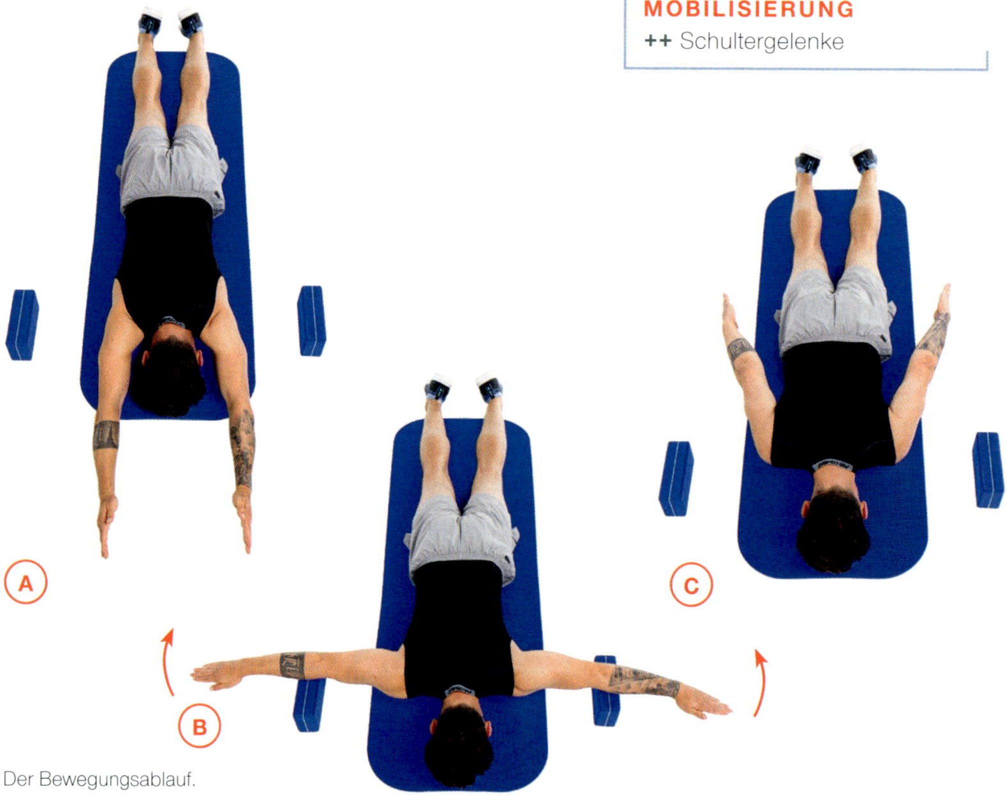

Der Bewegungsablauf.

SO GEHT'S

- Du bist in Bauchlage auf dem Boden, die gestreckten Arme sind neben dem Kopf und die Daumen zeigen hoch. Außen an den Schultern sind zwei Gegenstände mit einer Höhe von etwa 20 Zentimeter, z. B. Medizinbälle, Bücherstapel oder Yoga-Blöcke.
- Spanne den Bauch nach innen, aktiviere die Gesäßmuskulatur und ziehe das Kinn etwas in Richtung Brust. Hebe deine Arme an (A).
- Führe die Arme im Halbkreis über die Gegenstände (B) nach unten zum Körper, bis sie sich neben den Hüften befinden (C). Du kannst dabei die Daumen nach unten drehen, was aber nicht zwingend ist.
- Führe die Arme wieder nach oben über die Gegenstände hinweg.
- Führe 10–15 Wiederholungen aus. Halte das Kinn angezogen und die Bauch- und Gesäßmuskulatur in Spannung.

VARIANTE

Du musst schmerzfrei und ohne Ausweichbewegungen trainieren. Falls notwendig, reduziere die Höhe der Gegenstände und den Bewegungsumfang. Gelingt das schmerzfreie Training auch so nicht, dann verbessere zuerst deine Beweglichkeit mit den anderen Schulterübungen sowie mit Dehnen und Rollmassage.

M 16 Schulterkreisen mit vorgestrecktem Arm

MOBILISIERUNG
++ Schultergelenke

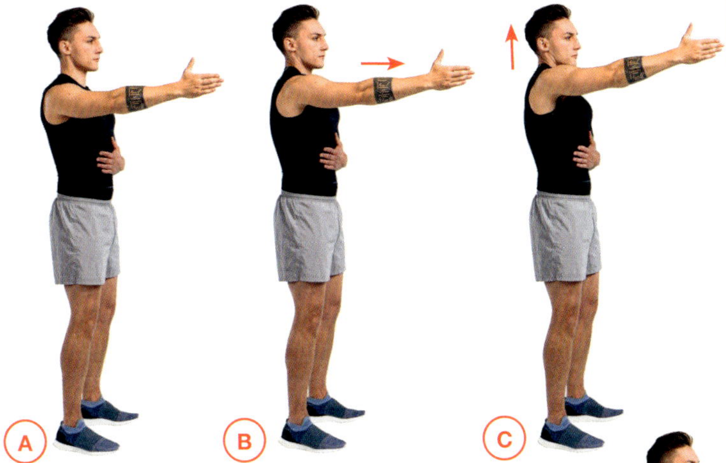

Der Bewegungsablauf.

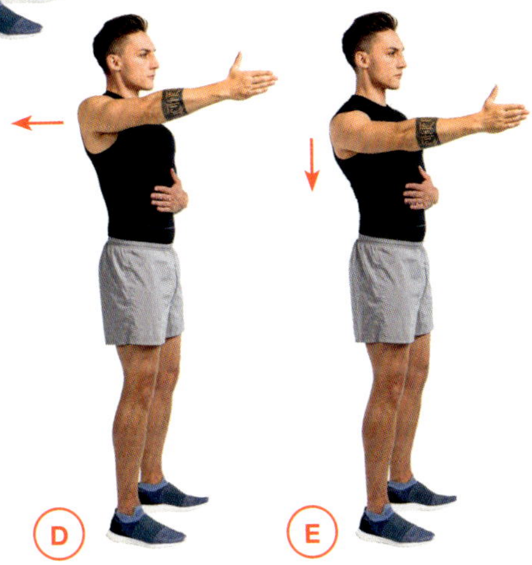

SO GEHT'S

- Du stehst aufrecht mit Blick nach vorne, die Füße sind hüft- bis schulterbreit auseinander. Die Bauch- und Gesäßmuskulatur ist angespannt. Halte den rechten Arm gestreckt nach vorne, der Daumen zeigt nach oben. Den linken Arm legst du vor den Bauch (A).
- Schritt 1: Schiebe den rechten Arm durch die Schulterblattbewegung weiter nach vorne (B). Der Oberkörper bleibt gerade und wird nicht mitbewegt.
- Schritt 2: Hebe das Schulterblatt und somit den rechten Arm an (C), ohne den Oberkörper, Nacken und Kopf mitzubewegen.
- Schritt 3: Ziehe das Schulterblatt und somit den Arm nach hinten (D). Achte darauf, dass du den Arm gestreckt lässt.
- Schritt 4: Senke das Schulterblatt und somit den Arm nach unten (E), ohne die Schulterblattspannung zu lösen.
- Die Bewegungsfolge ergibt einen Kreis. Beginne wieder, indem du den gestreckten Arm aus dem Schulterblatt nach vorne schiebst.

Absolviere 10–15 langsame Wiederholungen pro Armseite und konzentriere dich auf die Schulterblattbewegungen, der Übungsarm bleibt gestreckt.

VARIANTE

Du kannst den Übungsarm 20–30 Grad nach außen spreizen, teste, welche Position sich für dich gut anfühlt.
Mit einiger Übung kannst du den Kreis flüssig ausführen. Falls Schmerzen auftreten, dann verringere den Kreisumfang, sodass eine schmerzfreie Bewegung möglich ist.

M 17 Kontrolliertes einseitiges Armkreisen

MOBILISIERUNG
++ Schultergelenke

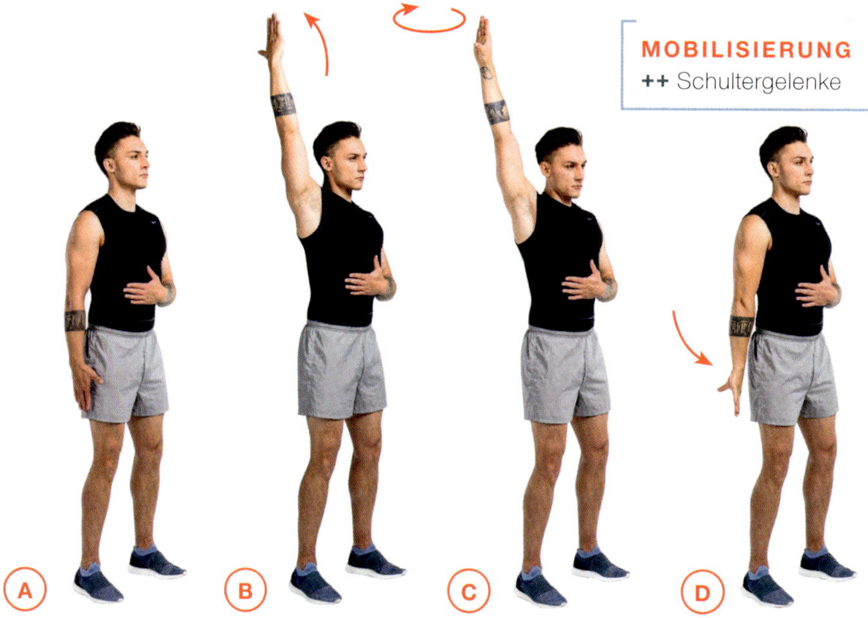

Der Bewegungsablauf. Die Bewegung wird nach oben und dann nach hinten und unten durchgeführt, wobei die Daumendrehung in der oberen Position begonnen wird.

SO GEHT'S

Die Übung ist als »Schulter-CARs« bekannt.

- Du stehst aufrecht, der rechte Arm ist nach unten gerichtet, mit dem Daumen vorzeigend (A). Den linken Arm kannst du am Bauch halten oder hängen lassen.
- Kreise den gestreckten rechten Arm so weit wie möglich nach oben über den Kopf, ohne mit dem Körper ausweichen zu müssen. Der Daumen zeigt nun zurück (B).
- In der hohen Position beginnst du eine Innenrotation, d.h. der Daumen dreht sich nach außen. Bewege den Arm weiter nach hinten, wobei sich der Daumen nach hinten dreht (C). In der unteren Armposition ist der kleine Finger vorne (D).
- Drehe den Daumen wieder vor und wiederhole den Armkreis. Mache 10–15 Wiederholungen für jede Seite. Achte darauf, dass du keine Ausweichbewegungen machst wie den Oberkörper zu verdrehen.

VARIANTE

Du kannst die freie Hand durchgehend nach vorne gestreckt halten.

Du kannst in der unteren Position die Bewegung rückwärts machen, also das Armbewegen abwechselnd von vorne und von hinten hoch.

Wenn du Schmerzen hast, dann wechsle in die obere Position und nimm den Arm etwas seitlich herunter, um das Bewegungsausmaß zu verringern. Du kannst auch in hoher Position den Arm mehrfach nach innen und außen rotieren. Zudem kannst du Schulterkreise machen, erst mit außenrotierter Armposition und dann mit innenrotierter Armposition. Bei einem Beweglichkeitsdefizit übe schmerzfrei um deine Problemstelle herum.

M 18 Armkreisen mit Band

MOBILISIERUNG
++ Schultergelenke

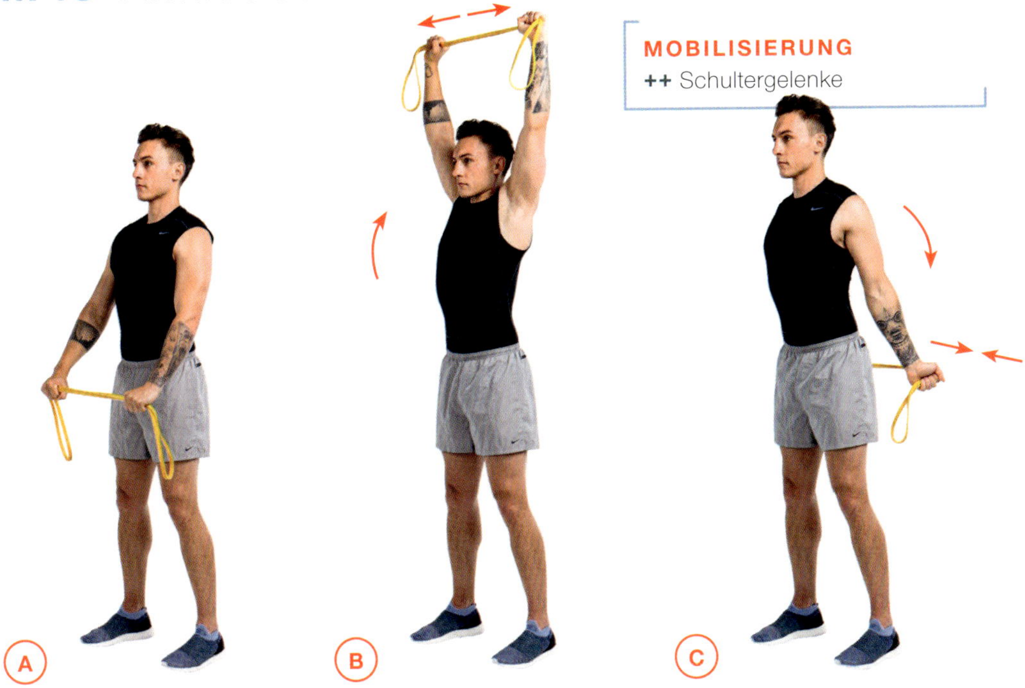

Der Bewegungsablauf.

SO GEHT'S

Wähle ein Stretch-Band mit geringem Widerstand.

- Du stehst aufrecht, die Füße stehen hüft- bis schulterbreit auseinander. Die Arme hast du gestreckt vor den Oberschenkeln und die Hände sind mindestens schulterweit auseinander. Halte das Stretch-Band leicht gespannt (A). Bringe die Bauch- und die Gesäßmuskulatur in Spannung.
- Hebe die gestreckten Arme gerade über den Kopf. Wenn du in hoher Position nicht mehr weiterkommst, ziehst du das Band weiter auseinander (B), damit du die Arme nach hinten bewegen kannst.
- Bewege die gestreckten Arme hinter dem Rücken in Richtung Gesäß (C) und bringe die Hände wieder näher zusammen.
- Mache die Bewegung entgegengesetzt in die Anfangsposition zurück.
- Führe 10–15 Wiederholungen in moderatem Tempo aus. Halte die Bauch- und die Gesäßmuskulatur in Spannung.

VARIANTE

Fortgeschrittene können den Handabstand verringern. Die Bewegung muss jedoch durchgehend schmerzfrei und ohne Ausweichbewegungen gelingen.
Ist dir die Bewegung noch zu schwer oder zu schmerzhaft, dann teile sie auf. Mache erst den Armkreis vor den Oberschenkeln nach oben und wieder zurück. Danach bewegst du die Arme hinter dem Rücken vom Gesäß nach oben, soweit es dir schmerzfrei gelingt.
Willst du an deiner Kräftigung arbeiten, dann kannst du das Band in Hüfthöhe an einem Gegenstand anbringen. Greife das Band von innen und hebe es gegen den Bandzug an und hinter den Kopf.

M 19 Handrückbewegen im Sitz

MOBILISIERUNG
++ Schultergelenke

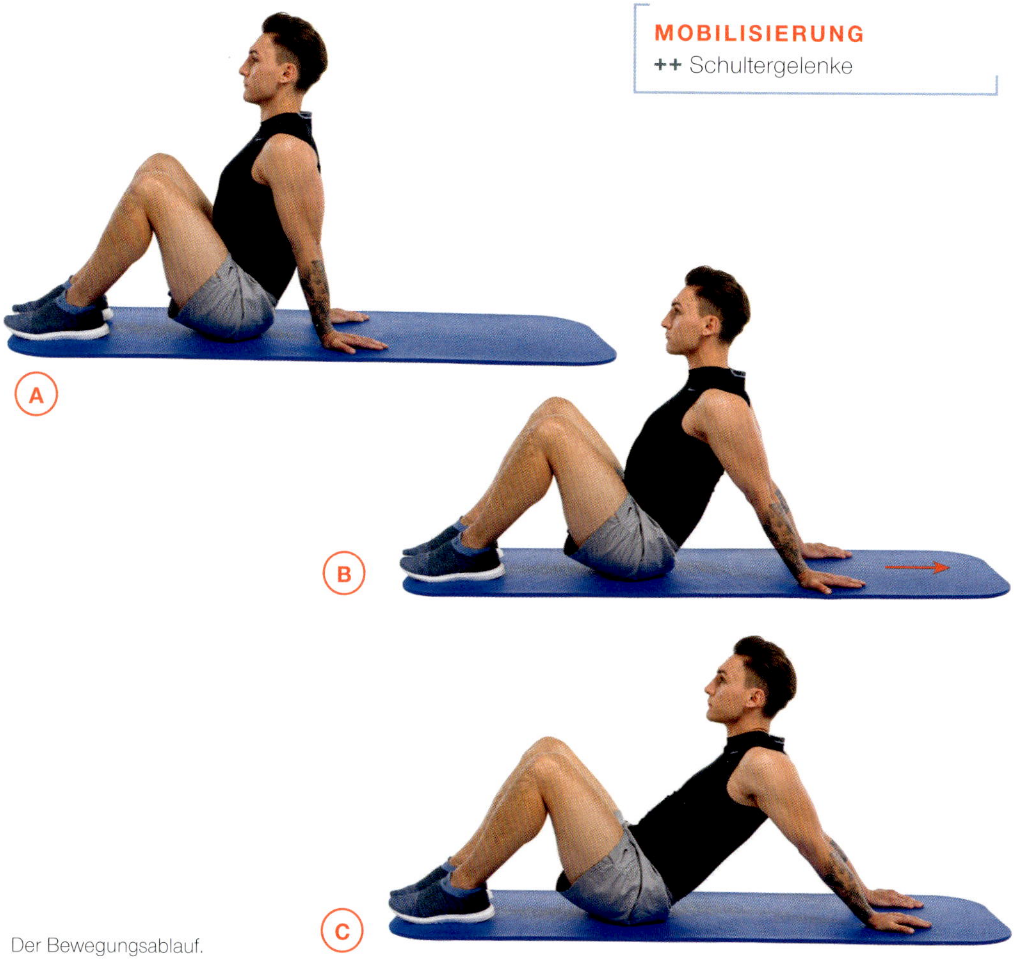

Der Bewegungsablauf.

SO GEHT'S

Die Übung ist als »Schulterkrabbler« bekannt.

- Du sitzt aufrecht auf dem Boden, die Beine sind aufgestellt. Die Arme sind gestreckt und die Hände sind etwa schulterbreit und etwas hinter dem Körper abgestützt. Die Finger zeigen von dir weg (A).
- Schritt 1: Krabbele mit den Fingern nach hinten (B)–(C), bis du eine Spannung spürst. Halte die Position für 1–2 Atemzüge, bevor du mit den Fingern wieder etwas vorkrabbelst. Wiederhole dies 5–10 Mal.
- Schritt 2: Krabble etwas mit den Fingern vor und kreise in dieser Position deine Schultern. Mache jeweils 10–15 Kreisbewegungen in beide Richtungen.

VARIANTE

Du kannst in der Endposition den Oberkörper nach rechts und links lehnen.

Du kannst eine statische Dehnung ergänzen. Halte dazu die Dehnspannung in der Endposition von Schritt 1 für 30–60 Sekunden.

M 20 Schulterblatt aktivieren mit Band

MOBILISIERUNG
++ Schultergelenke

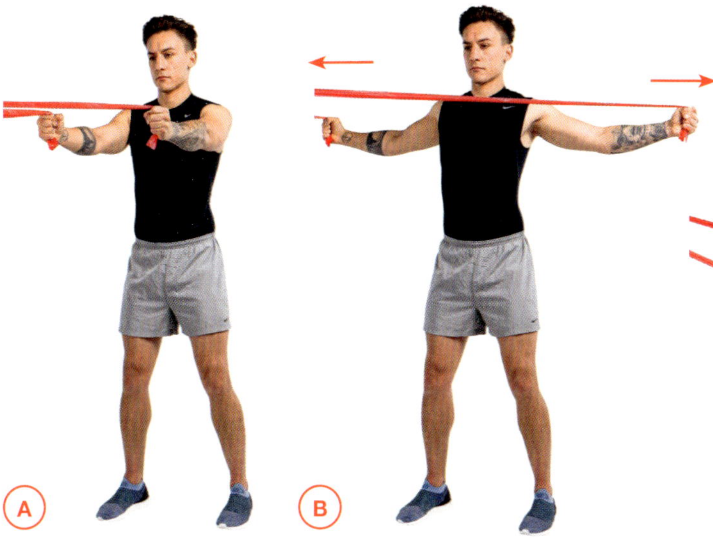

Der Bewegungsablauf.

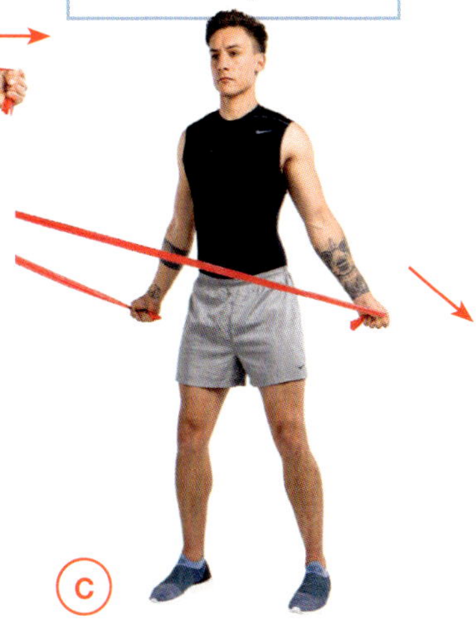

Das Ziehen nach hinten unten.

SO GEHT'S

Wähle ein leichtes oder mittleres Stretch-Band, z. B. Theraband®; Ausweichbewegungen müssen vermieden werden.

- Befestige das Band an einem Ankerpunkt in Brustbeinhöhe. Greife die Enden und strecke die Arme vor. Bewege dich so weit zurück, dass sich das Band in leichter Spannung befindet. Gehe etwas in die Hocke, spanne die Bauch- und Gesäßmuskulatur an (A).
- Schritt 1: Drehe die Handflächen zueinander und führe nun das Band gerade zurück, was auch als »Reverse Flys« bekannt ist. Spanne die Schulterblätter zusammen (B) und halte kurz die Position. Bewege die Arme in die Anfangsposition zurück, das Band bleibt leicht gespannt.
- Schritt 2: Bei der Bewegung »Pull-down« kannst du den Abstand zur Befestigung etwas vergrößern. Drehe in der Anfangsposition die Handflächen nach oben und bringe nun die gestreckten Arme nach unten (C).

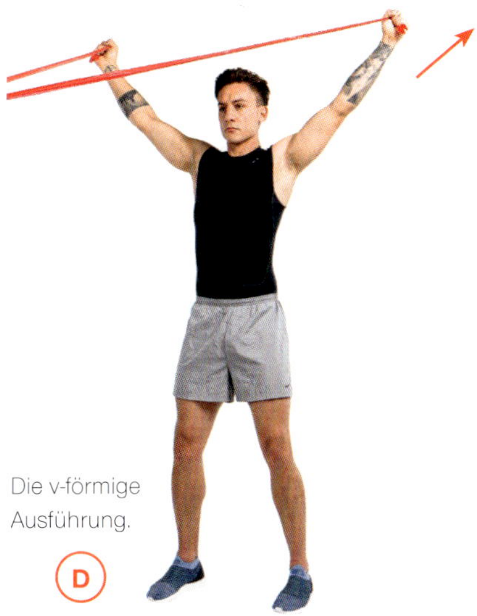

Die v-förmige Ausführung.

- Schritt 3: Bei dieser Bewegung verringerst du etwas den Abstand zur Befestigung. Drehe die Handflächen nach unten und hebe dann die Arme v-förmig nach oben (D). Spanne die Schulterblätter zusammen und nach unten.
- Wiederhole jeden Schritt 10–20 Mal. Konzentriere dich auf die Aktivität der Schulterblätter und eine stabile Rumpfposition.

M 21 Außenrotatoren aktivieren mit Band

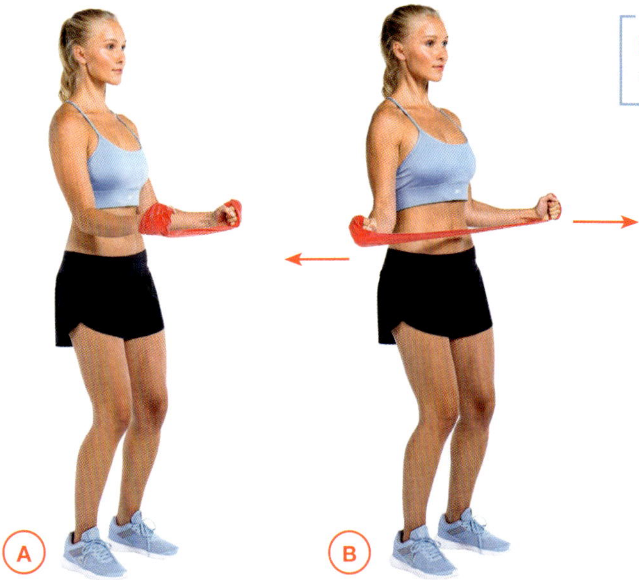

Der Bewegungsablauf.

MOBILISIERUNG
++ Schultergelenke

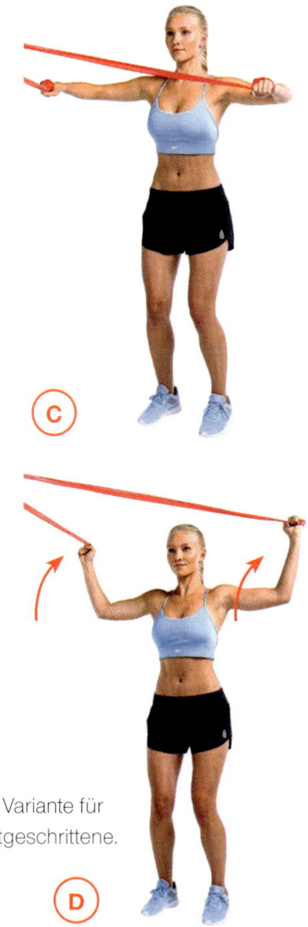

Die Variante für Fortgeschrittene.

SO GEHT'S

Wähle ein leichtes Stretch-Band oder Loop®-Band, da eine weite Rotation wichtig ist.

- Greife das Band so, dass es bei vorgestreckten Unterarmen in leichter Spannung ist. Stabilisiere die Ellbogen an den Rippen, die Handflächen zeigen zueinander oder nach oben. Beuge etwas die Beine, spanne die Bauch- und Gesäßmuskulatur an und die Schultern nach hinten unten (A).
- Rotiere die Unterarme so weit wie möglich nach außen, ohne die Ellbogenposition zu verändern (B). Achte darauf, dass die Handgelenke gerade bleiben. Halte kurz die Position.
- Bewege die Hände in die Anfangsposition zurück, jedoch nicht darüber hinaus, damit das Band unter Spannung bleibt.
- Wiederhole die Übung 10–20 Mal und konzentriere dich dabei auf die Aktivität der Außenrotatoren. Halte die Ellbogen durchgehend an den Rippen und die Schultern in stabilisierter Position.

VARIANTE

Als Fortgeschrittener kannst du das Band an einem Ankerpunkt in Schulterhöhe befestigen und die Enden greifen. Hebe die Ellbogen nach außen, in Verlängerung der Schultern, mit den Handflächen nach unten. Das Band befindet sich in leichter Spannung. Das ist die Anfangsposition (C). Drehe nun die Hände so weit wie möglich nach oben und etwas weiter, ohne jedoch die Position der Ellbogen zu verändern (D). Wiederhole das 10–20 Mal und vermeide Ausweichbewegungen.

M 22 Armrotationen in Bauchlage

MOBILISIERUNG
++ Schultergelenke

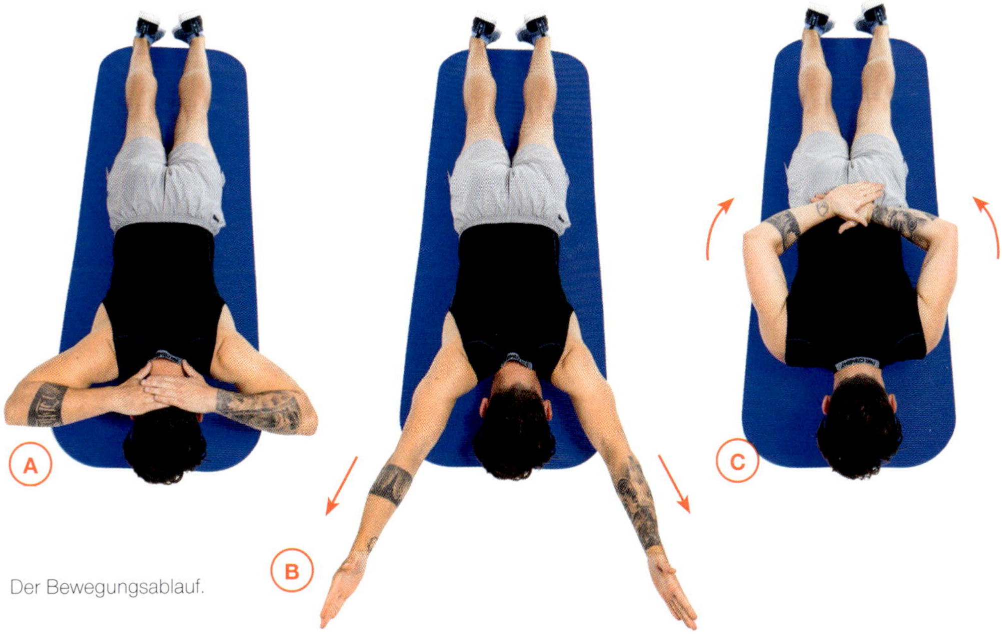

Der Bewegungsablauf.

SO GEHT'S

- Du liegst auf dem Bauch. Spanne den Bauch nach innen und das Gesäß an.
- Hebe die Arme gebeugt über den Kopf, und zwar so, dass die Handfläche übereinander liegen (A).
- Strecke die Arme hoch und drehe sie so, dass die Daumen hochgerichtet sind (B).
- Führe die Arme nach unten, und drehe sie dabei, bis sie in der Endposition am unteren Rücken mit den Handflächen übereinander liegen (C).
- Bewege die Arme erst wieder in die Streckung mit hochzeigenden Daumen und dann über den Kopf mit den Handflächen übereinander.
- Führe langsame 10–20 Wiederholungen aus und halte dabei die Bauch- und Gesäßspannung angespannt.

VARIANTE

Fortgeschrittene können die Übung mit leichten Kurzhanteln 0,5–1 kg intensivieren. Mache das nur, wenn du die Schulterpositionen stabilisieren und Ausweichbewegungen vermeiden kannst.

Zone 3: Arme und Hände

M 23 Handkreisen

MOBILISIERUNG
++ Handgelenke

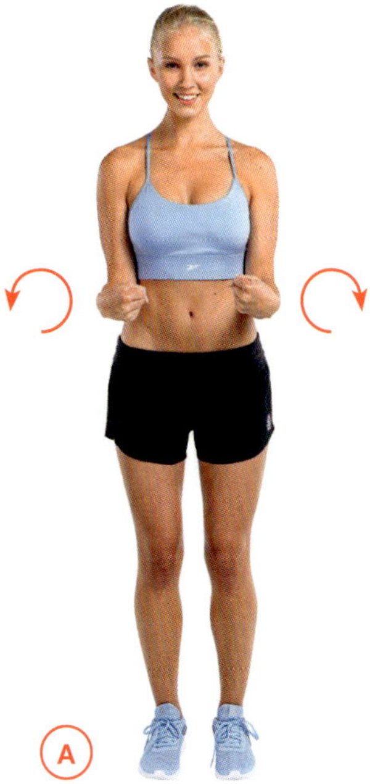

Ⓐ Das Kreisen mit den Fäusten

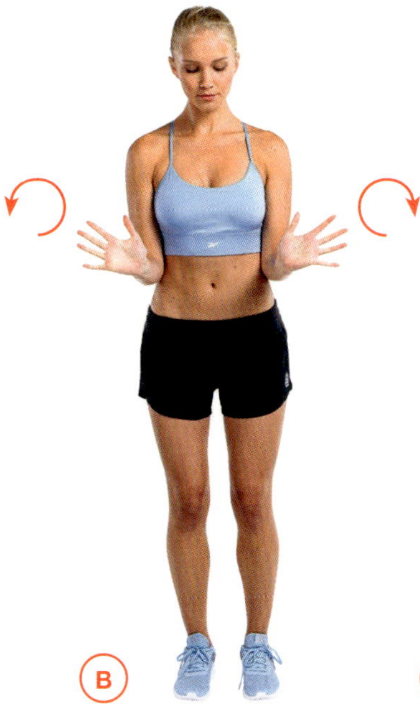

Ⓑ Das Üben mit offenen Händen.

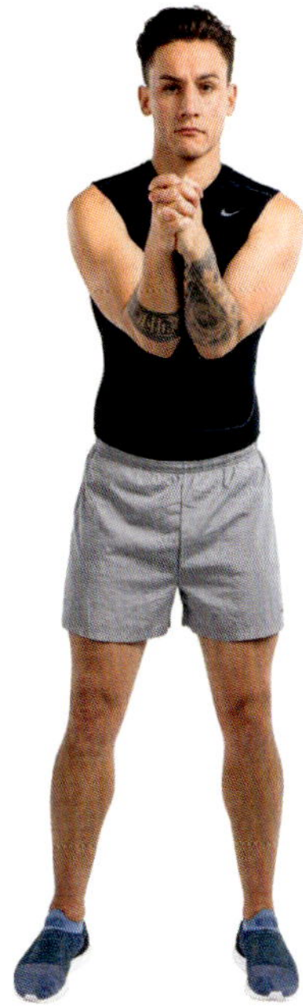

Ⓒ Die Anfangsposition bei der Variante mit den Fingern ineinander.

SO GEHT'S

Die Übung ist auch als »Wrist-Circles« bekannt.

- Du bist im aufrechten Stand, mit den Füßen hüft- bis schulterbreit auseinander. Spanne die Bauch- und Gesäßmuskultur an und die Schultern nach hinten unten.
- Fixiere die Ellbogen an den Rippen, die Arme sind im 90-Grad-Winkel. Die Hände sind leicht zu Fäusten geschlossen.
- Schritt 1: Mache je 10–15 große Faustkreise in beide Richtungen Ⓐ, ohne die Ellbogen zu bewegen. Du kannst langsam starten und dann schneller werden.
- Schritt 2: Öffne die Hände und mache 10–15 Kreise in beide Richtungen Ⓑ, ohne Ellbogenbewegung.

VARIANTE

Die Übung ist mit vorgestreckten Armen möglich, allerdings ist es so schwieriger sich auf das Handkreisen zu fokussieren.

Du kannst alternativ die Finger ineinanderlegen, mit den Ellbogen vorne und zusammen Ⓒ. So bietet es sich an die Hände hoch und runter und dann nach links und rechts zu bewegen. Danach erfolgen die Kreise in beide Richtungen.

M 24 Mobilisation mit Handflächen am Boden

MOBILISIERUNG
++ Handgelenke

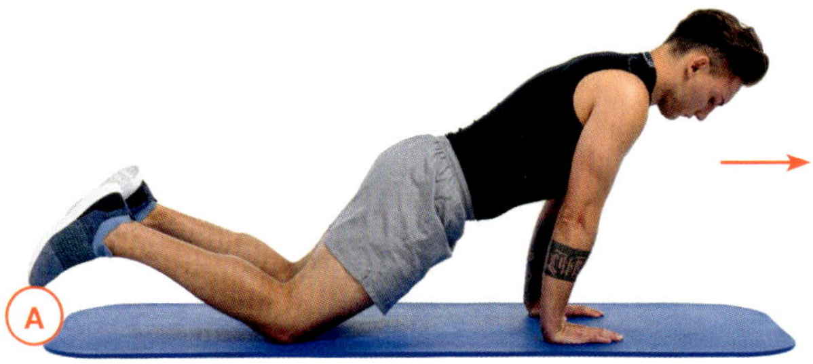

Der Bewegungsablauf im Schritt 1.

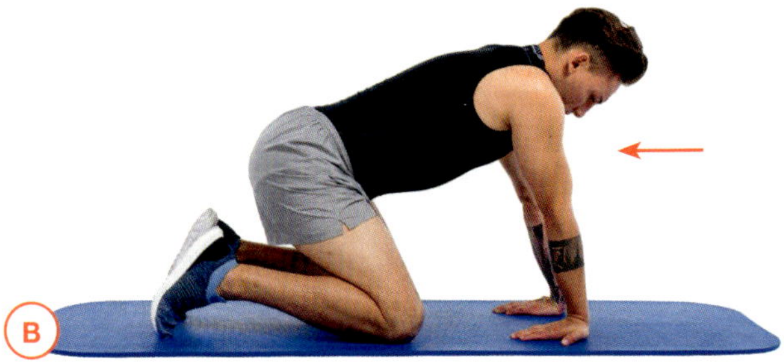

Die Übung mit rückzeigenden Fingern.

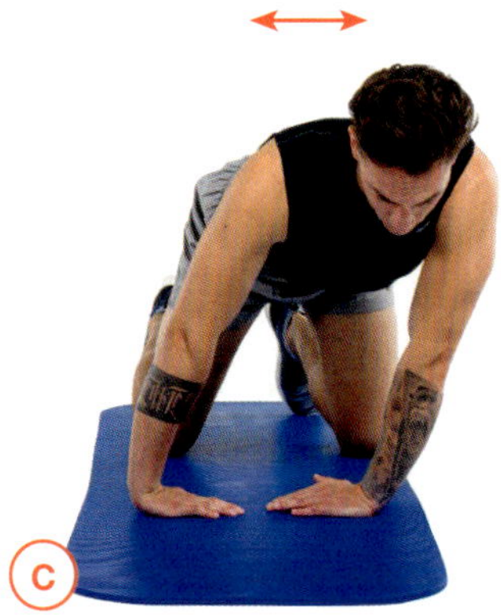

Die seitliche Variante.

SO GEHT'S

- Du befindest dich im Vierfüßlerstand mit gestreckten Armen. Die Handflächen sind aufgestellt und schulterbreit auseinander und die Finger sind vorgerichtet und gespreizt. Baue Spannung in den Armen auf, indem du die Ellbogeninnenseite etwas vorrotierst.
- Schritt 1: Lehne dein Gewicht vor (A), halte die Position einen Moment, bevor du dich wieder zurückbewegst. Beim Vorbewegen kannst du die Füße anheben, um weiter vorzukommen.
- Schritt 2: Drehe die Finger zu deinen Knien (B) und bewege dann deinen Körper zurück und vor. Drücke dabei die Handflächen auf den Boden, um ein Anheben zu vermeiden.
- Wiederhole die beiden Schritte jeweils 10–15 Mal mit vorsichtigen und dynamischen Bewegungen. Achte darauf, dass dein Rücken gerade bleibt.

VARIANTE

Du kannst die Finger nach außen drehen und kontrollierte Bewegungen nach links (C) und rechts ergänzen.
Du kannst die Übung einseitig machen, was sich etwas leichter kontrollieren lässt.
Als weitere Option kannst du deine Schultern kreisförmig um deine Hände bewegen. Führe Wiederholungen in beide Richtungen aus.
Du kannst nach dem Mobilisieren statisches Dehnen anhängen. Halte die jeweilige Dehnposition 30–120 Sekunden, abhängig von deiner Zielsetzung.

M 25 Mobilisation mit Handrücken am Boden

MOBILISIERUNG
++ Handgelenke

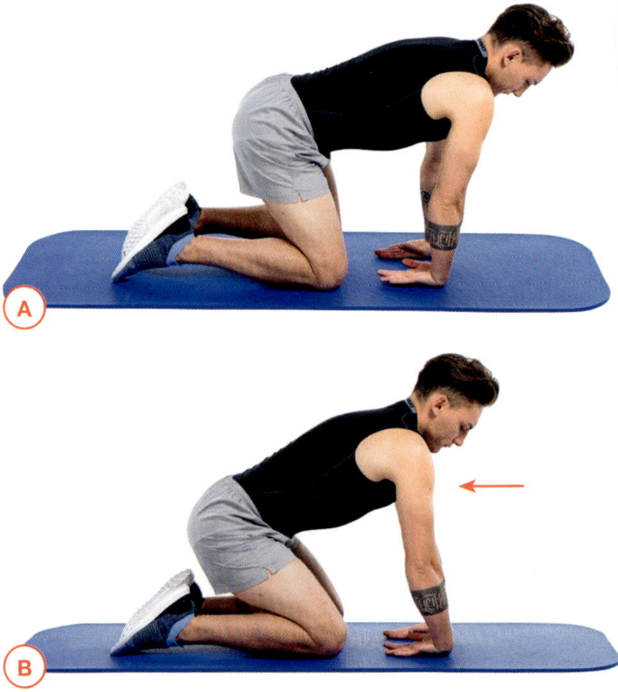

Der Bewegungsablauf.

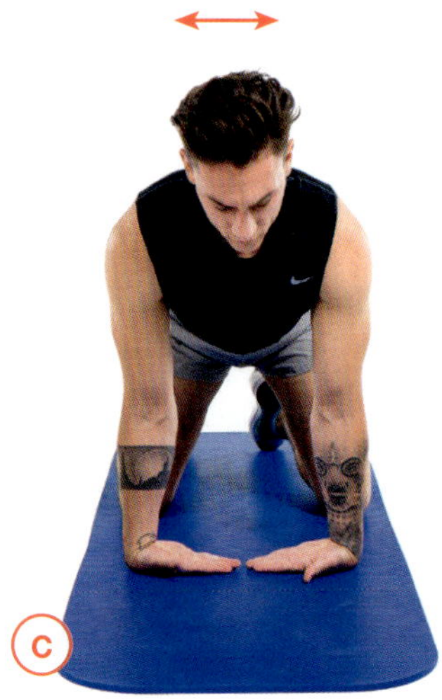

Die Variante mit den Fingern nach innen.

SO GEHT'S

- Du kniest und legst die Handrücken auf den Boden, recht nahe der Knie. Die Hände sind schulterbreit auseinander und die Finger zeigen zu dir (A). Strecke die Arme und drehe die Ellbogeninnenseite vor.
- Verlagere dein Gewicht zu den Fersen, bis du einen leichten Reiz spürst (B). Du musst vorsichtig vorgehen, damit du keine Verletzung riskierst. Halte kurz die Position und bewege dich dann wieder Richtung Anfangsposition zurück.
- Mache 10–15 langsame, dynamische Wiederholungen. Vermeide es dabei, mit dem Oberkörper einzusinken.
- Schüttle deine Hände aus und, wenn notwendig, kannst du sie zudem mit Handkreisen lockern.

VARIANTE

Es wird schwieriger, wenn du die Hände weiter vorne platzierst.

Du kannst einseitig üben, was sich etwas leichter kontrollieren lässt.

Alternativ kannst du deine Schultern kreisförmig um deine Hände bewegen. Führe Wiederholungen in beide Richtungen aus

Als weitere Option kannst du die Hände drehen, mit den Fingern nach innen (C), außen und vorne.

Du kannst nach dem Mobilisieren die Position statisch für 30–120 Sekunden halten.

Zone 4: Rumpf

M 26 Beckenschaukel

MOBILISIERUNG
++ Lendenwirbelsäule

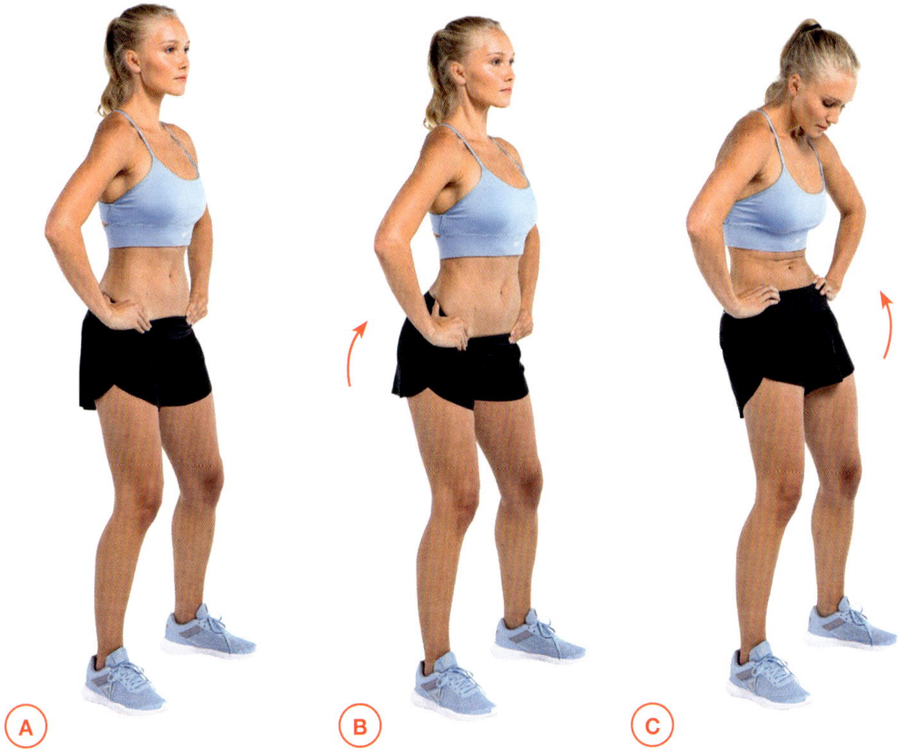

Der Bewegungsablauf.

SO GEHT'S

- Du stehst aufrecht, die Füße sind hüft- bis schulterbreit auseinander. Der Blick ist nach vorne gerichtet. Lege die Hände an die Beckenknochen (A).
- Kippe das Becken vor und zurück (B)–(C), wobei die Hände die Bewegung etwas steuern können. Bei der Bewegung aus dem Hohlkreuz zurück, spannst du bewusst die Bauch- und die Gesäßmuskulatur an.
- Führe 10–15 Wiederholungen aus. Mache die Bewegungen langsam und gleichmäßig.

VARIANTE

Du kannst die Übung auch in Rückenlage mit angestellten Beinen machen. Beim Zurückbewegen aus dem Hohlkreuz presst du den unteren Rücken gegen den Boden.

M 27 Rücken runden und senken im Vierfüßlerstand

MOBILISIERUNG
++ Lenden- und Brustwirbelsäule

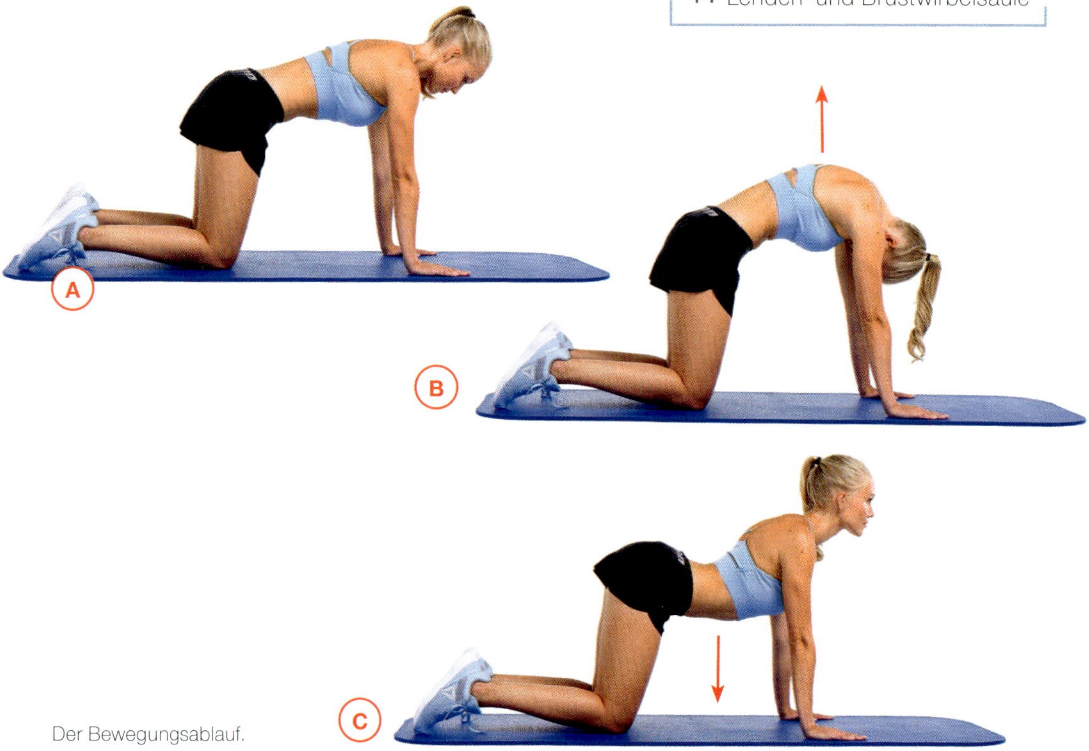

Der Bewegungsablauf.

SO GEHT'S

Die Übung ist auch als »Katze-Kuh« bekannt.

- Du befindest dich im Vierfüßlerstand, die Hände sind unter den Schultern und die Knie unter den Hüften in hüftbreitem Abstand. Du bist in neutraler Position, der Rücken ist gerade und der Blick ist nach unten gerichtet (A). Atme zuerst etwas ein.
- Atme aus und ziehe den Bauchnabel nach oben, wodurch du den Oberkörper nach oben rundest und gleichzeitig das Kinn zur Brust bewegst (B).
- Atme ein und senke dabei den Bauchnabel und somit den unteren Rücken, wodurch du in ein Hohlkreuz kommst. Kippe dabei das Becken nach vorne. Spanne erst die Schultern zusammen und hebe dann den Kopf an (C).
- Führe langsame 10–15 Wiederholungen aus, in einer fließenden Bewegung.

VARIANTE

Du kannst die Rückenbewegung gegen eine Wand machen. Nimm einen aufrechten Stand mit Rücken und Hinterkopf an der Wand ein, bei leicht gebeugten Beinen. Bringe den Bauchnabel erst vor und dann zurück, wobei du den unteren Rücken gegen die Wand drückst.

M 28 Einsinken in Handtuchrolle

MOBILISIERUNG
++ Lendenwirbelsäule

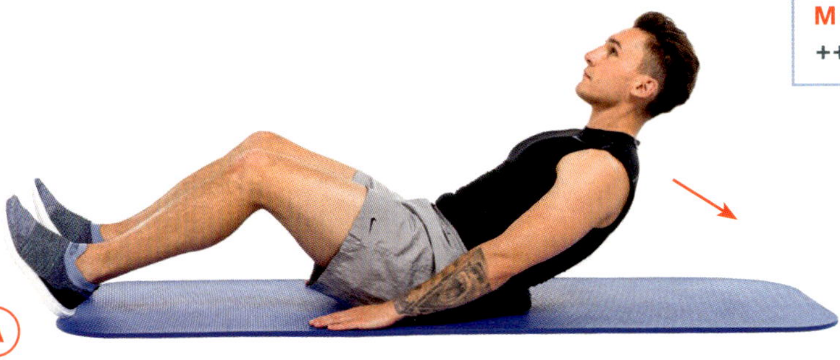

A

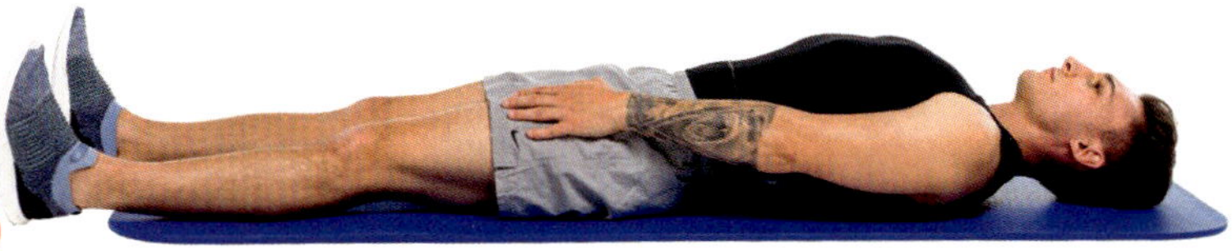

B

Das Einnehmen der Position und das Einsinken.

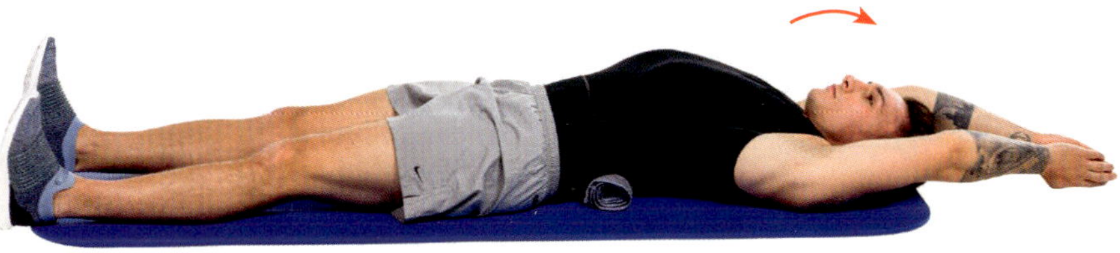

C

Die Erweiterung.

SO GEHT'S

- Nimm ein Handtuch mittlerer Größe, falte es der Länge nach und rolle es dann ganz fest zusammen. Du kannst das Handtuch mit Schnur oder Tape befestigen.
- Lege dich vorsichtig mit dem unteren Rücken auf die Rolle (A). Die Enden zeigen nach außen und deine Beine streckst du in Rückenlage (B).
- Halte die Position für 1–2 Minuten und konzentriere dich auf die Entspannung. Lass dich beim Ausatmen tiefer in die Rolle sinken.
- Hebe die Arme über den Kopf (C). Bei guter Beweglichkeit kannst du die kleinen Finger aneinander und die Daumen nach außen drehen; ist dies unangenehm, dann lass die Hände schulterweit auseinander mit den Daumen nach innen oder unten zeigend.
- Halte die Position für 2–3 Minuten und konzentriere dich auf die Entspannung.

VARIANTE

Treten Schmerzen auf, dann reduziere die Höhe der Rolle. Hilft das nicht, dann verzichte auf die Übung und besprich dich mit einem Orthopäden.

Alternativ kannst du einen Doppelball mit 8-cm-Größe nutzen. Lege dich so auf das Gerät, dass die Wirbelsäule frei bleibt.

Fortgeschrittene können die Standard-Faszienrolle nutzen. Stelle dazu die Füße auf und bringe die Rolle in Position, die Hände sind vor der Brust oder an der Schläfe. Lehne dich langsam zurück und halte einige Atemzüge lang die Position. Rolle dich ein, bevor du das Zurücklehnen wiederholst.

M 29 Diagonales Arm- und Beinheben im Vierfüßlerstand

MOBILISIERUNG
++ Lendenwirbelsäule
+ Brustwirbelsäule

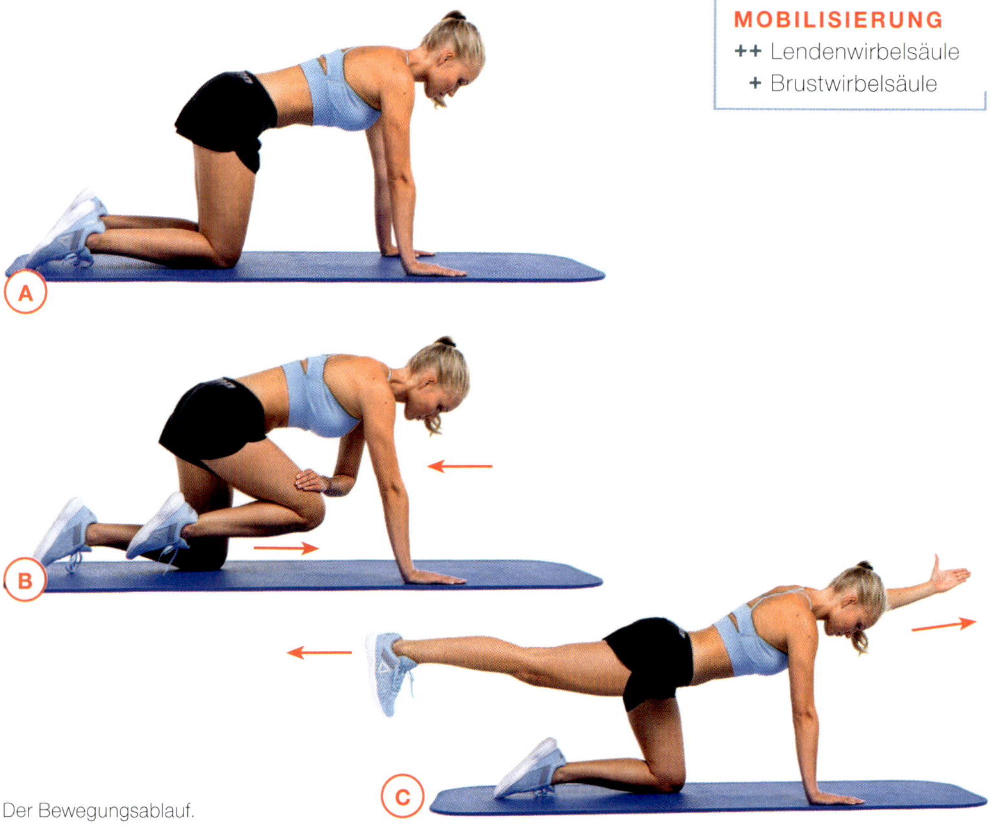

Der Bewegungsablauf.

SO GEHT'S

- Du befindest dich im Vierfüßlerstand. Die Hände sind unter den Schultern und die Knie unter den Hüften. Du bist in neutraler Position, d. h. der Rücken ist gerade und der Blick ist nach unten gerichtet (A).
- Führe die linke Hand und das rechte Knie zusammen und spanne sie kurz gegeneinander (B).
- Hebe gleichzeitig den linken Arm und das rechte Bein an (B) und strecke sie. Der Daumen zeigt hoch, die Stirn ist parallel zum Boden und die Ferse ist lang gestreckt. Halte kurz die Position.
- Spanne wieder die linke Hand und das rechte Knie zusammen. Führe 10–15 Wiederholungen nach oben und unten aus. Achte auf stabile Körperhaltung, ohne seitliche Ausweichbewegung. Danach trainierst du die andere Seite.

VARIANTE

Du kannst die Übung mit leichten Kurzhanteln und Fußgewichten deutlich intensivieren. Fortgeschrittene können in Liegestütz-Position mit gestreckten Armen üben. Mache das nur, wenn du die Position vollständig ausbalancieren kannst.

M 30 Rücklehnen im Kniestand mit Band

MOBILISIERUNG
++ Lenden- und Brustwirbelsäule

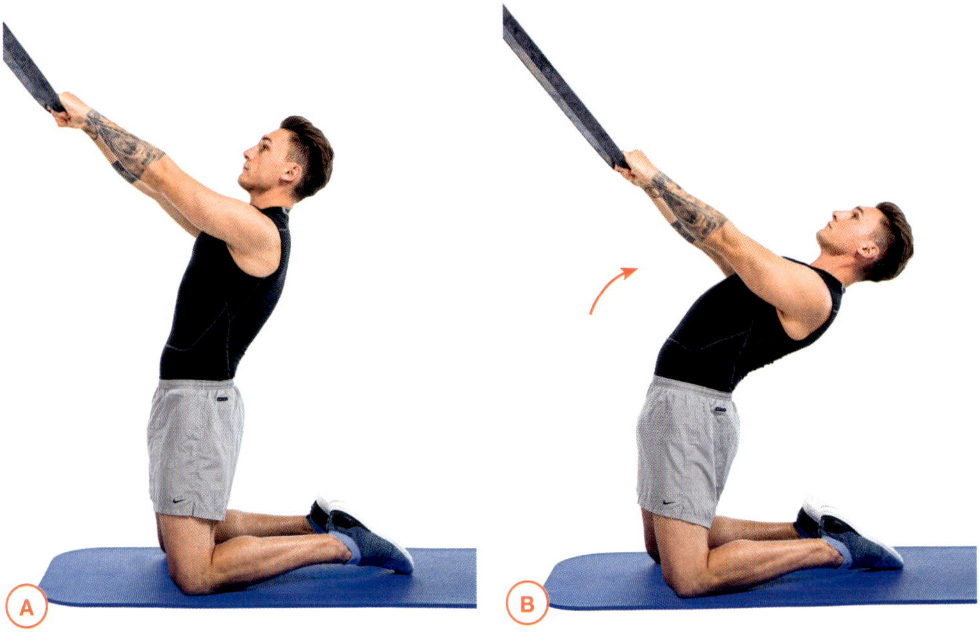

Der Bewegungsablauf.

SO GEHT'S

Teste die Übung vorsichtig und mache zuerst kleine Bewegungen.

- Du befestigst ein starkes Stretch-Band in hoher Position und kniest dich auf den Boden mit dem Gesicht zum Band. Die Knie sind nach vorne gerichtet, die Fußrücken liegen auf oder alternativ sind die Zehen aufgestellt. Halte das Band mit gestreckten Armen (A). Atme ein und spanne die Gesäßmuskulatur an.
- Atme langsam aus und lehne dabei den Oberkörper zurück (B). Die Bewegung muss vorsichtig ausgeführt werden. Das Kinn ist leicht angezogen und wird nicht nach hinten überstreckt.
- Halte die Position für 1–3 Atemzüge und bewege dich dann wieder hoch in die Anfangsposition zurück.
- Führe 5–10 Wiederholungen aus, wobei du den Bewegungsumfang etwas vergrößerst. Die Gesäßmuskulatur ist durchgehend angespannt.

VARIANTE

Du kannst eine statische Dehnung ergänzen, indem du in der Endposition für 10–20 Atemzüge verweilst.

M 31 Seitneigen im Stand

MOBILISIERUNG
++ Lenden- und Brustwirbelsäule

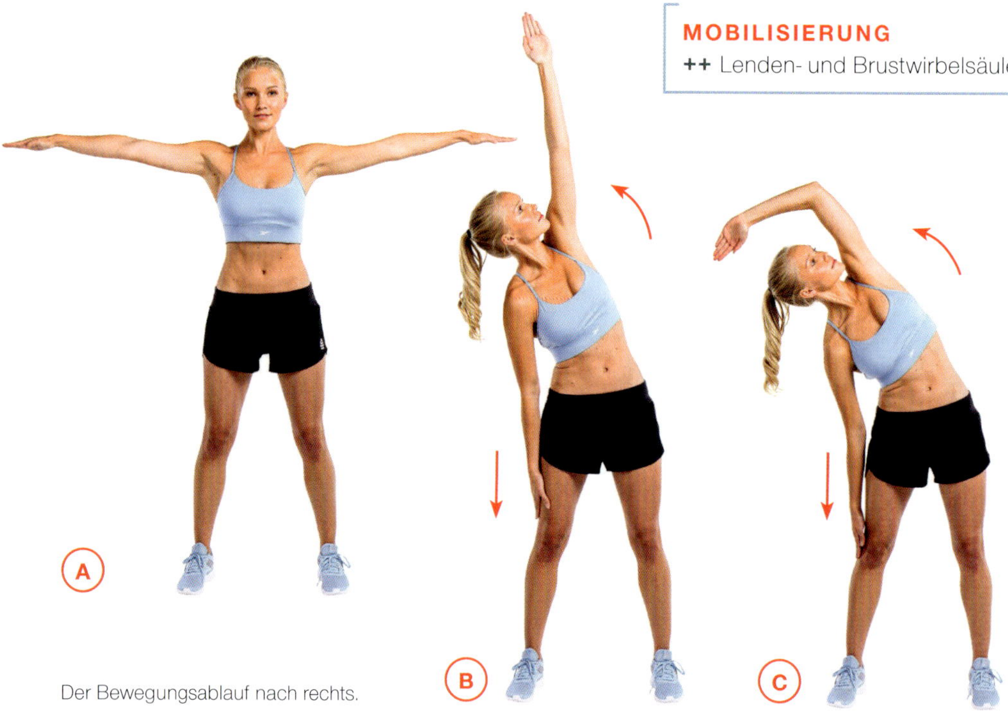

Der Bewegungsablauf nach rechts.

SO GEHT'S

- Du befindest dich im aufrechten Stand. Die Füße sind hüft- bis schulterbreit auseinander, das Gewicht ist gleichmäßig auf beiden Füßen und die Gesäßmuskulatur ist in Spannung. Strecke die Arme parallel zum Boden nach außen (A) und atme ein.
- Nimm zuerst den linken Arm nach oben. Atme langsam aus und lehne den Oberkörper nach rechts, wobei du die rechte Hand nach unten bewegst (B). Der linke Arm ist locker und schwingt mit. Zusätzlich kannst du den Kopf zum linken Bizeps aufdrehen (C), was aber nicht zwingend ist.
- Atme ein und komme dabei in die Anfangsposition zurück, die gestreckten Arme zeigen wieder nach außen.
- Nimm zuerst den rechten Arm nach oben. Dann atme aus und neige den Oberkörper nach links, wobei du die linke Hand nach unten bewegst und den rechten Arm mitschwingst.
- Führe langsame 5–15 Wiederholungen nach links und rechts aus. Das Gesäß bleibt angespannt und das Gewicht gleichmäßig auf beiden Füßen.

VARIANTE

Nach dem Mobilisieren kannst du in den Endpositionen statisch dehnen. Halte die jeweilige Position für 5–10 Atemzüge.

M 32 Diagonales Beinbewegen in Bauchlage

MOBILISIERUNG
++ Lenden- und Brustwirbelsäule

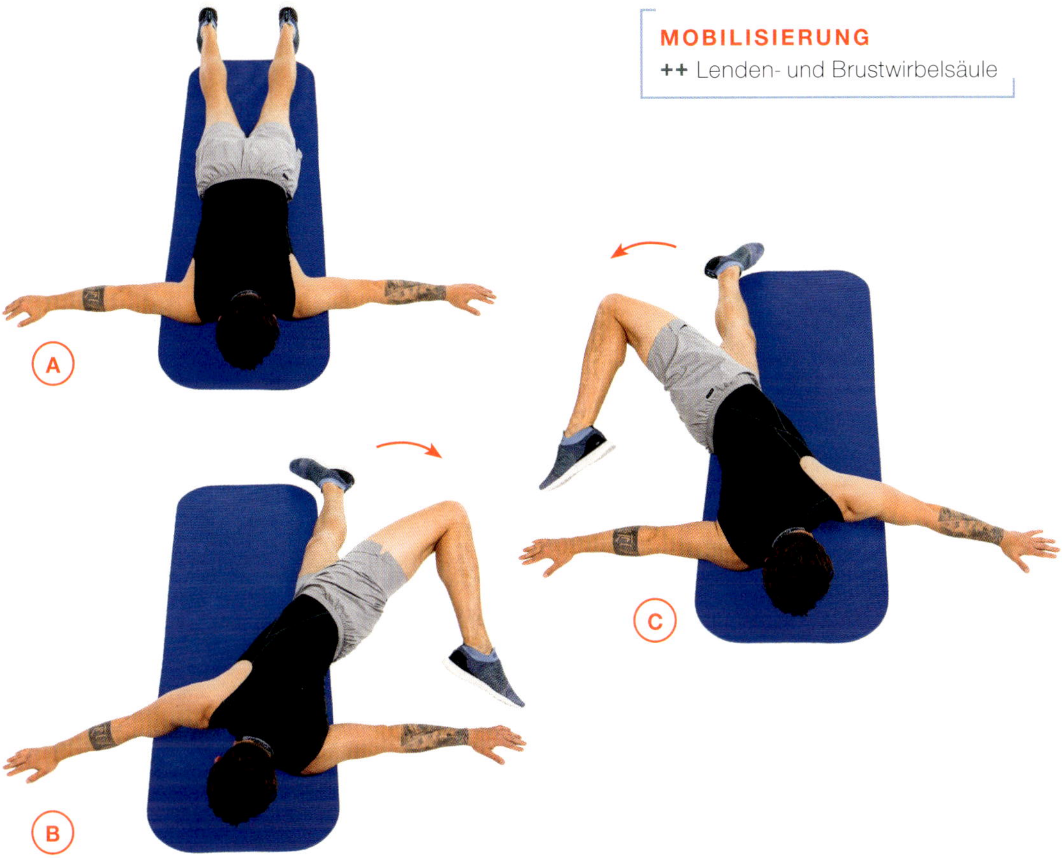

Der Bewegungsablauf nach links und rechts.

SO GEHT'S

Die Übung ist auch als »Skorpion« bekannt.

- Du liegst auf dem Bauch, das Kinn und die Fußspitzen sind auf dem Boden. Strecke die Arme zur Seite mit den Handflächen auf dem Boden, sodass der Körper ein »T« bildet (A).
- Hebe das rechte Bein an und führe es dann so weit wie möglich zur linken Hand (B). Dabei dreht sich der Körper mit.
- Bewege das rechte Bein in die Anfangsposition zurück. Hebe das linke Bein an und bewege es in Richtung rechte Hand (C).
- Führe 10–15 Wiederholungen zu beiden Seiten aus. Mache die Bewegungen in einem moderaten Tempo und erweitere den Bewegungsumfang. Die Arme bleiben am Boden liegen.

VARIANTE

Du kannst alternativ erst alle Wiederholungen zu einer Seite machen, bevor du die Seiten wechselst.

Du kannst eine statische Dehnung anhängen, indem du nach dem Mobilisieren für einige Atemzüge in der Endposition verweilst.

M 33 Innendrehung im Ausfallschritt

MOBILISIERUNG
++ Hüftgelenke und Wirbelsäule
+ Fußgelenke

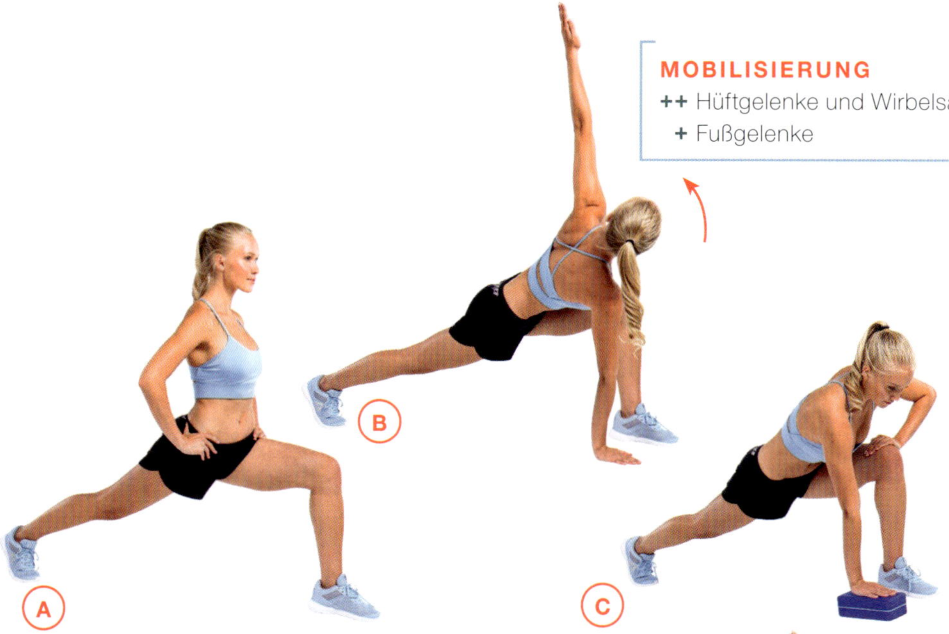

SO GEHT'S

- Du stehst im langen Ausfallschritt mit dem linken Bein vorne. Das rechte Bein ist gestreckt und der Oberkörper ist aufrecht (A).
- Beuge dich vor und stütze dich mit der rechten Hand innen neben dem linken Fuß auf dem Boden ab. Je näher die Hand zum Fuß steht, desto instabiler wird die Position. Halte kurz die Anfangsposition, um sie zu stabilisieren.
- Atme langsam aus und drehe den linken Arm nach außen oben, wobei du den Oberkörper, Kopf und Blick mitbewegst (B). Du kannst kurz die Endposition halten.
- Drehe dich in die Anfangsposition zurück und atme ein. Führe 10–15 Wiederholungen langsam aus. Das hintere Bein bleibt durchgehend gestreckt.
- Danach begibst du dich in den rechten Ausfallschritt, stellst die linke Hand auf und drehst dich in die andere Richtung.

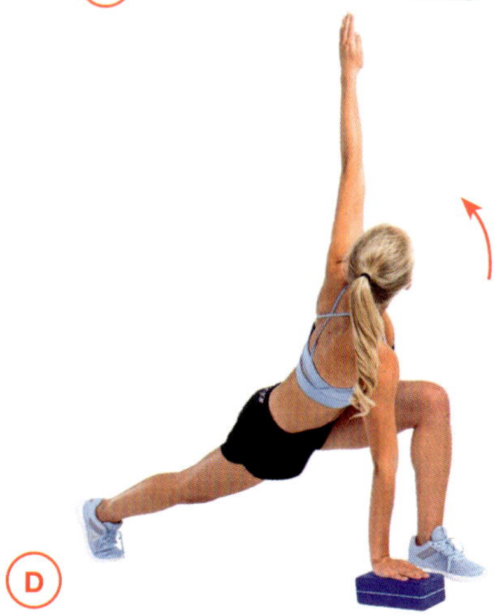

Die Vereinfachung mit Block.

VARIANTE

Du kannst die Hand auf einen Yoga-Block (C)–(D) stützen, um die Intensität zu verringern.

Nach dem Mobilisieren kannst du eine statische Dehnung anhängen, indem du in der aufgedrehten Position 7–10 Atemzüge bleibst.

M 34 Außendrehung im Ausfallschritt

MOBILISIERUNG
++ Hüftgelenke und Wirbelsäule
+ Fußgelenke

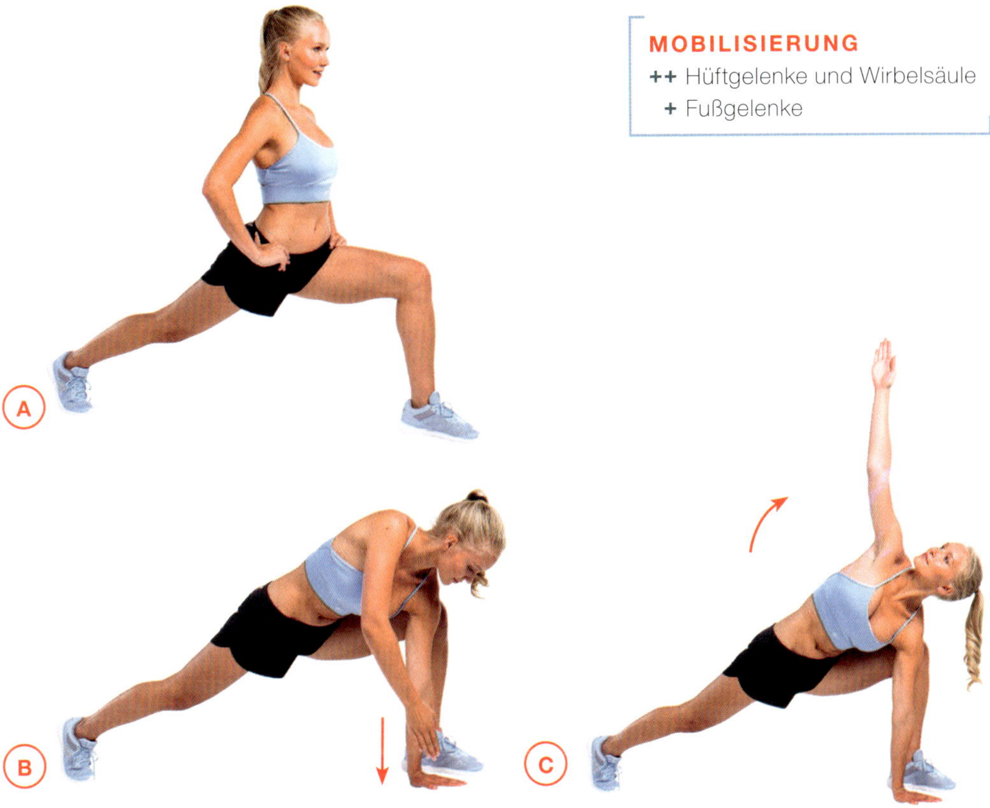

Der Bewegungsablauf im linken Ausfallschritt.

SO GEHT'S

- Du stehst im langen Ausfallschritt mit dem linken Bein vorne (A). Das rechte Bein ist gestreckt, und der Oberkörper ist aufrecht. Beuge dich nach vorne und stütze dich mit den Händen auf dem Boden ab, Hebe nun die rechte Hand ab (B).
- Atme langsam aus und drehe den rechten Arm nach außen oben, wobei du den Oberkörper, Kopf und Blick mitbewegst (C). Du kannst kurz die Endposition halten.
- Drehe dich in die Anfangsposition zurück und atme ein. Führe 10–15 Wiederholungen langsam aus. Das hintere Bein bleibt durchgehend gestreckt.
- Danach begibst du dich in den rechten Ausfallschritt, positionierst die rechte Hand auf dem Boden und drehst dich in die andere Richtung.

VARIANTE

Du kannst die Stützhand auf einen Yoga-Block positionieren, um die Intensität zu verringern. Nach dem Mobilisieren kannst du eine statische Dehnung ergänzen, indem du in der aufgedrehten Position 7–10 Atemzüge verweilst.

M 35 Tiefe Hocke mit Körperdrehung

MOBILISIERUNG
++ Hüftgelenke und Wirbelsäule
+ Fußgelenke

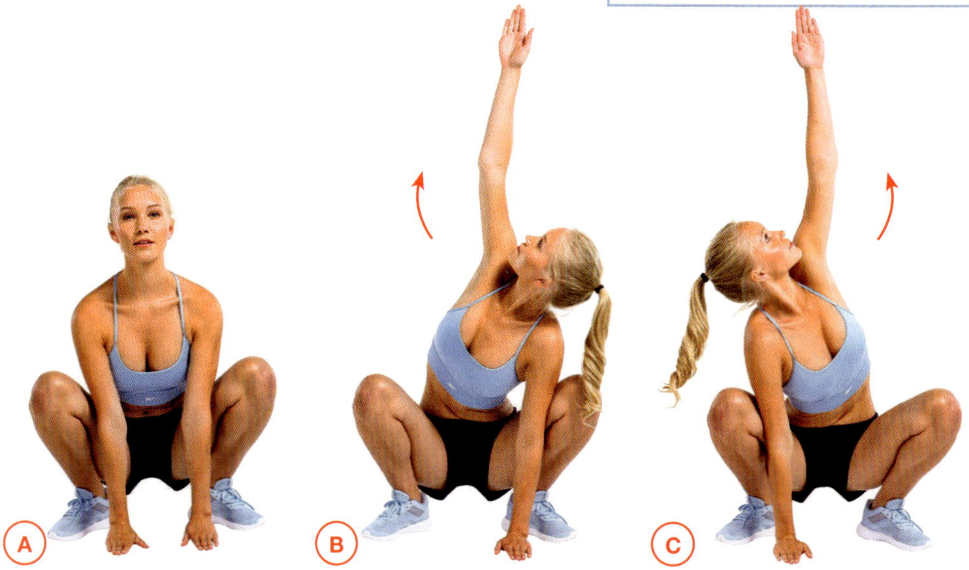

Der Bewegungsablauf.

SO GEHT'S

- Du stehst aufrecht mit etwa schulterbreitem Stand, die Füße zeigen leicht nach außen. Beuge die Knie und schiebe das Gesäß zurück, der Oberkörper bleibt aufrecht und die Knie bewegen sich etwas nach außen. Bringe die Hände auf den Boden (A), nahe der Fußinnenseiten, und atme ein.
- Atme langsam aus und hebe die rechte Hand seitlich hoch, wobei du den Oberkörper nach rechts aufdrehst, dein Blick folgt der rechten Hand. Halte kurz die Position (B).
- Drehe dich langsam in die Anfangsposition zurück, atme ein und bringe die rechte Hand wieder auf den Boden.
- Atme aus und hebe dabei die linke Hand seitlich hoch, wobei du dich nach links drehst (C).
- Wiederhole die Drehungen 10–15 Mal und erweitere dabei den Drehumfang. Achte darauf, dass die Fußsohlen vollständig am Boden bleiben.

VARIANTE

Umso weiter der Fußabstand ist und die Kniebewegung nach außen geht, desto einfacher wird die Übung. Wähle eine Position, in der du in der Anfangsposition einen aufrechten Oberkörper erreichst.

Du kannst zuerst für einige Atemzüge in »M 40: Tiefe Hocke halten« (Seite 125) bleiben, um die Hüfte vorzubereiten. Nimm dabei die Hände zusammen und bringe die Ellbogen an die Knie.

M 36 Gebeugtes Beinsenken in Rückenlage

MOBILISIERUNG
++ Lendenwirbelsäule

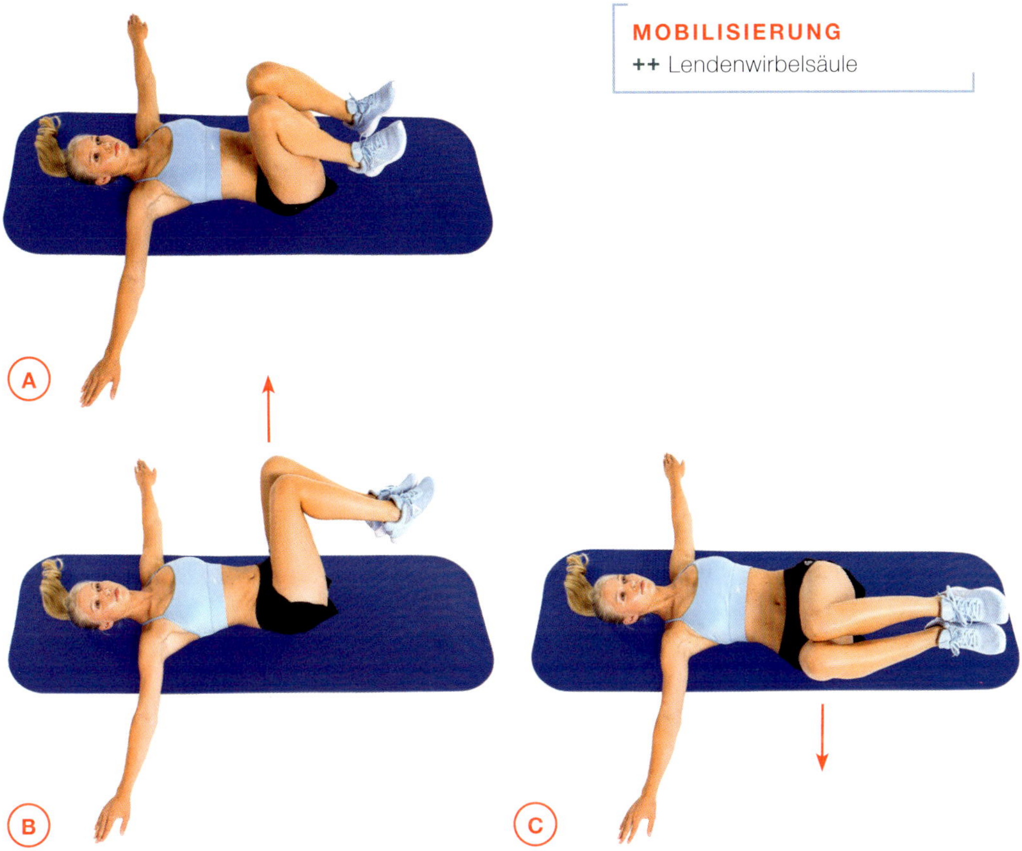

Der Bewegungsablauf nach links und rechts.

SO GEHT'S

- Du liegst auf dem Rücken, die Arme sind zur Seite gestreckt und die Beine sind angezogen in der Luft (A).
- Senke die gebeugten Beine zur linken Seite bis du eine Spannung spürst (B). Die Füße liegen dabei übereinander. Bei guter Beweglichkeit kannst du die Beine am Boden ablegen.
- Hebe die Beine in die Anfangsposition zurück und senke dann die Beine zur rechten Seite (C).
- Führe 10–15 Wiederholungen zu beiden Seiten aus. Mache die Bewegungen in einem moderaten Tempo und erweitere den Bewegungsumfang.

VARIANTE

Einsteiger können die Füße am Boden halten. Du intensivierst die Übung, indem du die Knie weiter zum Oberkörper ziehst.

Zone 5: Gesäß, Hüfte und Oberschenkel

M 37 Hüftkreisen im Stand

MOBILISIERUNG
++ Hüftgelenke

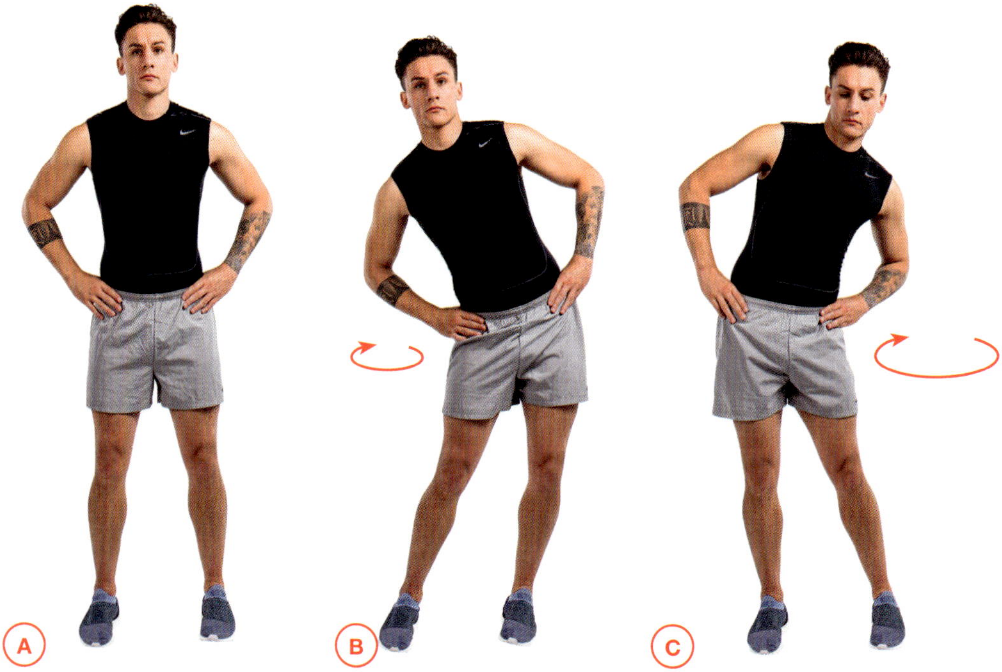

Das Hüftkreisen.

SO GEHT'S

- Du stehst aufrecht, der Blick ist gerade nach vorne. Die Füße sind etwa schulterbreit auseinander und zeigen nach vorne. Lege die Hände seitlich an die Hüften oder hinten an den oberen Gesäßbereich (A).
- Mache 10–15 Hüftkreise im Uhrzeigersinn (B), wobei du den Radius vergrößerst (C).
- Führe 10–15 Hüftkreise in die entgegengesetzte Richtung aus.
- Achte auf eine flüssige Bewegung im moderaten Tempo.

VARIANTE

Du kannst alternativ kleine Beinkreise im Einbeinstand machen, um die Hüfte zu mobilisieren. Zur besseren Stabilität kannst du dich an Stuhl oder Wand stützen, was aber nicht zwingend ist. Mache die Kreise aus der Hüfte, der Oberkörper bleibt durchgehend aufrecht. Übe in beide Richtungen und mit beiden Beinen. Fortgeschrittene können große Beinkreise hoch in die Luft machen, von außen nach innen sowie von innen nach außen.

M 38 Beinschwingen vor und zurück

MOBILISIERUNG
++ Hüft- und Sprunggelenke

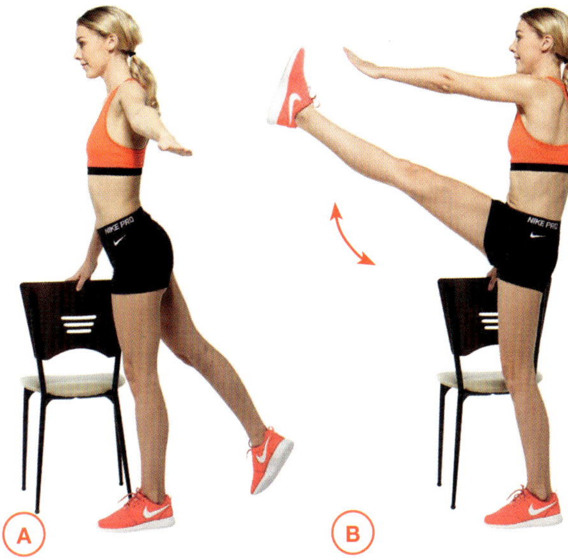

Das Beinschwingen vor- und rückwärts.

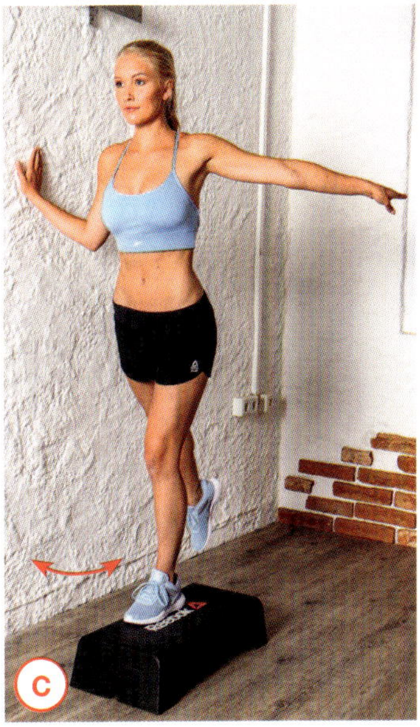

Die Übung an der Wand auf dem Stepper ausgeführt.

SO GEHT'S

- Du kannst dich mit dem linken Fuß auf eine kleine Erhöhung wie Brett, dickes Buch oder Stepper stellen oder du übst auf dem Boden stehend.
- Stütze dich mit der rechten Hand an einem Stuhl oder der Wand leicht ab. Hebe den rechten Fuß etwas nach hinten an. Den linken Arm streckst du nach außen hinten.
- Schwinge rhythmisch das rechte Bein und den linken Arm vor (B) und wieder zurück. Halte den Oberkörper aufrecht.
- Wiederhole die Schwünge 15–20 Mal, wobei du die Höhe steigerst.

VARIANTE

Zum Einstieg kannst du auf das Armschwingen verzichten und die linke Hand in die Hüfte stützen oder als Ziel nach vorne gestreckt halten. Fortgeschrittene können frei üben, d. h. ohne Abstützen mit der rechten Hand.

M 39 Seitliches Beinschwingen

MOBILISIERUNG
++ Hüft- und Sprunggelenke

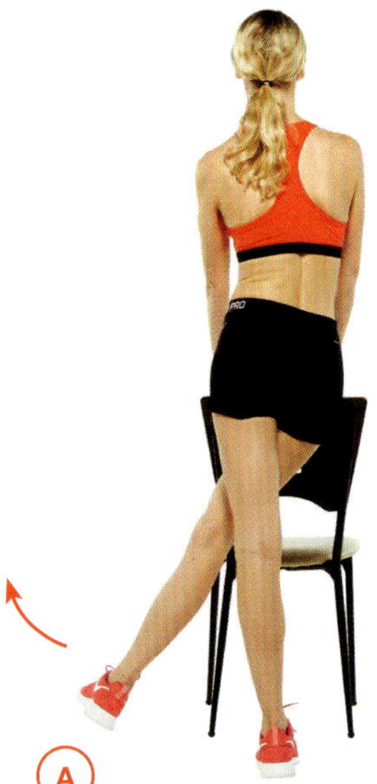

(A)

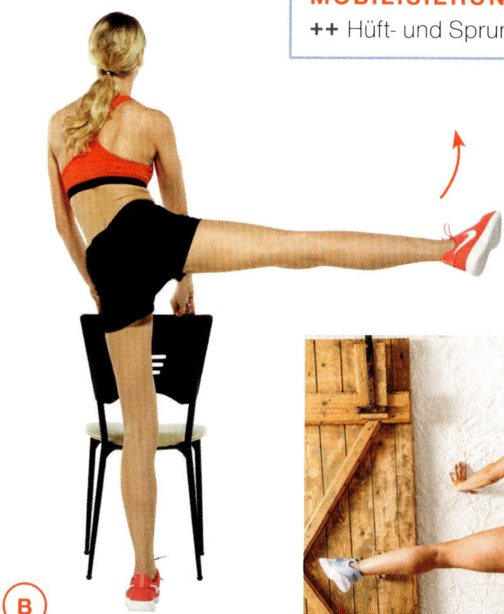

(B)

Das Beinschwingen von innen nach außen.

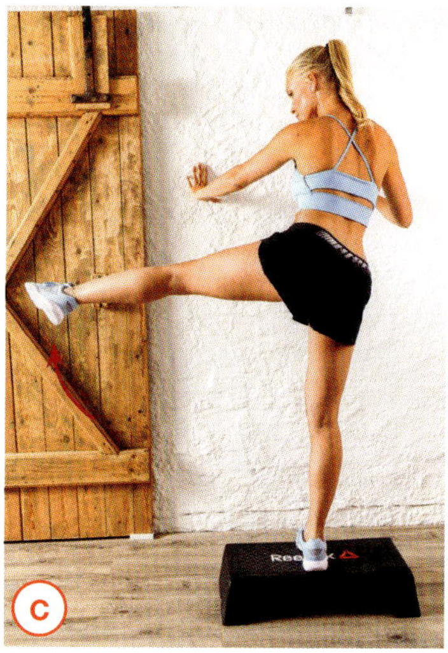

(C)

Die Übung an der Wand auf dem Stepper ausgeführt.

SO GEHT'S

- Du kannst dich mit dem Standbein auf eine kleine Erhöhung wie Brett, dickes Buch oder Stepper stellen oder du übst auf dem Boden stehend.
- Stütze dich frontal stehend mit den Händen an Wand oder Stuhllehne leicht ab. Bewege das Übungsbein nach innen (A).
- Schwinge rhythmisch das Übungsbein von innen nach außen (B) und wieder zurück. Halte den Oberkörper aufrecht und die Position stabil.
- Wiederhole die Schwünge 15–20 Mal, wobei du die Höhe steigerst.

VARIANTE

Fortgeschrittene können ohne Abstützen trainieren und die Arme dynamisch mitbewegen. In der Anfangsposition stehst du auf dem linken Bein, das rechte Bein ist in der Luft nach links zeigend und die Arme sind nach rechts gerichtet. Wenn du das rechte Bein nach außen schwingst, dann schwinge gleichzeitig die Arme nach links und umgekehrt.

M 40 Tiefe Hocke halten

MOBILISIERUNG
++ Hüftgelenke
+ Sprung- und Kniegelenke

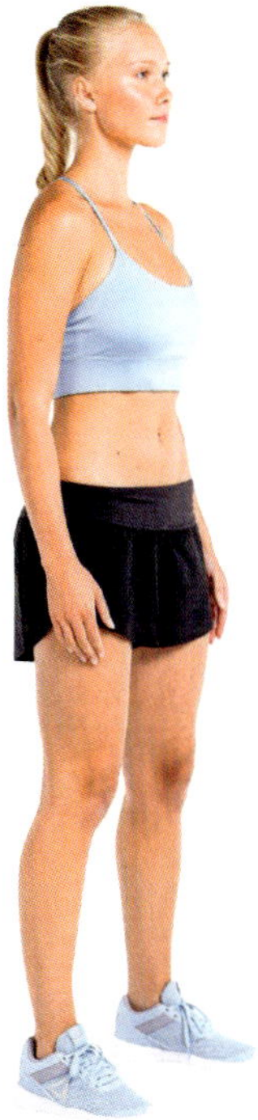

A

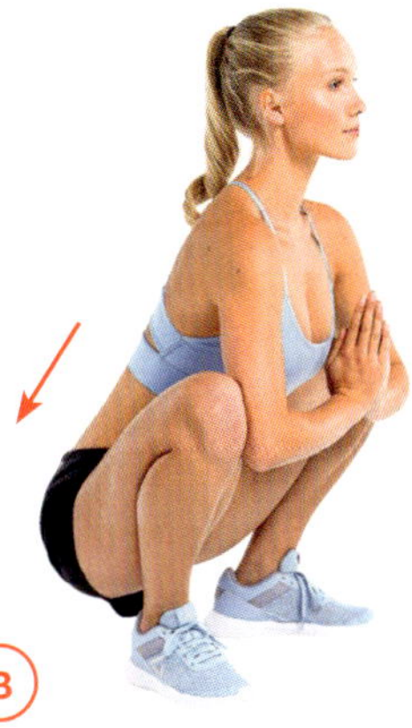

B

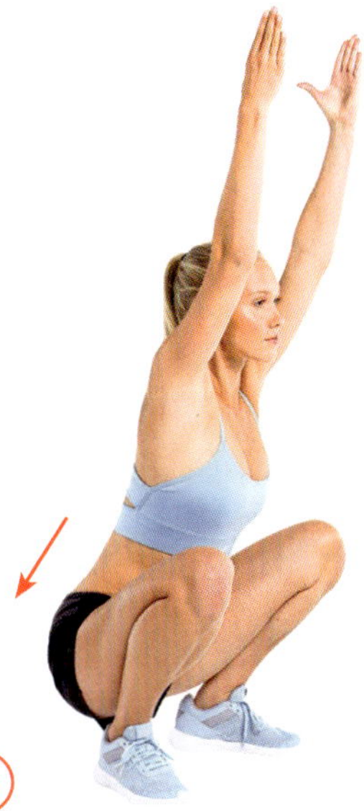

C

Der Bewegungsablauf.

Die Intensivierung mit hochgestreckten Armen.

SO GEHT'S

- Du stehst aufrecht, die Füße sind schulterbreit oder etwas weiter auseinander und zeigen leicht nach außen (A).
- Beuge die Knie und schiebe das Gesäß zurück, der Oberkörper bleibt möglichst aufrecht und die Knie gehen etwas nach außen.
- Nimm die Hände zusammen, die Ellbogen sind an den Knien (B), oder lasse sie zwischen den Füßen hängen.
- Halte die Position für mindestens 30–60 Sekunden. Der Blick ist nach vorne gerichtet, der Rücken ist gerade und die Fußsohlen stehen vollständig auf.

VARIANTE

Übe regelmäßig die tiefe Hocke zu halten, damit sich dein Körper an diese Position gewöhnt. Umso weiter der Fußabstand ist und die Kniebewegung nach außen geht, desto einfacher wird die Übung. Wähle eine Position, in der du in der tiefen Position einen aufrechten Oberkörper erreichst.

Du kannst variieren, indem du die Hände hinter dem Kopf verschränkst. Die Übung wird anspruchsvoll, wenn du die Arme hochgestreckt hast (C).

Du kannst alternativ an einer Wand üben und darauf achten, dass der gesamte Rücken Wandkontakt hat.

M 41 Hüftdrehungen im Sitz

MOBILISIERUNG
++ Hüftgelenke

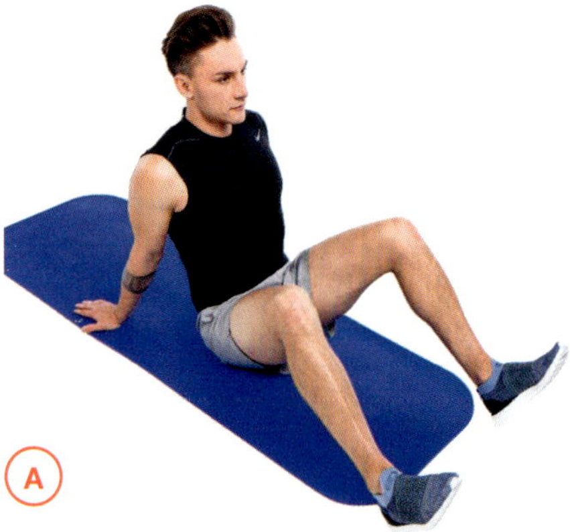

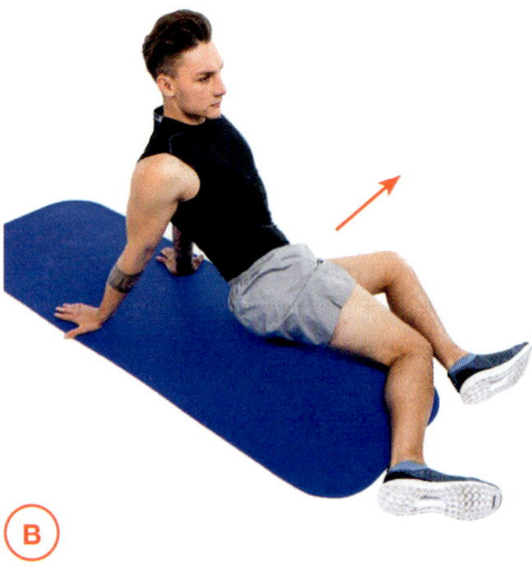

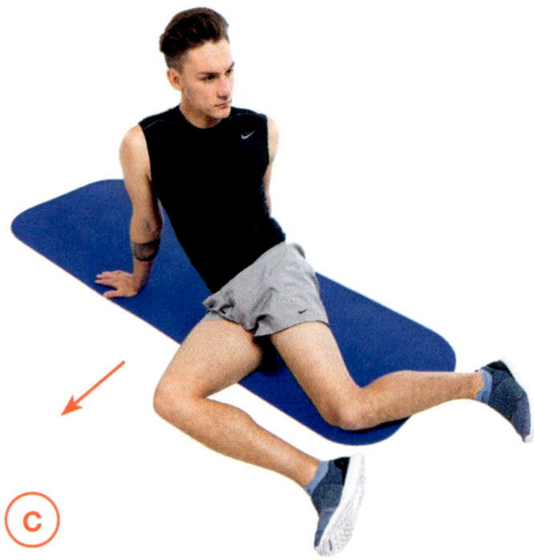

Der Bewegungsablauf: Anfangsposition, Drehung nach links und rechts.

SO GEHT'S

Die Übung ist als »Bärensitz« und »Scheibenwischer« bekannt.

- Du sitzt mit geradem Rücken auf dem Boden, die Beine sind gebeugt und auseinander, die aufgestellten Füße zeigen nach vorne. Positioniere die Hände hinter dem Rücken (A).
- Beginne die Rotation, indem du das linke Knie zur linken Seite bewegst und auf dem Boden ablegst. Dann rotiert das rechte Bein zur linken Seite nach, sodass die linke Beinaußenseite und die rechte Beininnenseite Bodenkontakt bekommen (B).
- Führe die Bewegung zur rechten Seite aus. Dazu rotierst du zuerst das rechte Bein nach rechts und lässt das linke Bein so lange wie möglich am Boden, bevor es sich mitbewegt. Rotiere beide Beine zum Boden (C).
- Mache 10–15 langsame Wiederholungen zu beiden Seiten und halte den Oberkörper möglichst aufrecht.

VARIANTE

Du kannst die Übung intensivieren, indem du die Arme durchgehend nach vorne gestreckt hast und so die Rotationen ausführst.

M 42 Gesäß heben und senken im rückwärtigen Stütz

MOBILISIERUNG
++ Knie-, Hüft- und Sprunggelenke
+ Wirbelsäule

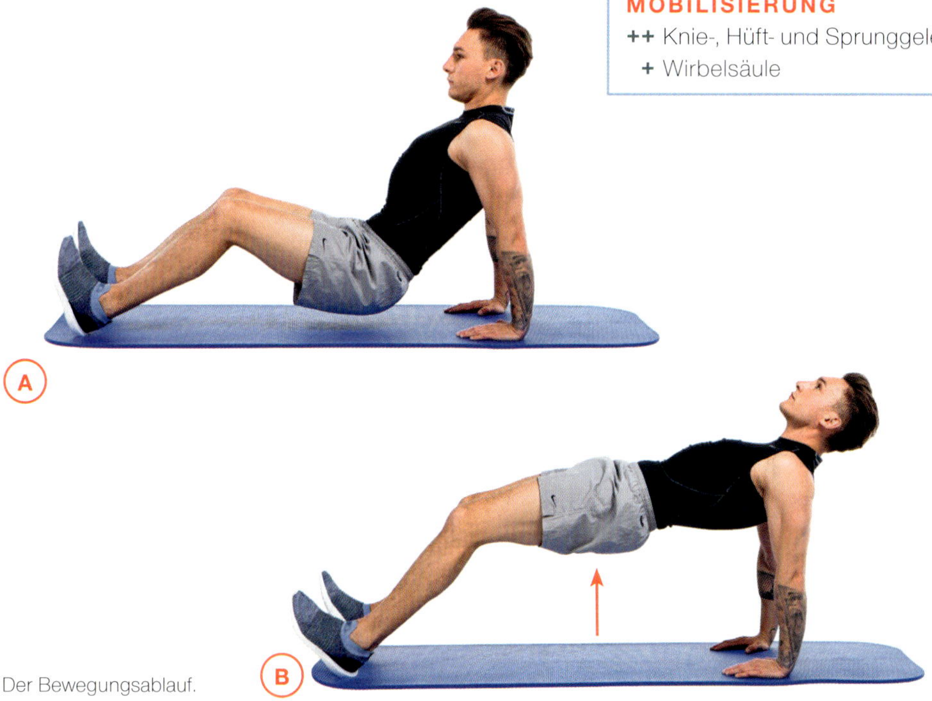

Der Bewegungsablauf.

SO GEHT'S

Die Übung kann bei Beschwerden in der hinteren Oberschenkelmuskulatur helfen.

- Du sitzt auf dem Boden, die Beine sind gebeugt, jedoch nicht zu nahe am Gesäß, und die Fersen sind aufgestellt. Du hast die Hände unter den Schultern und die Finger zu den Füßen gerichtet. Ziehe die Zehen an und hebe das Gesäß leicht vom Boden ab (A).
- Hebe das Gesäß an, bis die Oberschenkel und der Oberkörper in gerader Linie sind. Halte die Position für 2–3 Sekunden (B).
- Senke das Gesäß, ohne es abzulegen, und wiederhole dann die Übung.
- Hebe das Gesäß 15–20 Mal an. Achte darauf, dass die Zehen so weit wie möglich angezogen sind.

VARIANTE

Gelingt dir die Übungsausführung über 20 Mal, dann stelle die Fersen weiter entfernt auf. Fortgeschrittene können die Fersen auf einen instabilen Untergrund, z.B. ein Therapie-Kissen positionieren und/oder einbeinig üben.
Als leichtere Option kannst du die Schultern auf dem Boden liegen lassen und so die Aktivität von Armen und Schultern herausnehmen.

M 43 Ausfallschritt und halber Front-Spagat

MOBILISIERUNG
++ Hüft-, Knie- und Sprunggelenke

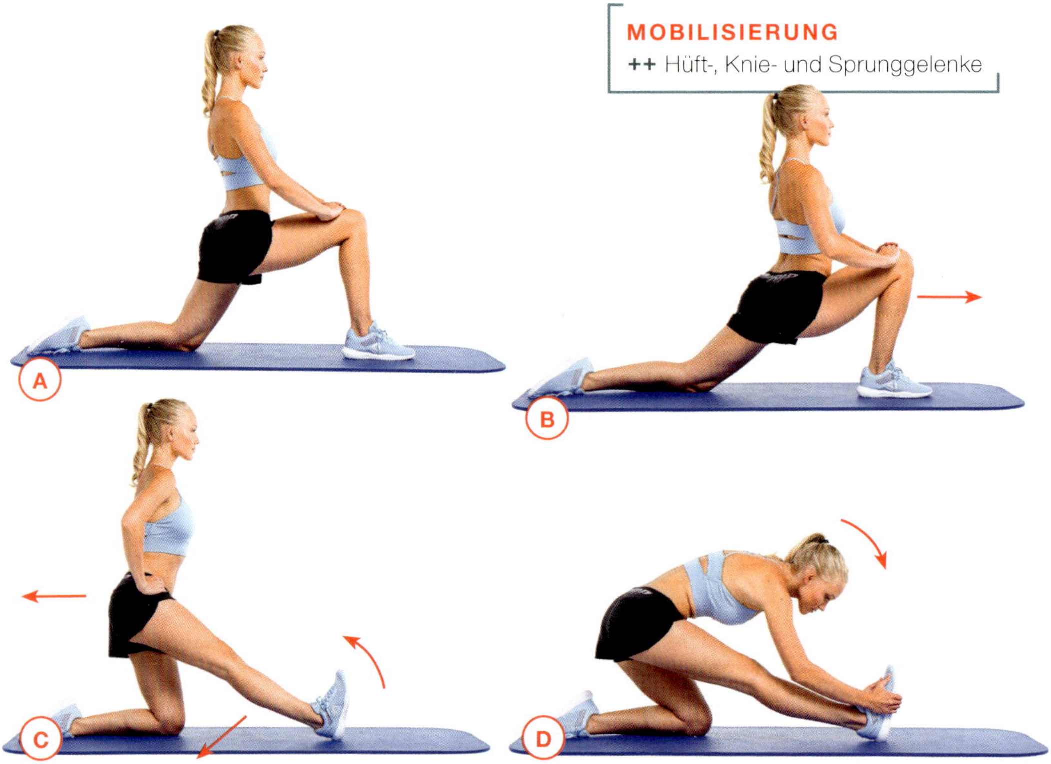

Der Bewegungsablauf. Einsteiger können das rechte Bein in Bild C–D leicht gebeugt halten.

SO GEHT'S

- Du befindest dich im rechten Ausfallschritt, mit aufrechtem Oberkörper. Das linke Bein ist mit dem Spann auf dem Boden abgelegt (A).
- Entspanne die Hüften und bewege sie nach vorne bis du eine Spannung spürst (B). Halte die Position für einen Atemzug.
- Bewege das Gesäß nach hinten. Dabei streckst du das rechte Bein, drehst den rechten Fuß, damit er mit der Ferse aufliegt, und ziehst die Zehen an (C). Greife den rechten Fuß und bewege den Oberkörper vor, bis du eine leichte Spannung an Wade, hinterem Oberschenkel und/oder unterem Rücken spürst (D). Halte die Position für einen Atemzug.
- Bewege dich in die Anfangsposition zurück und dann wieder vor, um die Übung zu wiederholen. Führe 10–15 Wiederholungen aus, in moderater Geschwindigkeit.

VARIANTE

Du kannst die Endpositionen für 2–3 Atemzüge halten.
Du intensivierst die Übung, indem du den Ausfallschritt vergrößerst.
Du kannst eine intensive statische Dehnung an das Mobilisieren anhängen. Halte die vordere Position für 30–40 Sekunden und die hintere Position für 30–60 Sekunden.

M 44 Bein vorschieben im Ausfallschritt

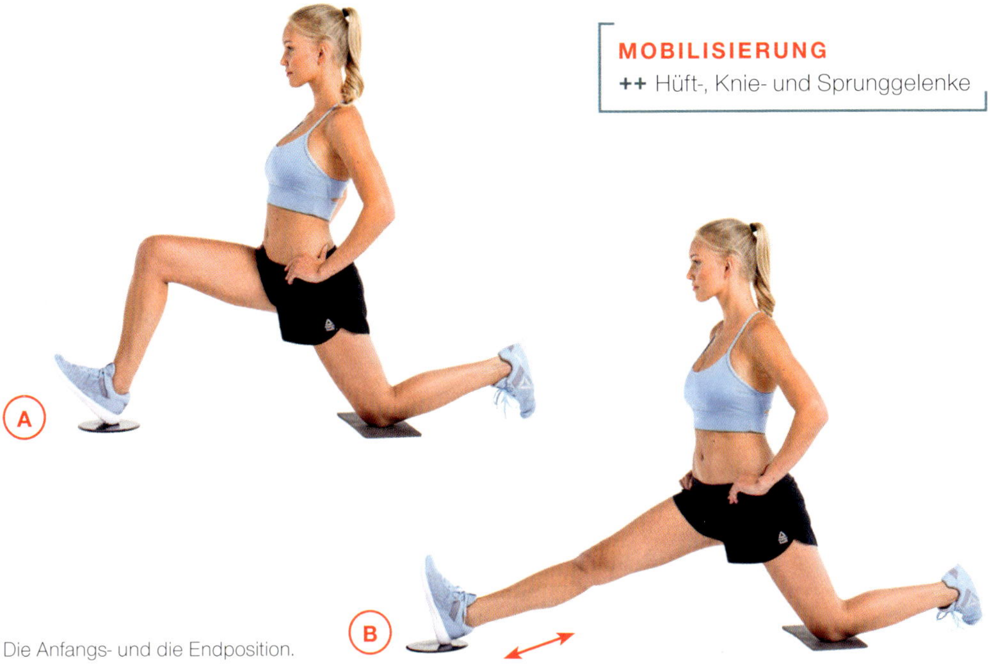

Die Anfangs- und die Endposition.

MOBILISIERUNG

++ Hüft-, Knie- und Sprunggelenke

SO GEHT'S

- Du befindest dich im rechten Ausfallschritt mit dem linken Knie auf dem Boden. Das vordere Bein und die Zehen sind angezogen. Positioniere die Ferse des Übungsbeins auf der Slide-Scheibe (A). Halte den Oberkörper aufrecht und spanne die Bauch- und Gesäßmuskulatur an.
- Schiebe das vordere Bein vor, soweit es dir kontrolliert möglich ist (B). Die Zehen bleiben angezogen. Halte die Position für einen Atemzug.
- Ziehe die Ferse wieder an, um die Übung zu wiederholen. Führe 10–20 Wiederholungen aus. Halte den Oberkörper durchgehend aufrecht und die Bauch- und die Gesäßmuskulatur aktiviert.

VARIANTE

Wenn du keine Slide-Scheibe verfügbar hast, dann nutze ein Handtuch auf glattem Boden. Du kannst die Endposition für 2–3 Atemzüge halten.

Du intensivierst die Übung, indem du den Ausfallschritt vergrößerst.

Fortgeschrittene können mit dem hinteren Bein in der Luft üben. Dabei kannst du dich an einem Gegenstand oder an der Wand abstützen, damit der Druck auf die Ferse nicht zu groß wird.

M 45 Beinrückschieben im Ausfallschritt

MOBILISIERUNG
++ Hüft-, Knie- und Sprunggelenke

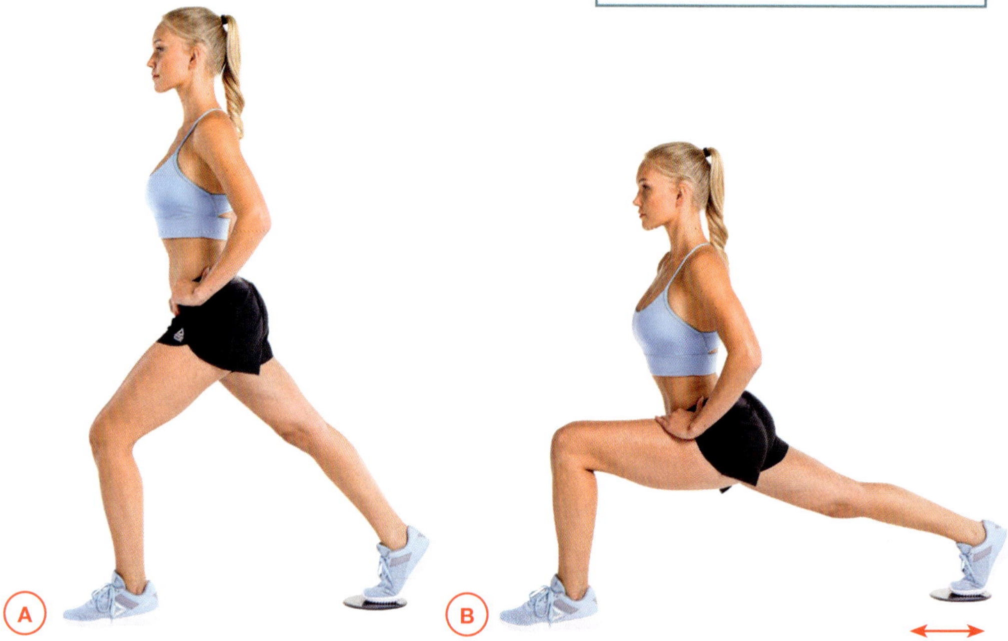

Der Bewegungsablauf.

SO GEHT'S

- Nimm einen leichten Ausfallschritt ein, der Oberkörper ist aufrecht und die Hände sind an den Hüften. Positioniere den hinteren Fußballen auf der Slide-Scheibe (A).
- Schiebe das hintere Bein zurück, um den Ausfallschritt zu vergrößern. Halte es möglichst gestreckt und lege das hintere Knie nicht ab (B). Bleibe in der Position für einen Atemzug.
- Schiebe den hinteren Fuß wieder vor und bewege dich so in die Anfangsposition zurück. Führe 10–20 Wiederholungen aus. Halte den Oberkörper aufrecht und die Bauch- und die Gesäßmuskulatur in Spannung.

VARIANTE

Hast du keine Slide-Scheibe verfügbar, dann nutze ein Handtuch auf glattem Boden.
Du kannst die Endposition für 2–3 Atemzüge halten.
Du intensivierst die Übung, wenn du das vordere Bein mit der Ferse aufstellst. Dies kann allerdings schmerzen, wenn du noch nicht genügend Mobilität entwickelt hast. Es kann hierbei starker Druck auf die Ferse entstehen. Du kannst dies etwas vereinfachen, indem du dich an der Wand oder an einem Gegenstand abstützt.

M 46 Frontspagat ausbalancieren

MOBILISIERUNG
++ Hüft- und Sprunggelenke
+ Kniegelenke

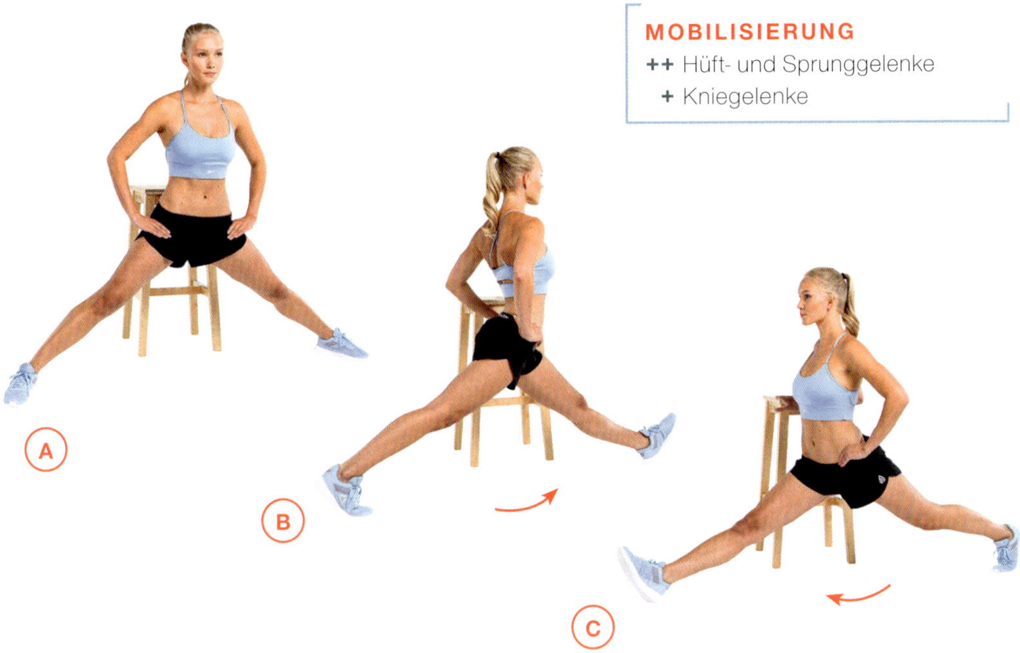

Der Bewegungsablauf: Anfangsposition und Drehungen nach links und rechts.

SO GEHT'S

- Du begibst dich so weit in den Spreizstand, dass du die Position ohne deutliche Dehnspannung halten kannst. Hinter dir steht ein Stuhl (A).
- Drehe dich nach links, die Beine sind gestreckt und die Zehen des vorderen Fußes angezogen (B). Balanciere die Position für einige Sekunden aus. Zur Unterstützung kannst du dich leicht an den Stuhl stützen.
- Drehe dich in den Spreizstand zurück und dann nach rechts. Balanciere nun diese Position für einige Sekunden aus (C).
- Führe 10–15 Wiederholungen zu jeder Seite aus. Wenn dir das Balancieren gut gelingt, dann kannst du den Spreizstand erweitern.

VARIANTE

Einsteiger können die Beine leicht gebeugt halten. Falls Knieschmerzen auftreten, dann teste, ob sie bei leicht gebeugtem vorderem Bein verschwinden. Schmerzt das Knie weiterhin, dann verzichte vorerst auf die Übung. Fortgeschrittene benötigen keine Stuhllehne und können die Hände an den Hüften halten oder zur Seite ausstrecken.
Als Option können Fortgeschrittene bereits in die tiefe Frontspagat-Position gehen, mit dem hinteren Fuß auf dem Ballen, und sich mit den Händen auf dem Boden stützen. Aus dieser Position drückst du dich mit der Kraft der Beinmuskulatur hoch und balancierst die Position aus. Diese Variante lässt sich etwas vereinfachen, indem du in der Anfangsposition die Hände auf Yoga-Blöcke stützt.

M 47 Weite Kniebeuge halten

MOBILISIERUNG
++ Hüft- und Sprunggelenke
\+ Kniegelenke

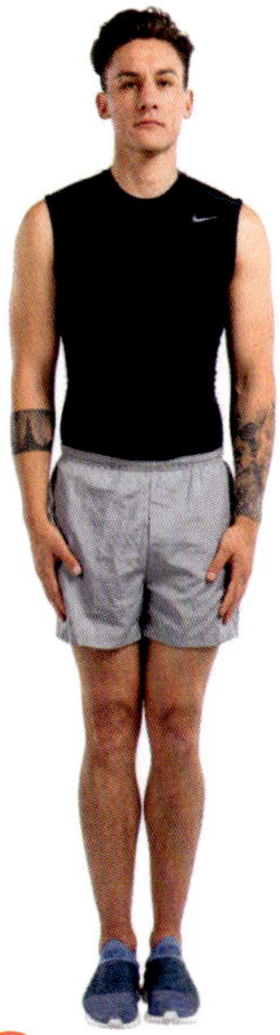

A

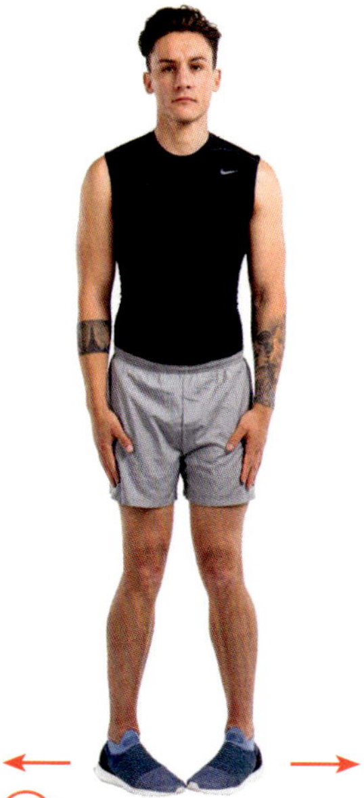

B

Aus der Anfangsposition drehst du zuerst die Fersen nach außen.

Die Endposition. Richte die Füße gleich aus und versuche etwas tiefer zu kommen.

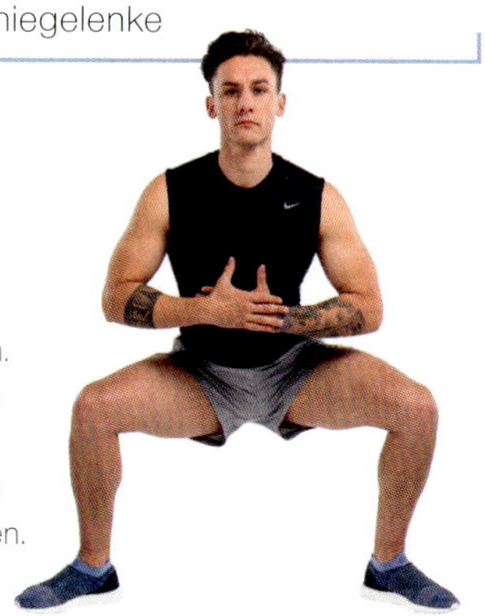

C

Die Variante für Fortgeschrittene. Versuche den Oberkörper aufzurichten.

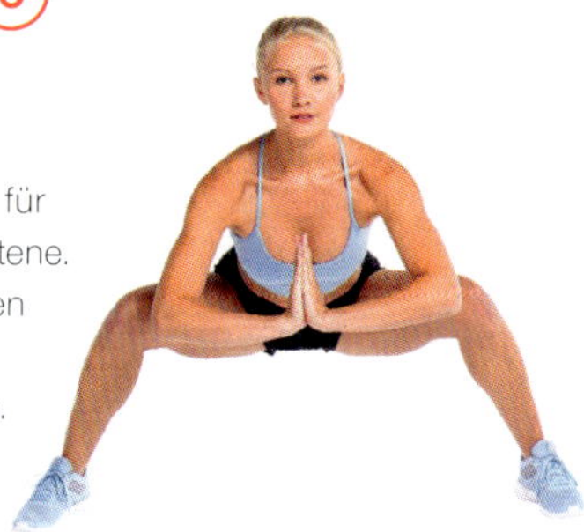

D

SO GEHT'S

Die Übung ist als »Horse Stance« bekannt.

- Du beginnst im geraden Stand, mit den Füßen aneinander (A). Mache fünf mittelgroße Fußdrehungen: Fersen nach außen (B), Zehen nach außen, Fersen nach außen, Zehen nach außen und Fersen nach außen.
- Drehe nun die Zehen gerade nach vorne oder leicht nach außen, so wie sich die Position für dich gut stabilisieren lässt.
- Atme langsam aus und senke das Gesäß nach unten hinten, der Oberkörper bleibt aufrecht. Die Hände sind zusammen (C), vorgerichtet oder an den Hüften. Wähle die Höhe so, dass Hüfte und Knie auf einer Höhe sind. Zur Überprüfung kannst du einen Stab auf die Oberschenkel legen – er muss gerade aufliegen.
- Halte die Position für 1–2 Minuten. Atme langsam und tief, halte den Oberkörper aufrecht und das Gesäß hinten. Vermeide es mit den Knien nach innen auszuweichen.
- Bewege dich wieder nach oben in die Anfangsposition, indem du abwechselnd die Zehen und Fersen nach innen drehst.

VARIANTE

Falls du leichte Knieschmerzen verspürst, dann teste, ob es hilft, wenn du die Zehen etwas weiter nach außen drehst.
Fortgeschrittene können die Haltedauer verlängern und/oder Gewicht in den Händen halten. Weiterhin können Fortgeschrittene die Position erweitern, indem sie 1–2 Fußdrehungen nach außen ergänzen (D).

M 48 Seitliche Kniebeuge im Spreizstand

MOBILISIERUNG
++ Hüft-, Knie- und Sprunggelenke

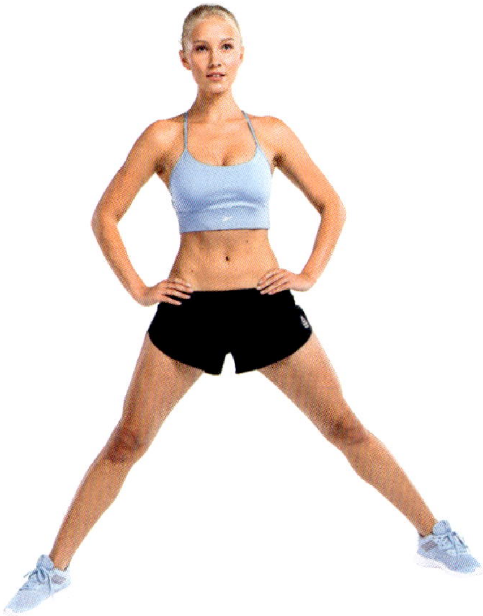

Ⓐ

Die Anfangs- und die Endposition. Zur Vereinfachung kannst du das linke Knie in Bild B noch weiter nach außen bringen.

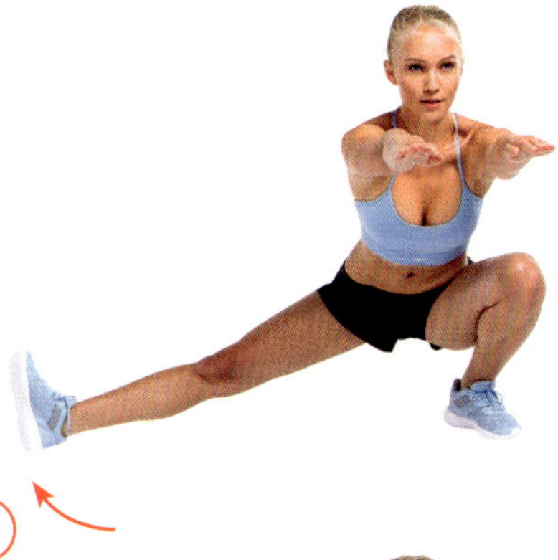

Ⓑ

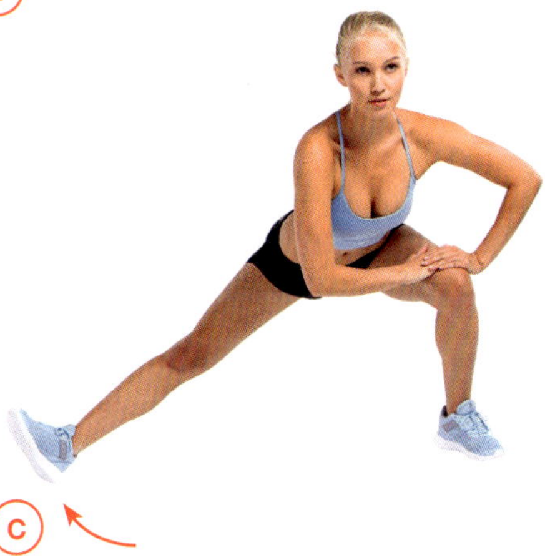

Ⓒ

Die Vereinfachung durch reduzierten Bewegungsumfang.

SO GEHT'S

Die Übung ist auch bekannt als »Kosaken-Kniebeuge«.

- Du bist im weiten Spreizstand mit aufrechtem Oberkörper, die Füße zeigen etwas nach außen Ⓐ.
- Beuge das linke Bein und schiebe das Gesäß zurück. Die Arme kannst du für besseres Gleichgewicht nach vorne strecken. In der Beugebewegung schiebst du das linke Knie nach außen und drehst das rechte Bein nach oben Ⓑ.
- Drücke dich in die Anfangsposition zurück und führe die Bewegung zur rechten Seite aus.
- Mache 10–15 Wiederholungen zu beiden Seiten. Übe mit moderater Geschwindigkeit und vergrößere dabei den Bewegungsumfang.

VARIANTE

Für besseres Gleichgewicht kannst du ein Gewicht von etwa 5 kg vor dem Körper halten, z. B. eine Kettlebell.
Zur Vereinfachung kannst du den Bewegungsumfang reduzieren Ⓒ.
Einsteiger können seitliche Kniebeugen mit geringer Tiefe machen. Zur Orientierung kannst du dazu einen Stuhl hinter dein Gesäß stellen.

M 49 Beinheben im Spreizsitz

MOBILISIERUNG
++ Hüftgelenke

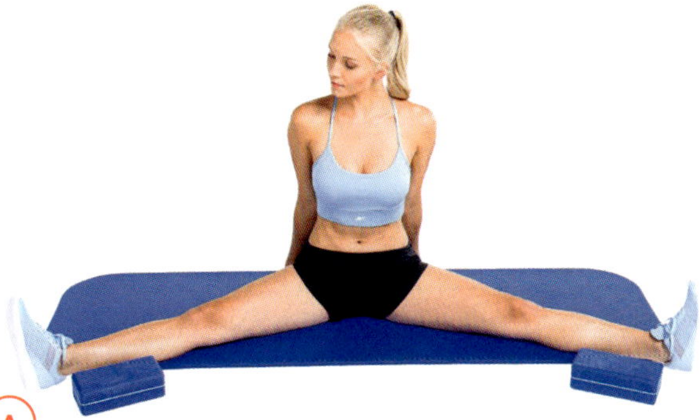

(A)

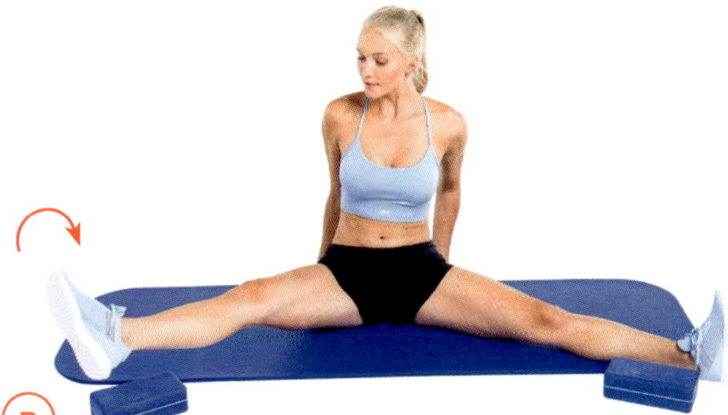

(B)

Der Bewegungsablauf beim Beinheben mit rechts.

SO GEHT'S

- Drücke zuerst im Sitz das Becken vor und spreize dabei die Beine, bis du eine leichte Dehnspannung spürst. Innen an deine Unterschenkel legst du je einen Yoga-Block (A) oder Gegenstände mit ähnlicher Höhe und Größe.
- Hebe das rechte Bein über den Block nach innen und zurück (B). Wiederhole das Beinheben für 10–15 Mal.
- Hebe das linke Bein über den Block nach innen und zurück. Wiederhole auch dies 10–15 Mal.
- Nun kannst du die Beine etwas weiter spreizen und die Übung erneut durchführen.

VARIANTE

Dies ist eine sehr effektive Übung, um die Beweglichkeit im Spreizsitz zu verbessern. Allerdings können gerade bei Einsteigern die Hüft- und vorderen Oberschenkelmuskeln stark gefordert werden und verspannen. Fühlst du das nach der Übung, dann dehne die verspannten Bereiche, bis sie wieder geschmeidig sind. Falls du bei der Übung allerdings Schmerzen hast, dann verzichte darauf, bis sich die Beweglichkeit deiner Hüften verbessert hat. Du kannst alternativ abwechselnd die Beine anheben.
Fortgeschrittene können Fußgewichte um die Unterschenkel anbringen.

M 50 Vorbewegen im Spreizsitz

MOBILISIERUNG
++ Hüftgelenke und Lendenwirbelsäule

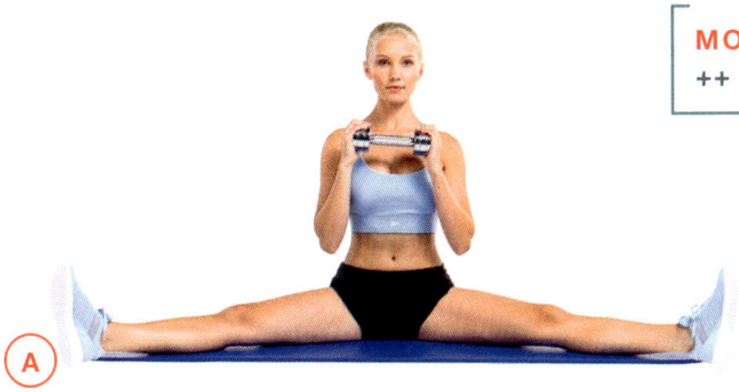

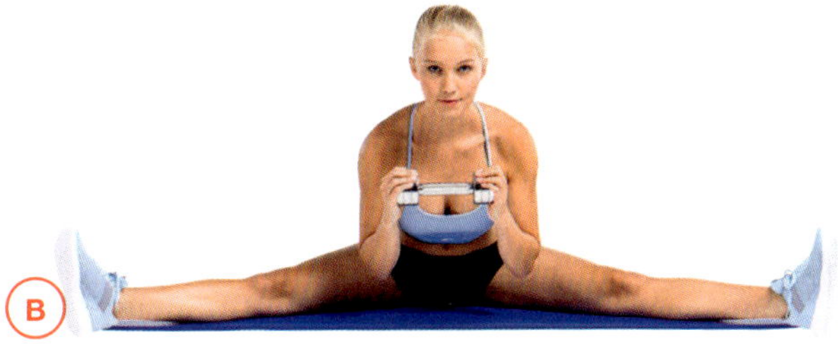

Der Bewegungsablauf.

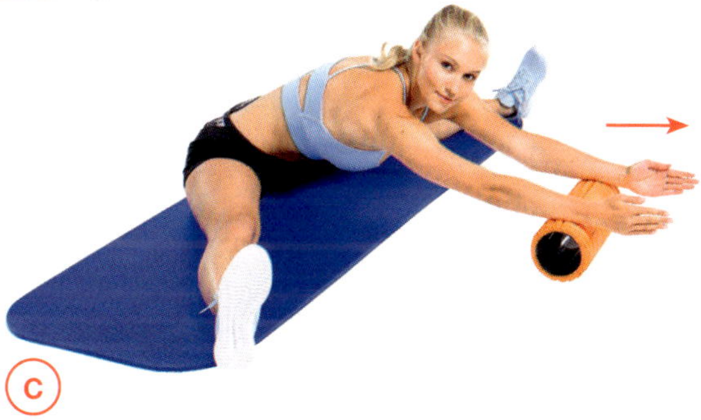

Das Rollen vor und zurück.

SO GEHT'S

Die Übung ist als »Pancake-Stretch« bekannt.

- Du sitzt mit seitlich gestreckten Beinen auf dem Boden und zwischen deinen Beinen ist eine Kettlebell, Hantel oder Hantelscheibe mit 3–20 kg abgelegt.
- Drücke zuerst das Becken vor und spreize dabei die Beine so weit, bis eine leichte Dehnspannung eintritt. Bleibe einige Atemzüge in dieser Position bis die Hüftspannung nachlässt. Hebe dann das Gewicht vor den Brustkorb (A).
- Atme langsam aus und lehne dich dabei aus der Hüfte nach vorne (B). Das Gewicht hilft dir dabei, besser aus der Hüfte nach vorne zu kommen. Halte die Position für 1–2 Atemzüge.
- Bewege den Oberkörper wieder zurück. Führe 10–15 Wiederholungen aus, übe kontrolliert und halte den Rücken gerade. Versuche bei den Wiederholungen weiter nach vorne zu kommen.

VARIANTE

Einsteiger üben mit wenig oder ohne Gewicht. Dazu können sie die Arme gestreckt vorbewegen oder verschränkt vor dem Brustkorb halten. Fortgeschrittene können alternativ die Arme auf der Faszienrolle positionieren und den Oberkörper dynamisch senken und wieder hochrollen (C).
Du kannst eine statische Dehnung anhängen, indem du in der Endposition für 30–120 Sekunden verweilst. Die Unterarme kannst du auf ein Polster oder eine Rolle abstützen.

Zone 6: Unterschenkel und Füße

M 51 Fußkreisen

MOBILISIERUNG
++ Sprunggelenke

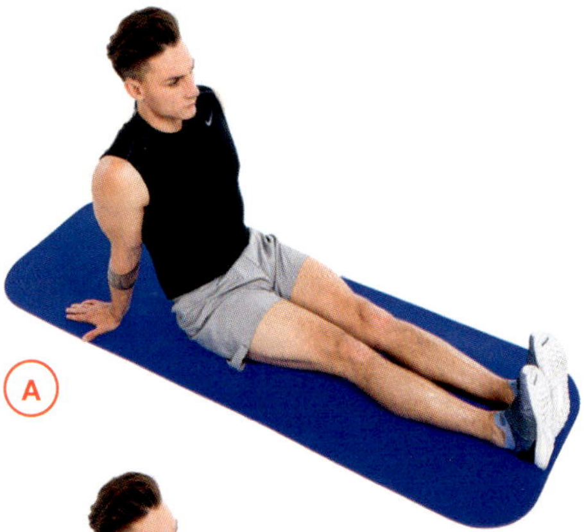

A

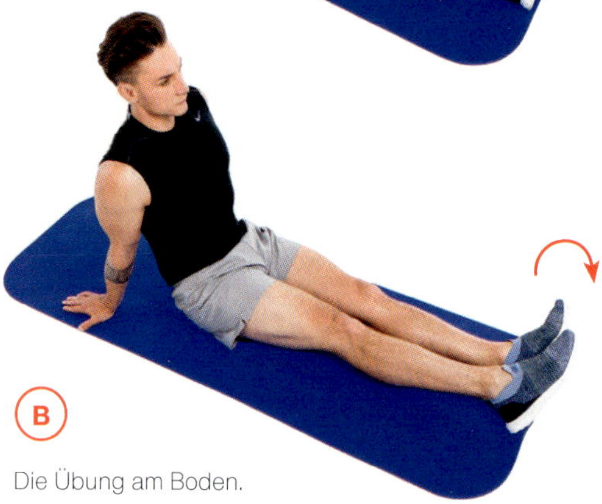

B

Die Übung am Boden.

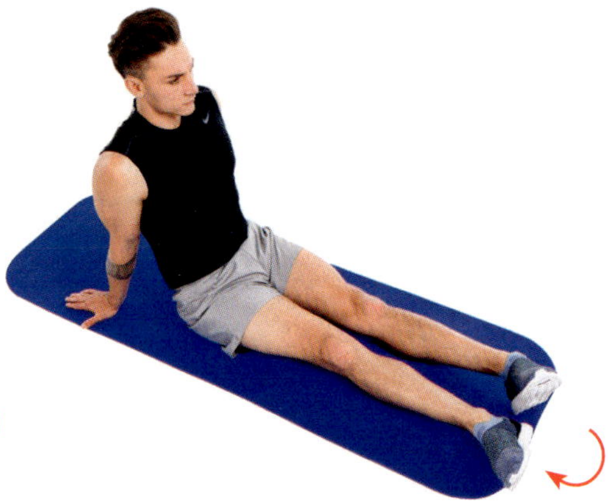

C

SO GEHT'S

- Du sitzt aufrecht auf dem Boden. Die Beine sind vorgestreckt und die Hände an den Seiten aufgestellt. Spanne die Bauchmuskulatur an.
- Führe mit den Zehen 10–15 große Kreise aus (A)–(C). Mache die Kreise zuerst langsam und werde dann etwas schneller.
- Mache die Fußkreise in die andere Richtung.
- Danach schüttelst du die Beine aus.

VARIANTE

Du kannst liegende Achten statt der Kreise durchführen.

Wenn du im Stand übst, dann halte einen Fuß vorgestreckt etwas in der Luft und kreise ihn. Fällt es dir schwer, dabei das Gleichgewicht zu halten, dann stütze dich an Wand oder einem Gegenstand ab. Danach kannst du die Zehen des Übungsfußes aufstellen und die Kreise mit der Ferse machen.

Fortgeschrittene können im Stand das Knie anziehen und es mit den Armen am Oberkörper fixieren. Nun werden in dieser Position die Fußkreise ausgeübt.

Alternativ lässt sich das Fußkreisen auf einem Stuhl sitzend ein- oder beidbeinig durchführen.

M 52 Fußwippe

MOBILISIERUNG
++ Sprunggelenke und Zehengelenke

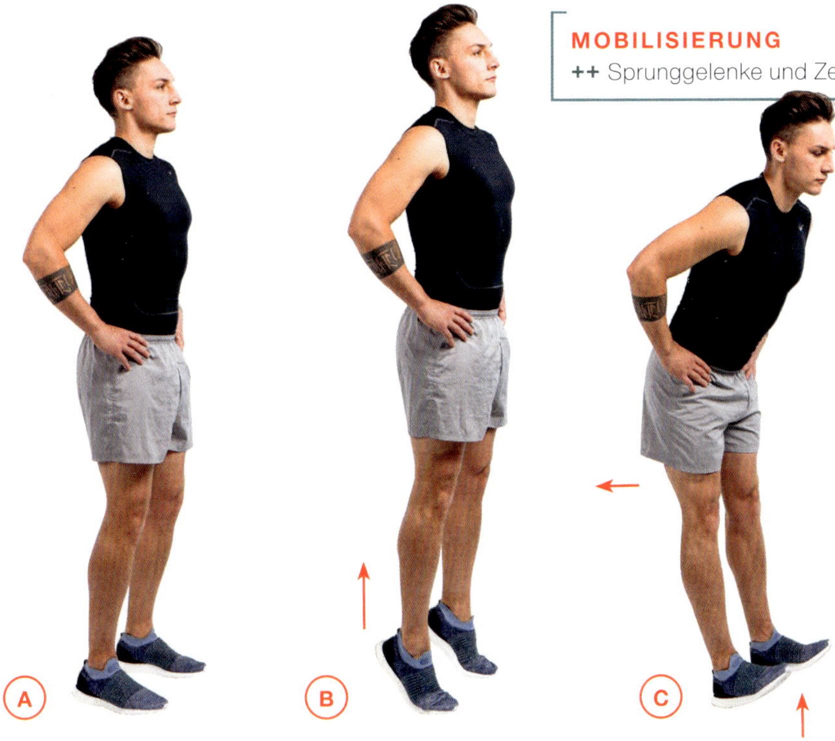

Der Bewegungsablauf beim Wippen im Stand.

SO GEHT'S

- Du stehst aufrecht im hüftbreiten Stand, die Füße zeigen nach vorne. Der Blick ist gerade nach vorne gerichtet und die Hände befinden sich an den Körperseiten (A). Spanne die Bauch- und die Gesäßmuskulatur an.
- Bewege dich gerade hoch auf die Zehen (B), mit möglichst viel Aktivität der Fußmuskulatur.
- Senke dich kontrolliert ab. Bewege dich auf die Fersen und hebe möglichst weit die Zehen an. Du kannst dazu das Gesäß zurücknehmen (C).
- Wiederhole das Wippen 10–15 Mal. Mache die Bewegung langsam und rhythmisch auf der ganzen Fußfläche.

VARIANTE

Fällt es dir schwer, das Gleichgewicht zu halten, dann kannst du dich leicht an einer Wand abstützen. Noch leichter ist es im Sitz auf einem Stuhl.

Geübte können beim Wippen nach hinten das Gesäß weit zurücknehmen, um den Bewegungsrahmen zu vergrößern, und zudem können sie das Tempo variieren.

Du kannst vorsichtig üben, mit den Füßen nach innen und außen zu wippen, d. h. bei der Bewegung nach rechts bewegt sich der rechte Fuß auf die Außenkante und der linke Fuß auf die Innenseite, und seitenverdreht. Mache das nur, wenn du die Bewegung kontrollieren kannst und es sich für dich gut anfühlt.

M 53 Fußgewölbe aufrichten

MOBILISIERUNG
++ Sprunggelenke und Zehengelenke

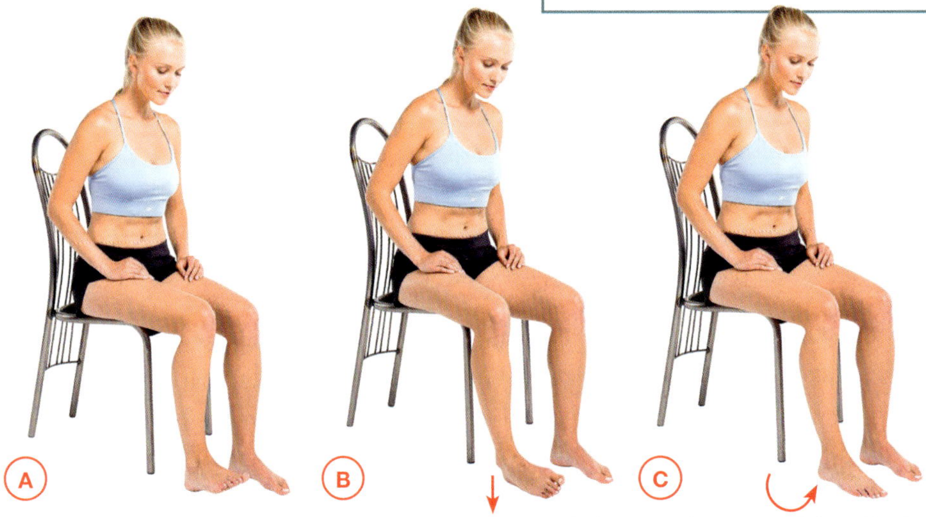

Der Bewegungsablauf beim Positionseinnehmen mit dem rechten Fuß. Danach übst du das Fußgewölbe hochzuziehen, ohne die Kontaktpunkte abzuheben.

SO GEHT'S

- Du sitzt aufrecht auf einem Stuhl, die Füße zeigen gerade nach vorne. Hebe den rechten Fuß an.
- Stelle den rechten Fuß mit der Ferse auf (A). Folge mit Fußaußenkante (B) und schließlich Fußballen (C).
- Drücke Großzehenballen, Kleinzehenballen und Ferse in den Boden. Achte besonders auf den Kontaktpunkt »Großzehenballen«. Halte den Druck aufrecht.
- Ziehe das Fußgewölbe hoch, wozu du Großzehengelenk und Ferse zueinander spannen kannst, ohne allerdings den Fußballen vom Boden zu lösen.
- Halte die Position mit Druck nach unten sowie angezogenem Fußgewölbe für einige Sekunden.
- Löse die Spannung, das Fußgewölbe sinkt wieder. Wiederhole die Übung mehrfach.

VARIANTE

Du kannst eine Stiftspitze unter das Fußgewölbe legen. Bei gesenktem Zustand berührst du den Stift, angehoben löst sich der Berührungskontakt.

Fällt dir die Wahrnehmung schwer, dann beginne wieder von vorne, indem du den Fuß anhebst und dann mit der Ferse, Außenkante und schließlich Fußballen aufsetzt.

Fortgeschrittene können mit aufgerichtetem Fußgewölbe die Zehen anheben, wobei die Großzehe auf dem Boden bleibt. Dann übst du die Großzehe abzuheben, ohne die anderen Zehen anzuheben. Falls dir das noch nicht gelingt, kannst du zu Beginn mit der Hand etwas nachhelfen. Wichtig ist dabei, dass der gesamte Fußballen weiterhin Druck auf den Boden ausübt.

M 54 Zehengreifen

MOBILISIERUNG
++ Zehengelenke

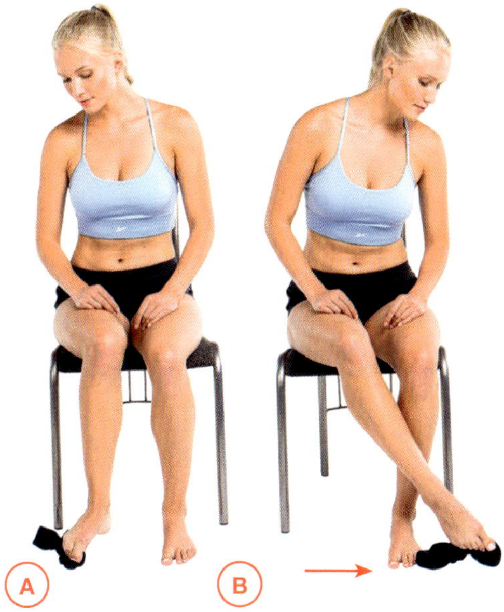

Das Sockengreifen.

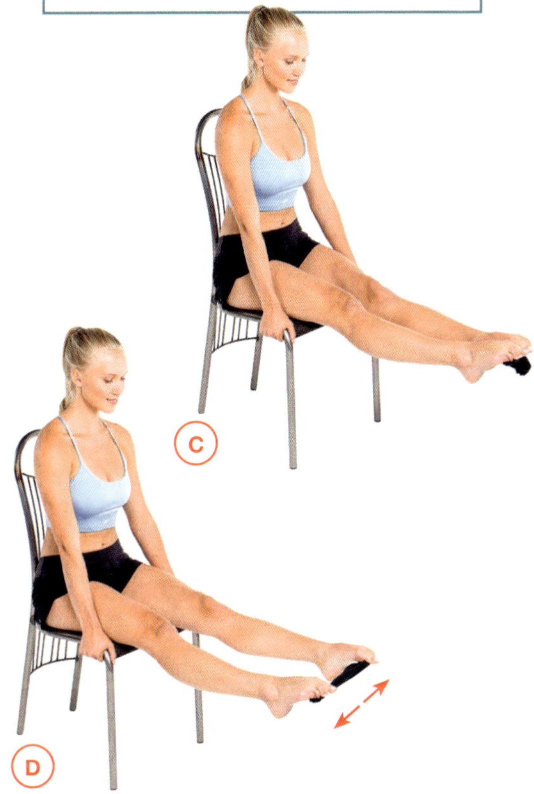

Das Sockenziehen.

SO GEHT'S

- Du sitzt aufrecht und barfuß auf einem Stuhl. Neben deinem rechten Fuß liegt eine Socke.
- Schritt 1: Greife die Socke mit dem rechten Fuß (A) und lege sie vor den linken Fuß (B). Dann greifst du die Socke mit dem linken Fuß und legst sie nach rechts. Führe mindestens 10–15 Wiederholungen aus.
- Schritt 2: Greife die Socke mit beiden Füßen und ziehe sie auseinander (C)–(D). Ändere die Zugrichtungen, übe waagrechten und diagonalen Zug. Wiederhole das 5–10 Mal.

VARIANTE

Als Option kannst du Murmeln greifen und in eine Schale legen. Schwerer wird es, wenn du einen Stift greifst und ihn nach links und rechts ablegst. Fortgeschrittene können den Stift mit einem Fuß greifen und in der Luft an den anderen Fuß übergeben.
Eine weitere Option ist es, eine Zeitung oder ein Taschentuch in kleine Schnipsel zu zerreißen. Die Füße können dazu alle Positionen einnehmen, greifen, ebenso wie am Boden entlang ziehen. Danach kannst du üben, mit den Füßen die Schnipsel zu greifen und in den Mülleimer zu werfen. Oder du faltest mit den Füßen eine Zeitung oder ein Tuch. Lege die Kanten aufeinander und drücke sie fest. Danach faltest du den Gegenstand wieder auseinander und ziehst ihn zudem auseinander.

M 55 Beinstrecken im Vierfüßlerstand

MOBILISIERUNG
++ Fußgelenke und Wirbelsäule
+ Hüftgelenke

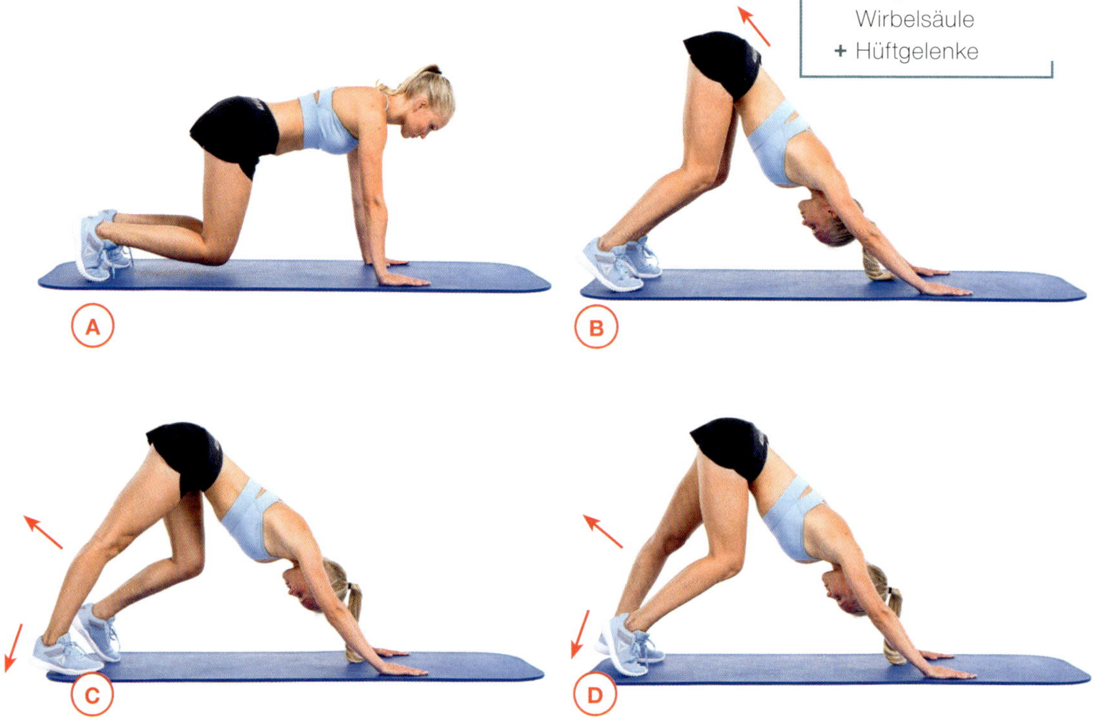

Der Bewegungsablauf.

SO GEHT'S

Die Übung ist auch als »Gehender Hund« bekannt.

- Du beginnst im Vierfüßlerstand. Die Hände sind unter den Schultern und die Füße sind nach vorne gerichtet. Die Knie sind etwas weiter als die Hüften von den Händen entfernt. Hebe die Knie etwas an (A).
- Hebe das Gesäß nach hinten oben und strecke die Arme. Der Kopf ist zwischen den Armen, die Nackenmuskulatur locker und der Blick ist nach unten gerichtet. Die Beine sind weiterhin gebeugt (B).
- Strecke das rechte Bein (C), wozu du die Ferse in Richtung Boden schiebst, bis du eine leichte Spannung spürst.
- Beuge das rechte Bein und strecke gleichzeitig das linke Bein (D), bis du die Spannung im linken Bein wahrnimmst.
- Führe langsames Beugen und Strecken der Beine aus, 10–15 Wiederholungen pro Seite.

VARIANTE

Du kannst kurz die Endpositionen halten und/oder erst alle Wiederholungen mit einem Bein ausführen, bevor du die Seite wechselst.
Nach der Mobilisierung kannst du eine statische Dehnung ergänzen, indem du beide Beine streckst, bis du die Dehnspannung spürst, und in dieser Position für 30–60 Sekunden bleibst.

M 56 Einbeinstand

MOBILISIERUNG
++ Sprunggelenke und Zehengelenke

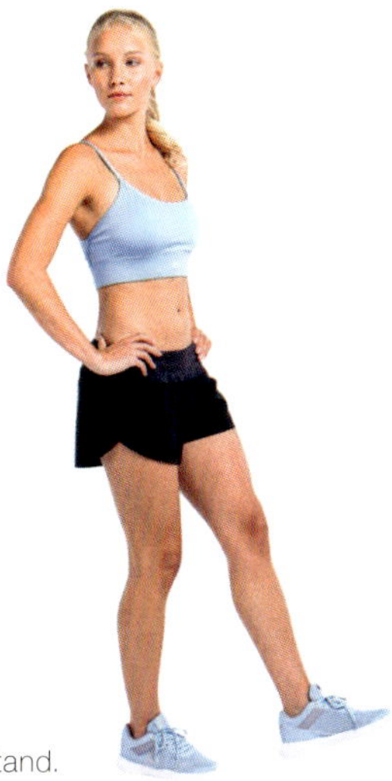

A

Der Einbeinstand.

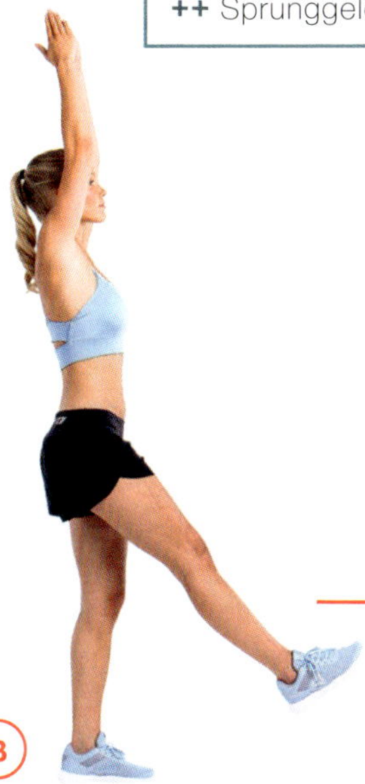

B

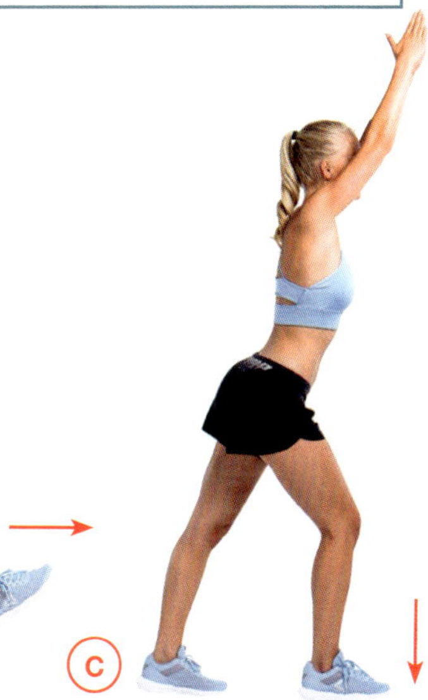

C

SO GEHT'S

- Du stehst aufrecht, die Beine sind leicht gebeugt und die Hände an den Körperseiten.
- Hebe ein Bein in die Luft und stabilisiere die Position. Belaste Ferse, Fußaußenseite und Fußballen, das Fußgewölbe ist leicht hochgezogen.
- Halte die Position für 30–60 Sekunden. Wenn deine Position stabil ist, bewegst du die Augen von links unten nach rechts oben und seitenverdreht. Gelingt dies, dann ergänze Kopfdrehen nach links und rechts (A).
- Achte darauf, dass du die Schultern gerade hast. Kontrolliere deine Position hin und wieder vor einem Spiegel.

VARIANTE

Zur Intensivierung machst du Fußkreise oder kleine Beinschwünge nach vorne, hinten und zur Seite. Auch kannst du mit geschlossenen Augen üben und dich auf einen wackeligen Untergrund wie Polster oder Therapie-Kreisel stellen.

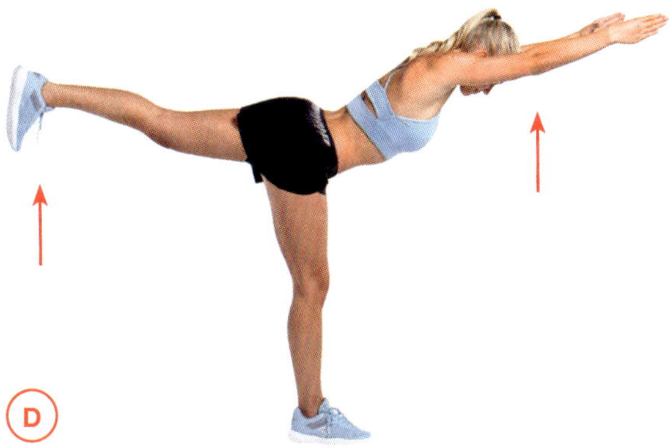

D

Der T-Stand (Bilder B–D).

Als weitere Option kannst du den »T-Stand« machen. Du beginnst im aufrechten Stand mit hochgestreckten Armen und stellst das Übungsbein vor (B)–(C). Lehne den Oberkörper nach vorne und hebe gleichzeitig das hintere Bein an, bis Oberkörper und Bein waagrecht sind (D). Dies gelingt einfacher, wenn du die Arme seitlich ausstreckst.

TEIL 4:
Das Dehntraining

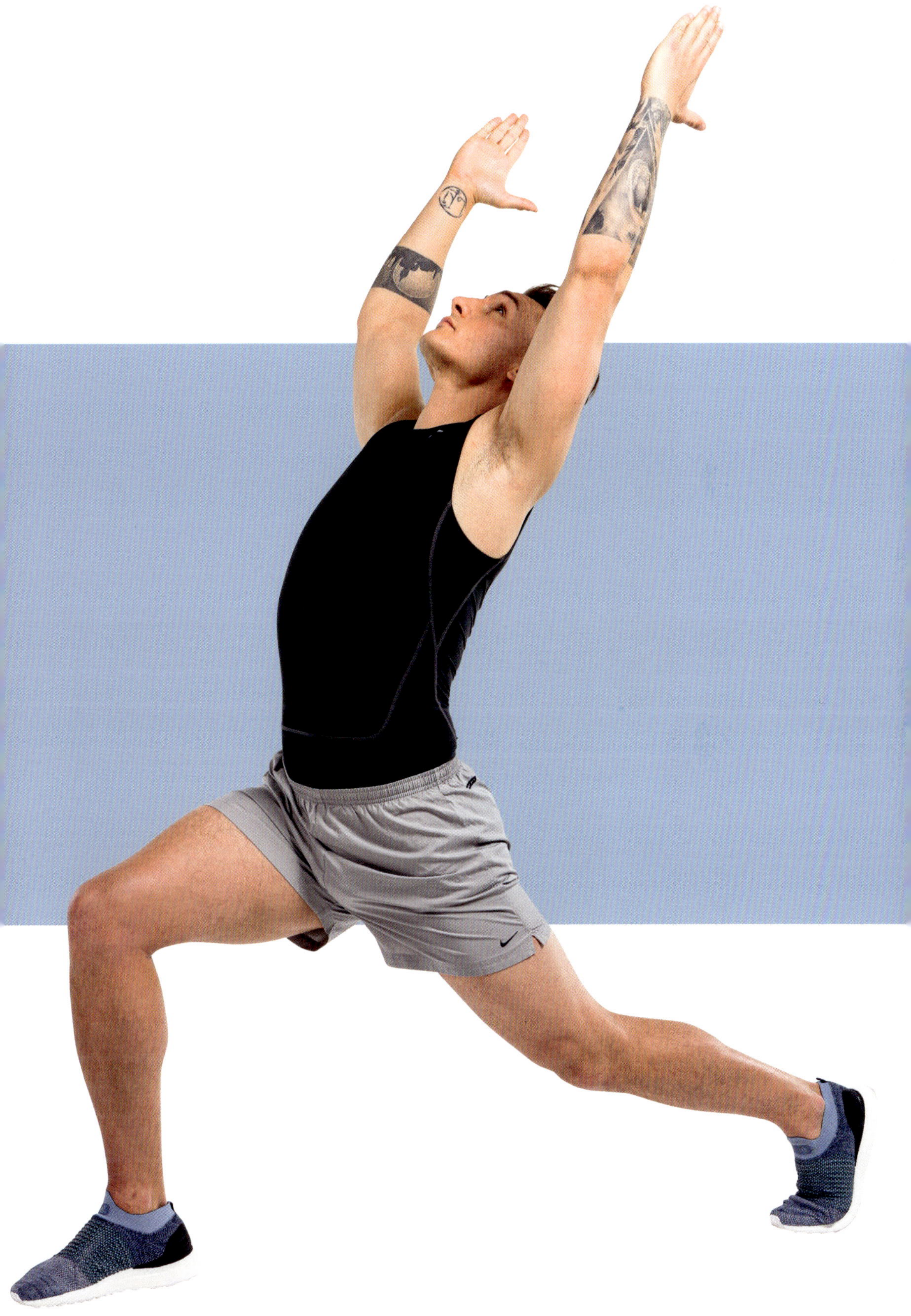

Grundlagen

Regelmäßige Dehnübungen sind wichtig, um deine körperliche Beweglichkeit zu fördern und langfristig zu bewahren. Zudem verbessern sie die Körperhaltung und fördern die Entspannung. Du lernst deine Muskulatur besser wahrzunehmen und kannst Körpersignale wie Überlastungsanzeichen frühzeitig erkennen.
Deshalb gehören Dehnübungen zum Work-out, gleich in welcher Trainingsphase du sie einsetzt.
Auf den folgenden Seiten werden dir die Grundlagen des Dehnens vermittelt, du lernst die Grundübungen sowie Varianten kennen. Wähle immer eine solche Übungsausführung, bei der du die Dehnposition als stabil empfindest und dich auf die Dehnung der Zielmuskulatur konzentrieren kannst.
Dein Dehnprogramm kann mit der Hals- und Nackenmuskulatur begonnen werden. Einige Sportler empfehlen zwar, mit den großen Muskeln, z. B. den Beinen, zu starten, viele Sportler finden es jedoch einfacher, sich auf das Dehnprogramm zu konzentrieren, wenn sie zuerst die Verspannung der Hals- und Nackenmuskulatur lösen.
Von Zeit zu Zeit solltest du dein Programm variieren und darin Übungen verändern. Generell wird sich jeder Fortgeschrittene im Laufe der Zeit ein eigenes Work-out zusammenstellen, das seinen individuellen Bedürfnissen

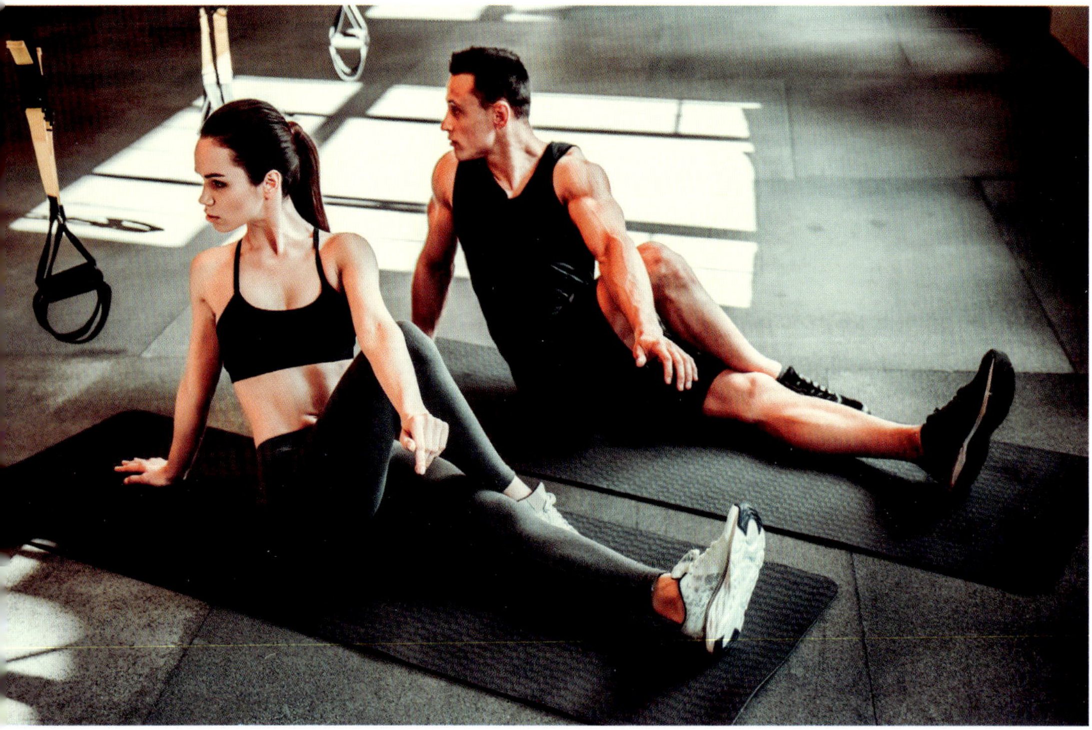

Wähle eine Position, in der du eine leichte Dehnspannung spürst und entspanne deine Muskulatur (»D 44«, Seite 195).

entspricht. Wichtig ist, dass darin alle wichtigen Muskelgruppen integriert sind. Zudem ist zu beachten, dass viele Dehnübungen mehrere Muskelgruppen gleichzeitig dehnen. Deshalb solltest du eine isolierte Dehnübung vor einer komplexen Dehnübung ausführen und zudem deine Schwachstellen zuerst dehnen. Dehne beispielsweise zuerst die Wadenmuskulatur, wenn dafür eine Übung in deinem Work-out vorgesehen ist, bevor du eine Komplexübung für die rückwärtige Beinmuskulatur machst. So vermeidest du, dass die Wadenmuskulatur die Beweglichkeit einschränkt. Ergänzende Dehnübungen findest du im Buch »Best Stretching« (2017).

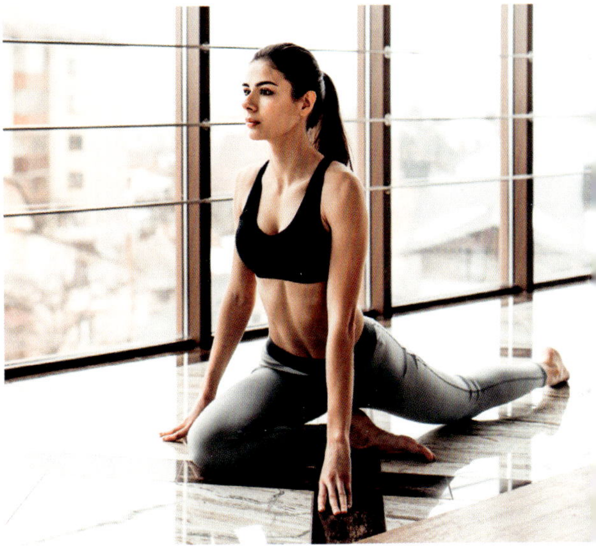

Bewege dich vorsichtig in die Dehnposition und halte diese Stellung (»D 38«, Seite 189).

Gestaltung eines Dehnprogramms

Bei deinen Überlegungen zum Programm musst du unterscheiden, wann du zu dehnen beabsichtigst: in der Aufwärmphase, Abwärmphase oder in einer separaten Trainingseinheit zur gezielten Beweglichkeitsverbesserung (Dehnen als Haupttrainingsteil beziehungsweise in Verbindung mit dem Mobilisieren und Behandeln). Zudem ist zu berücksichtigen, dass die Muskelspannung tagtäglich unterschiedlich ist und somit die Anforderungen an das Work-out variieren.

Das Dehnen in der **Aufwärmphase** hat den Zweck, lokale Verspannungen zu beseitigen und soll somit sicherstellen, dass du bei dem folgenden Fitnesstraining oder einer anderen Sportart nicht im Bewegungsrahmen eingeschränkt bist. Dazu verbleibst du in den Positionen nur jeweils maximal 10 Sekunden/3 Atemzüge (»Andehnen«).

In der **Abwärmphase** eines Trainings widmest du dich den Muskeln, die sich nach dem Hauptteil der Sporteinheit deutlich verspannt anfühlen. So stellst du sicher, dass deine Muskeln beweglich bleiben und langfristig keine Muskelverkürzungen entstehen.

Falls der Hauptteil nicht sehr intensiv war, dann kannst du in der **Abwärmphase** zuerst 1–3 intensive Dehnübungen ausführen zur gezielten Verbesserung der statischen Beweglichkeit, bevor du das Training mit leichten Dehnungen beendest.

Beabsichtigst du, als **Haupttrainingszweck** deine Dehnfähigkeit umfangreich zu verbessern, dann musst du eigenständige Trainingseinheiten planen, in denen du ausführlich dehnst. Zudem bietet es sich an, Mobility-Übungen und Rollmassagen in dieser Trainingseinheit einzubinden. Auch für das spezielle Dehntraining musst du den Körper erwärmen, entweder erfolgt dies beim Mobilisieren oder du machst 5–10 Minuten lang eine Aufwärmübung. Im Hauptteil dehnst du alle Muskelgruppen und dabei deine Schwachstellen besonders intensiv. Nutze eine der hier vorgestellten Dehnmethoden und halte dabei die Dehnpositionen mindestens 20 Sekunden (mindestens 7 Atemzüge). Vermeide es, im Schmerzbereich zu trainieren. Du kannst ein Ganzkörperprogramm nutzen, bei dem du gegebenenfalls Übungen für persönliche Schwachstellen ergänzt. Plane für das gezielte Dehntraining, einschließlich Auf- und Abwärmphase eine Dauer von 60–90 Minuten ein. Du erreichst schnelle Erfolge in deinen Dehnpositionen, wenn du dich so mindestens zweimal wöchentlich intensiv dehnst. Auf den Seiten 208–209 ist ein Ganzkörper-Programm vorgestellt, dass du an deine Bedürfnisse anpassen kannst. Als erfahrener Fitnesssportler kannst du in der jeweiligen Übungseinheit ein Programm nutzen, das auf die spezifischen Anforderungen ausgerichtet ist.

Dehnmethoden

Hier werden zwei effektive statische Dehnmethoden (Halten der Endposition) vorgestellt sowie eine dynamische Variante (kleine, wippende Bewegungen). Für einen Atemzug wird eine Dauer von etwa 3 Sekunden angenommen.

• Dehnmethode 1: »Entspannen – Erweitern«

Bei dieser statischen Methode nimmst du eine Position ein, in der du einen leichten Reiz spürst. Halte diese Position zirka 20 Sekunden und entspanne bewusst deine Muskulatur, damit die Dehnspannung nachlässt. Dazu kannst du lautlos auf 7 Atemzüge oder 20 Sekunden zählen. Dann kannst du die Position erweitern, bis du einen erneuten Dehnreiz spürst. Du kannst dies wiederholen, wobei die mögliche Erweiterung immer geringer wird, bis nahezu keine mehr erkennbar ist. Nach der Dehnung bewegst du dich vorsichtig aus der Dehnposition heraus.
Du musst dich in der Dehnposition wohlfühlen und entspannen können, damit das Gewebe und die Muskulatur nachgeben und weicher werden. Lass deinem Körper ausreichend Zeit und sinke beim Ausatmen in die Dehnposition hinein.

Wenn du die Dehnmethode in einer **eigenständigen Trainingseinheit** zur Verbesserung der Beweglichkeit nutzt, dann halte die Dehnpositionen wie beschrieben und erweitere diese mehrfach. Auch beim **Dehnen nach der Sporteinheit** kannst du die Dehnpositionen erweitern, vorausgesetzt, deine Muskulatur ist nicht bereits sehr müde und neigt nicht zu Krämpfen.
Dehnst du dich hingegen beim **Aufwärmen**, dann halte die Dehnposition nur etwa 10 Sekunden (3 Atemzüge), was als »Andehnen« bezeichnet wird. Erweitere die Position nicht mehr, um eine Verringerung des Muskeltonus und somit eine Reduktion der Leistungsfähigkeit zu vermeiden.

- Bringe den Muskel langsam in eine Position, in der du einen leichten Dehnreiz spürst.
- 1. Dehnphase: Halte die Position zirka 20 Sekunden (7 Atemzüge). Beim Aufwärmen (Andehnen), gleich in welcher Sportart, erfolgt das Halten nur für maximal 10 Sekunden (3 Atemzüge).
- 2. Dehnphase: Erweitere die Dehnung, bis du eine erneute Spannung spürst. Halte diese Position für mindestens 20 Sekunden (7 Atemzüge).

Beim Aufwärmen kannst du auf die zweite Dehnphase verzichten.

- Löse dich vorsichtig aus der Dehnung.

TIPP

Zur gezielten Beweglichkeitsverbesserung, z. B. für die Brustmuskulatur, kannst du die Übungsdauer auf 2–3 Minuten verlängern. Manche Trainer empfehlen Haltedauern für große Muskelgruppen wie die innere Oberschenkelmuskulatur von bis zu 5 Minuten. Wenn die Dehnspannung nachlässt, wird die Position immer etwas erweitert bis zum neuen Dehnreiz.

• Dehnmethode 2: »Anspannen – Entspannen – Erweitern«

Bei dieser statischen Dehnmethode nimmst du eine Position mit leichter Dehnspannung ein. Spanne nun die zu dehnende Muskulatur mit mittlerer Intensität gegen einen Widerstand, ohne dabei die Position zu verändern. Als Widerstand kannst du eine Wand, eine Stange, den Boden oder den Trainingspartner nutzen. Du kannst die Spannung alternativ gegen einen imaginären Widerstand aufbauen. Halte die Spannung mit mittlerer Intensität für etwa 6 Sekunden (2 Atemzüge). Von kürzeren Anspannungen mit voller Intensität ist abzuraten, da daraus eine erhöhte Verletzungsgefahr resultiert. Nun entspannst du die aktivierte Muskulatur für etwa 3 Sekunden (1 Atemzug), ohne die Position zu verlassen. Danach intensivierst du die Position, bis du wieder einen leichten Dehnreiz spürst, und wiederholst das »Anspannen, Entspannen und Erweitern«.
Beim **Aufwärmen** kannst du die Dehnposition einmal intensivieren, in der **Abwärmphase** sowie im **Dehntraining** kannst du dies mehrfach ausführen. Du wirst feststellen, dass bei jedem Durchgang die mögliche Erweiterung der Position geringer wird, bis schließlich nahezu keine mehr erkennbar ist.

- Bringe den Muskel langsam in eine Position, in der du einen leichten Dehnreiz spürst.
- 1. Dehnphase: Spanne den zu dehnenden Muskel zirka 6 Sekunden (2 Atemzüge) mit mittlerer Intensität gegen einen realen oder imaginären Widerstand, ohne die Gelenkstellung zu verändern.
- Entspanne den Muskel etwa 3 Sekunden (1 Atemzug), ohne die Position zu verlassen.
- 2. Dehnphase: Erweitere die Dehnung, bis du einen erneuten Reiz spürst und halte diese Stellung für wenige Sekunden (1–2 Atemzüge).

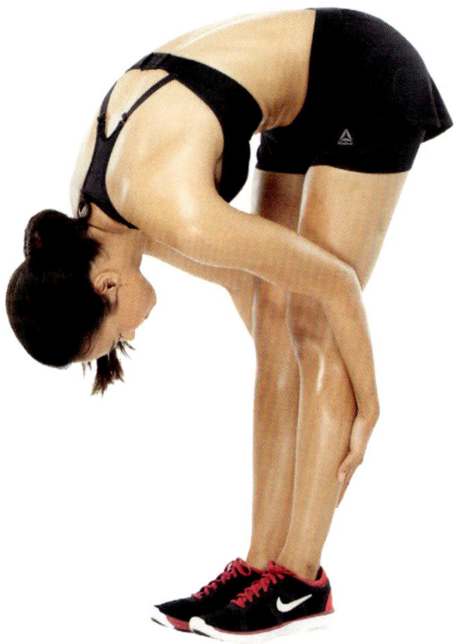

Dehnmethode 2: Wenn du in dieser Position, den Oberkörper weiter beugen willst, spannst du den unteren Rücken für etwa 6 Sekunden (2 Atemzüge) nach oben und gleichzeitig die Beinrückseiten nach hinten, ohne jedoch die Position zu verlassen. Dann löst du die Spannung, bleibst aber weiterhin in dieser Position. Nun atmest du aus und kannst dich weiter vorbeugen. Der Effekt hängt davon ab, wie gut es dir gelingt, dich aufs Anspannen und Entspannen zu konzentrieren.

- Führe erneut die Anspannung, Entspannung und Erweiterung aus.
- Löse dich vorsichtig aus der Dehnung und lockere die aktivierte Muskulatur.

TRAININGSTIPP

Fühle, wo genau der Dehnreiz erfolgt. Nun spannst du die gereizte Muskelgruppe an. Die Spannung erfolgt entgegen der Richtung, in welcher du deinen Körper bewegst. Eine tatsächliche Bewegung des Gelenks erfolgt dabei nicht. Wenn du stattdessen beim Anspannen den Körper in die Richtung der Anfangsposition zurückbewegst, ist es anschließend nicht möglich, eine Erweiterung der Dehnposition vorzunehmen. Führe die Übung entsprechend der Beschreibung für 1–3 Minuten aus. Beabsichtigst du eine schnelle Beweglichkeitsverbesserung der inneren und/oder hinteren Oberschenkelmuskulatur dann kannst du die entsprechende Übung auf bis zu 5 Minuten Übungsdauer verlängern.

TRAININGSTIPP: FÜR FORTGESCHRITTENE

Wenn du bereits seit einiger Zeit diese Dehnmethode nutzt und dich auf einem Leistungsplateau befindest oder wenn du deine Dehnfortschritte forcieren willst, dann kannst du die Anspannungsphase intensivieren. Dazu spannst du den Muskel mit voller Intensität 10–20 Sekunden (3–7 Atemzüge) an. Beachte, dass du die vollständige Spannung über einige Sekunden hinweg aufbauen musst, um das Verletzungsrisiko minimal zu halten. Bei dieser Variante kannst du die Entspannungsphase auf etwa 6 Sekunden (2 Atemzüge) verlängern.

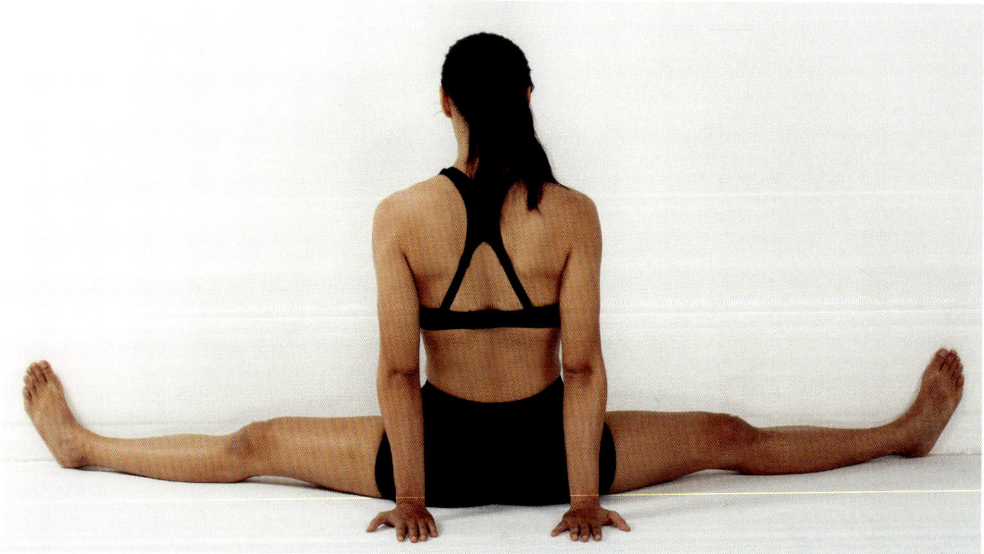

Willst du deinen Spreizsitz vergrößern, dann spanne die Fußinnenseiten gegen eine Wand für etwa 6 Sekunden (2 Atemzüge). Dann löst du die Spannung, ohne die Position zu verlassen. Nun kannst du dich beim Ausatmen weiter in den Spreizsitz schieben.

• Dehnmethode 3: »Dynamisches Dehnen«

Auch dynamisches Dehnen kannst du im Beweglichkeitstraining einsetzen. Es gilt als besonders effektiv, um den Körper auf Bewegungen mit großer Amplitude vorzubereiten. Beim dynamischen Dehnen führst du kleine, behutsame, rhythmische Bewegungen in eine Position mit leicht spürbarer Dehnspannung aus. Es empfiehlt sich, dass du vor dem Ausführen von dynamischen Dehnungen deinen Körper zuerst erwärmst. Ansonsten ist die Methode mit dem Risiko verbunden, über einen leichten Dehnreiz hinaus zu federn und sich somit zu verletzen. Die Methode wird deshalb vorwiegend von Fortgeschrittenen genutzt, die bereits eine gute Körperwahrnehmung entwickelt haben.

- Nimm eine Position mit einer kleinen Dehnspannung ein. Vollziehe von dieser Position kleine federnde Bewegungen aus der Dehnposition heraus und wieder zurück in eine etwas tiefere Dehnposition hinein.
- Führe 5–10 federnde Wiederholungen aus, wobei du versuchst, die Dehnposition zu erweitern, bis du deine maximale Bewegungsamplitude erreicht hast.
- Löse dich vorsichtig aus der Dehnung und lockere die Muskulatur.

INFO

Diese Methode wird in den Übungsbeschreibungen nicht extra erklärt, da sie dem Einnehmen der Anfangsposition bei den Dehnübungen entspricht. Von dieser Position wird etwas nachgegeben und dann wieder leicht in die Dehnung gefedert.

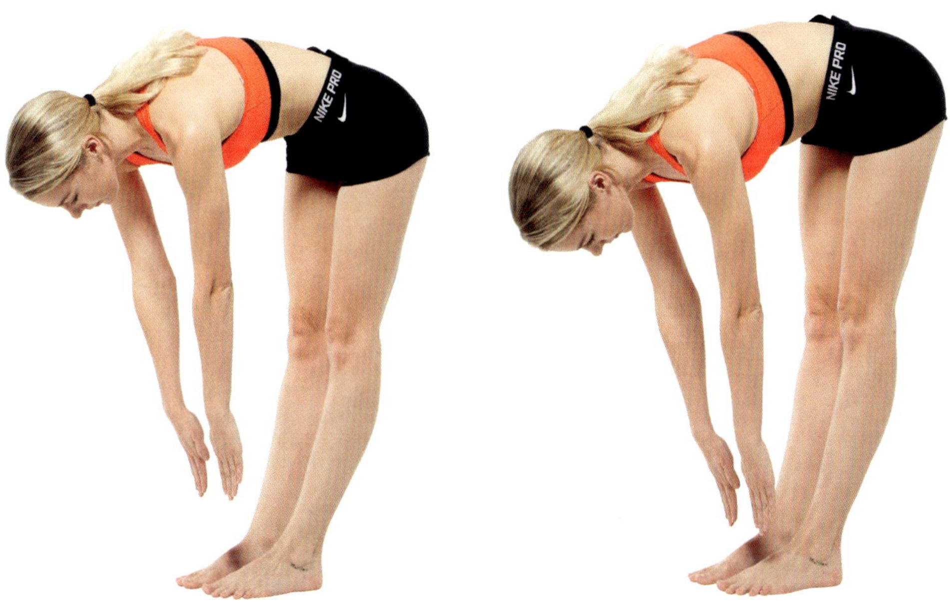

Aus der Anfangsposition federst du vorsichtig tiefer.

Trainingsempfehlungen

Dehnen ist kein sportlicher Wettkampf. Du musst dich dabei wohlfühlen und entspannen können. Führe regelmäßig Dehnübungen aus, um deine Beweglichkeit langfristig zu erhalten beziehungsweise zu verbessern. Um Verbesserungen in den Dehnpositionen zu erreichen, solltest du mindestens zweimal wöchentlich intensiv die Muskulatur dehnen. Nur mit regelmäßigem Dehnen vergrößert sich die Beweglichkeit. Wird hingegen die Pause zwischen zwei Trainingseinheiten zu lang, dann nimmt die Beweglichkeit des Körpers wieder ab.

TIPP: Korrekter Stand

Es ist wichtig, dass du jede Übung aus einer korrekten Anfangsposition heraus ausführst. Für eine Übung im Stand stellst du dich aufrecht hin. Die Füße sind parallel und hüftbreit auseinander, die Knie sind leicht gebeugt. Spanne das Gesäß und den Bauch an. Das Brustbein ist nach vorne oben gestreckt und die Schultern sind etwas nach hinten unten gezogen. Lege die Arme locker an die Oberschenkel und richte den Kopf gerade nach vorne. Vermeide ein Hohlkreuz und achte darauf, dass sich die Schultern auf gleicher Höhe befinden.

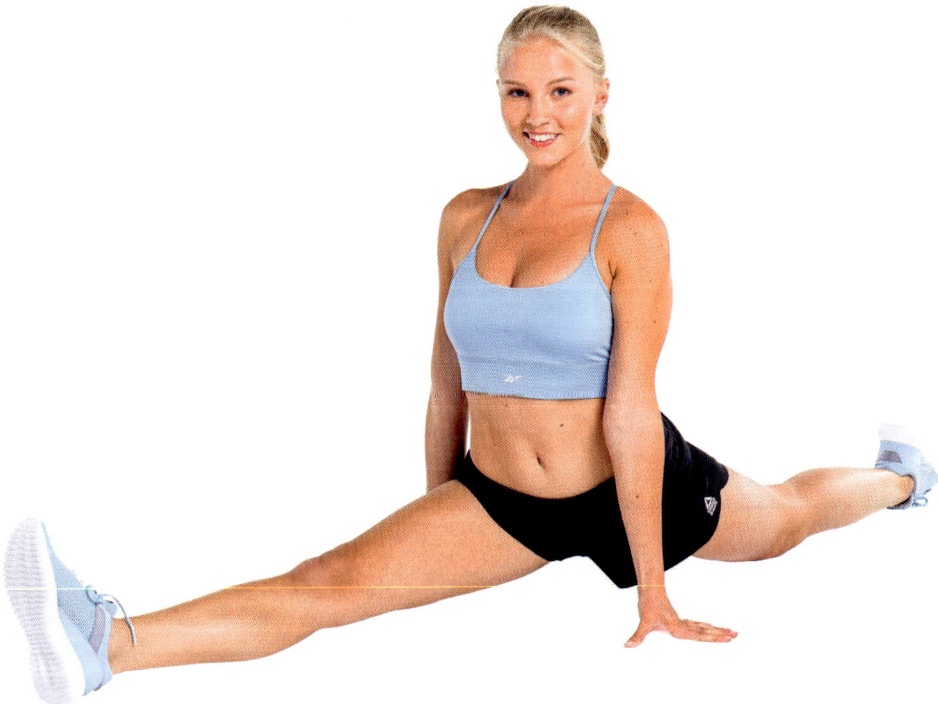

Entspanne und atme gleichmäßig, während du dich in der Dehnposition befindest (»D 36«, Seite 187).

• Stabile Anfangsposition und langsame Bewegungen

Beginne in einer stabilen Anfangsposition, damit du dich vollständig auf die Dehnung konzentrieren kannst. Besonders bei einer hohen Dehnintensität kann ein unsicherer Stand dazu führen, dass du die optimale Position überschreitest und dich verletzt. Bewege dich langsam in die Dehnposition hinein, um die richtige Position zu finden. Ruckartige Bewegungen können zu Verletzungen führen. Löse dich anschließend ebenso vorsichtig wieder aus der Dehnung.

• Korrekt dehnen ohne Schmerzen

Dein momentanes Leistungsvermögen entscheidet über die Dehnposition. Versuche nicht, die gleiche Position wie die Darsteller auf den Bildern einzunehmen, denn jeder hat andere körperliche Voraussetzungen. Zudem stellt sich deine Beweglichkeit tagtäglich etwas unterschiedlich dar; so kann es sein, dass du in einer vorherigen Trainingseinheit bereits eine intensivere Position erreicht hast. Nutze die für dich momentan geeignete Dehnposition. Vermeide es, eine Dehnposition mit Gewalt erreichen zu wollen. Bei Schmerzen musst du umgehend die Dehnposition verringern, da sich Muskeln und Gewebe ansonsten verhärten. Deine Beweglichkeit verbessert sich, indem du den entspannten Muskel langsam an die neue Position gewöhnst und dies regelmäßig übst.

• Gleichmäßig atmen

Nachdem du die richtige Dehnposition gefunden hast, konzentrierst du dich auf den zu dehnenden Muskel. Atme gleichmäßig und nimm wahr, wie die Muskelspannung nachlässt. Die Erweiterung der Dehnposition nimmst du bei einer Ausatmung vor.

• Bewusst und konzentriert dehnen

Spüre in deinen Körper hinein und nimm Dehnung und Entspannung bewusst wahr. Achte darauf, an welcher Körperpartie du die Dehnung spürst. Teste, wie dein Körper auf statische und wie auf dynamisch federnde Dehnungen reagiert. Prüfe kleine Positionsänderungen, indem du z. B. Fuß oder Hand leicht drehst und mache dir bewusst, wie du die Dehnung nun wahrnimmst.

INFO: Durchführung der Dehnübungen

Auf den folgenden Seiten findest du wichtige Übungen für das Beweglichkeitstraining. Du kannst einzelne Übungen nutzen, um eine Verspannung zu beseitigen, oder du führst ein Work-out für den ganzen Körper aus.

Die Pfeile auf den Übungsbildern zeigen die Bewegungsrichtung. In der Anfangsposition nimmst du die Position ein, in der du einen leichten Dehnreiz spürst. Wende nun die Dehnmethode »Entspannen – Erweitern«, »Anspannen – Entspannen – Erweitern« oder »Dynamisches Dehnen« an. Auch wenn eine Übung nur für eine Seite beschrieben ist, gilt es beide Körperseiten zu dehnen.

Zone 1: Kopf, Hals und Nacken

D 1 Kopfschieben nach vorne unten

DEHNUNG

++ Hals- und Nackenmuskulatur

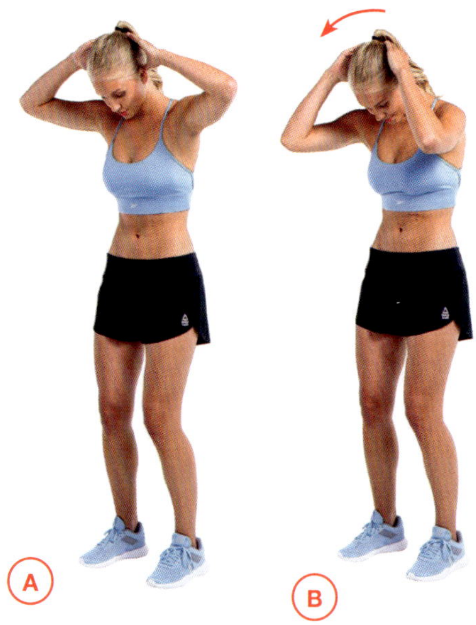

Der Bewegungsablauf.

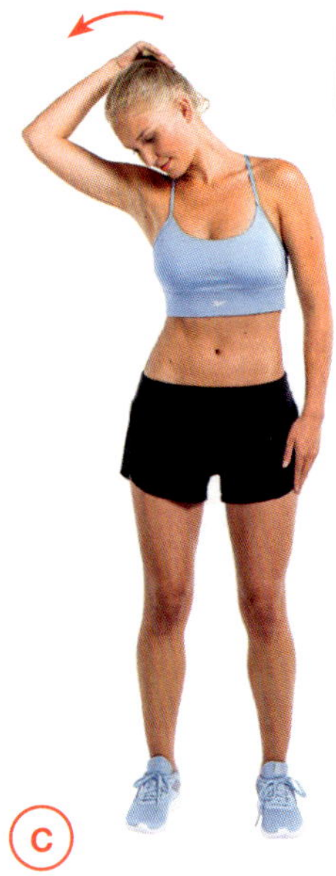

Der Zug nach rechts unten.

SO GEHT'S

- Du stehst aufrecht und hast die Hände auf den Hinterkopf gelegt.
- Beuge langsam den Kopf nach vorne (A), bis du einen leichten Dehnreiz in der Nackenmuskulatur spürst. Achte darauf, dass die Schultern hinten unten bleiben.
- Halte die Position, entspanne die Muskulatur und atme gleichmäßig (Dehnmethode 1, Seite 146–147).
- Wenn die Dehnspannung nach einigen Sekunden (langsamen Atemzügen) nachlässt, drückst du vorsichtig mit den Händen den Hinterkopf weiter nach vorne unten (B).

A-E-E-METHODE

Beim »Anspannen – Entspannen – Erweitern« (Dehnmethode 2, Seite 147–148) nimmst du die Dehnung ein und spannst deinen Hinterkopf gegen die Handflächen, ohne die Kopfposition zu verändern. Dann entspannst du kurz die aktivierte Muskulatur, wobei du die Position bewahrst. Schließlich drückst du den Kopf weiter nach vorne unten (B).

VARIANTE

Du kannst die Kopfbewegung vorsichtig federnd ausführen (Dehnmethode 3, Seite 149), sowie die Übung mit einer Drehung kombinieren. Bewege das Kinn diagonal nach unten, greife auf den Hinterkopf und ziehe den Kopf vorsichtig weiter nach unten (C).
Die Übung lässt sich auch aufrecht auf einem Stuhl sitzend üben.

D2 Kopfneigen zur Seite

DEHNUNG
++ Hals- und Nackenmuskulatur

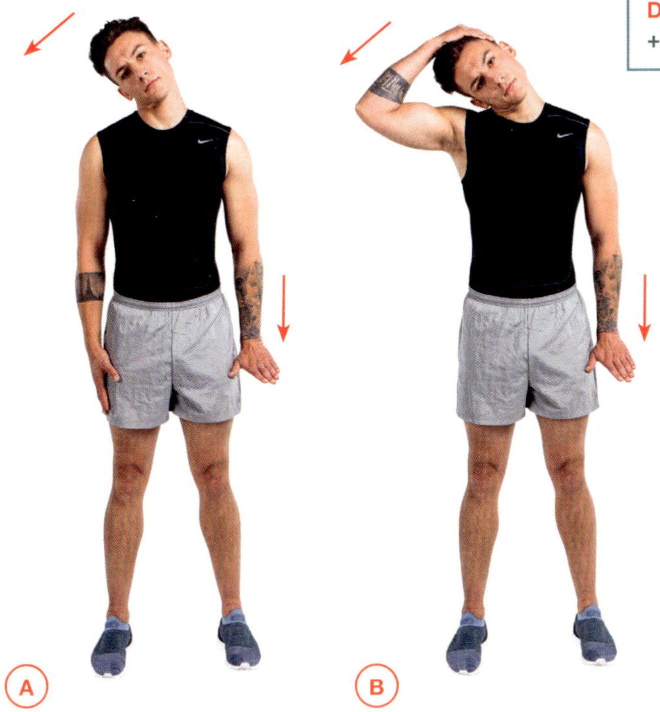

Kopfneigen nach rechts.

SO GEHT'S

- Du stehst aufrecht und der Kopf ist zur rechten Seite geneigt.
- Ziehe langsam den linken Arm nach unten (A), bis du einen leichten Dehnreiz in der linken Nackenseite spürst. Vermeide es dabei, die linke Schulter hochzuziehen.
- Halte die Position, entspanne die Muskulatur und atme gleichmäßig.
- Wenn die Dehnspannung nach einigen Sekunden nachlässt, greifst du mit dem rechten Arm über den Kopf und ziehst ihn weiter seitlich nach unten (B).

A-E-E-METHODE

Beim »Anspannen – Entspannen – Erweitern« greifst du mit der rechten Hand über den Kopf und spannst die linke Kopfseite gegen die Handfläche, ohne dabei die Kopfstellung zu verändern. Dann entspannst du kurz die aktivierte Muskulatur, wobei du die Position bewahrst. Schließlich ziehst du den Kopf weiter nach unten (B).

VARIANTE

Du kannst das Kopfneigen vorsichtig wippend ausführen (Dehnmethode 3).
Du kannst den Arm gebeugt hinter dem Rücken entlang ziehen und dazu das Handgelenk fassen und den Arm schräg nach unten ziehen.
Als weitere Option ziehst du den Kopf seitlich nach hinten oben. Ist der Kopf nach rechts geneigt, dann wird mit der rechten Hand nach rechts oben gezogen.

D3 Kopfschieben nach hinten oben

DEHNUNG
++ Hals- und Nackenmuskulatur

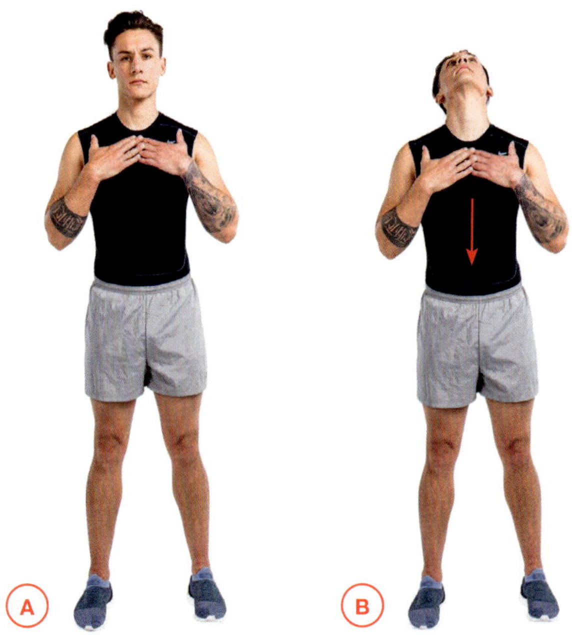

Der Bewegungsablauf.

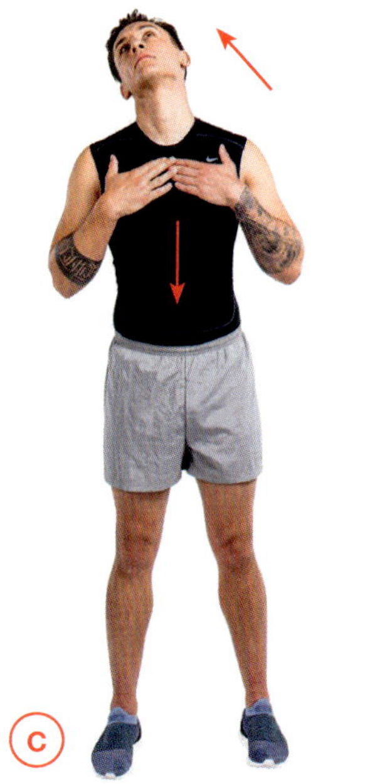

Die Variante schräg nach oben.

SO GEHT'S

- Du stehst aufrecht, die Schultern sind nach hinten unten gespannt. Mit den Händen spannst du die Brust nach unten (A).
- Hebe langsam das Kinn an und schiebe dabei den Hinterkopf nach hinten oben (B), bis du einen leichten Dehnreiz in der vorderen Halsmuskulatur spürst.
- Halte die Position, entspanne die Muskulatur und atme gleichmäßig.
- Wenn die Dehnspannung nachlässt, hebst du das Kinn und schiebst den Hinterkopf weiter hoch.

A-E-E-METHODE

Beim »Anspannen – Entspannen – Erweitern« drückst du dein Kinn leicht gegen einen Daumen, ohne die Kopfposition zu verändern. Die andere Hand spannt weiter den Brustkorb nach unten. Dann entspannst du kurz die aktivierte Muskulatur, ohne die Position zu verlassen. Schließlich schiebst du das Kinn und den Hinterkopf vorsichtig weiter hoch.

VARIANTE

Gehe vorsichtig vor und achte darauf, dass du nicht den Kopf abknickst, sondern ihn nach hinten oben schiebst.
Du kannst die Übung vorsichtig federnd ausführen (Dehnmethode 3).
Alternativ kannst du den Kopf seitlich hoch bewegen (C), um die Muskulatur einseitig intensiver zu erreichen.

Zone 2: Schultern, oberer Rücken und Brust

D 4 Brustvorschieben

DEHNUNG
++ Brustmuskulatur
+ vordere Oberarm- und vordere Schultermuskulatur

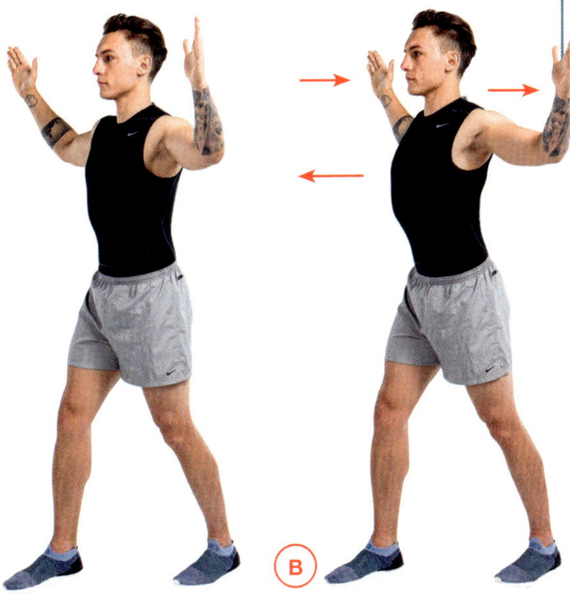

A B

Die Anfangs- und die Endposition.

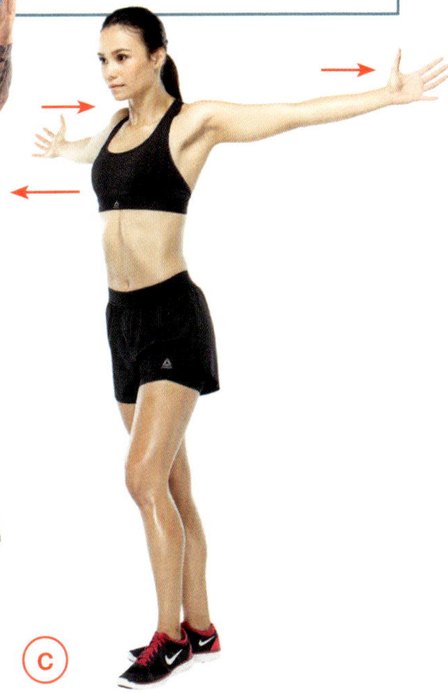

C

Die Variante mit gestreckten Armen.

SO GEHT'S

- Du stehst im beginnenden Ausfallschritt. Die Arme sind u-förmig angehoben (A).
- Schiebe den Brustkorb vor und bewege gleichzeitig die Arme nach hinten (B), bis du einen leichten Dehnreiz spürst.
- Halte die Position, entspanne die Muskulatur und atme gleichmäßig (Dehnmethode 1, Seite 146–147).
- Wenn die Dehnspannung nach einigen Sekunden nachlässt, schiebst du den Brustkorb weiter vor, bis du einen erneuten Reiz spürst.

A-E-E-METHODE

Beim »Anspannen – Entspannen – Erweitern« (Dehnmethode 2, Seite 147–148) spannst du die Arme gegen einen imaginären Widerstand nach vorne, ohne jedoch dabei die Arme nach vorne zu bewegen. Dann entspannst du kurz die aktivierte Muskulatur, wobei du die Position bewahrst. Schließlich schiebst du den Brustkorb weiter vor.

VARIANTE

Du kannst das Brustvorschieben federnd ausführen (Dehnmethode 3, Seite 149).
Du erreichst etwas unterschiedliche Anteile der Brustmuskulatur, indem du die Höhe der Arme variierst. Wenn du die Arme gestreckt hast, vergrößerst du die Dehnung der vorderen Oberarmmuskulatur (C).

D 5 Körperdrehung in Bauchlage

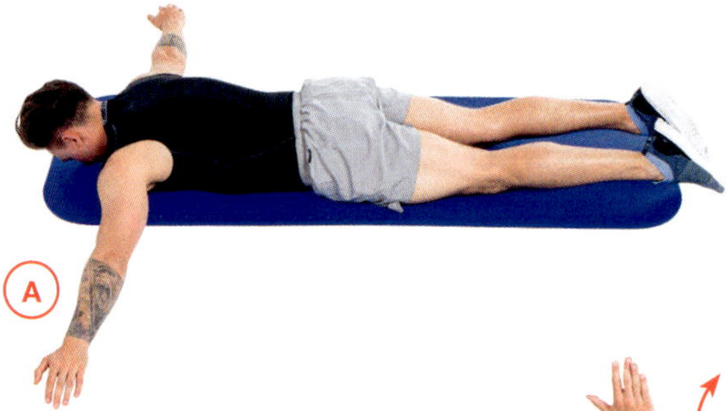

DEHNUNG
++ Brust- und vordere Schultermuskulatur
+ vordere Oberarm- und Rumpfmuskulatur

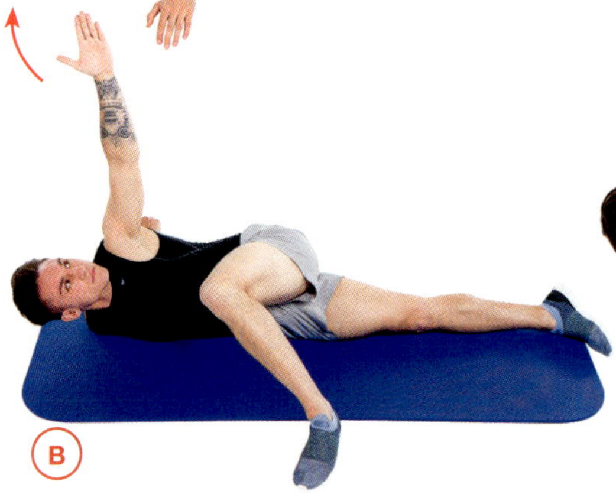

Die Ausgangs- und die Endposition bei der Drehung nach links, um die rechte Seite zu dehnen.

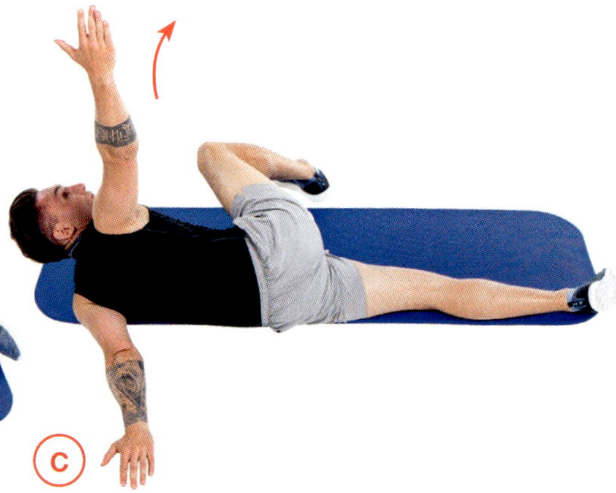

Die Dehnung der linken Seite.

SO GEHT'S

- Du befindest dich in Bauchlage mit zur Seite ausgestreckten Armen (A).
- Drehe dich zu linken Seite, wobei du das linke Bein aufstellst und dich mit der linken Hand stützt, bis du einen leichten Dehnreiz in der rechten Seite spürst. Achte darauf, dass die rechte Schulter nicht nach vorne hängt und ausweicht.
- Halte die Position, entspanne die Muskulatur und atme gleichmäßig weiter.
- Wenn die Dehnspannung nach einigen Sekunden nachlässt, hebst du den linken Arm gestreckt an (B) und drehst dich etwas weiter, bis du einen erneuten Reiz spürst. Wenn du weit kommst, dann nimm das linke Stützbein mit und stelle es nach rechts, um die Position zu stabilisieren.

A-E-E-METHODE

Beim »Anspannen – Entspannen – Erweitern« spannst du die rechte Hand gegen den Boden, ohne den Körper zu bewegen. Dann entspannst du kurz die aktivierte Muskulatur, wobei du die Position bewahrst. Schließlich drehst du dich weiter (B).

VARIANTE

Bei Schulterproblemen rotiere die rechte Schulter vom Boden weg nach außen, bevor du die Drehung nach links beginnst.
Du kannst die Drehung vorsichtig federnd ausführen (Dehnmethode 3).
Du erreichst etwas unterschiedliche Anteile der Brustmuskulatur, indem du die Höhe der Arme variierst.

D6 Gestreckte Arme vorne auflegen

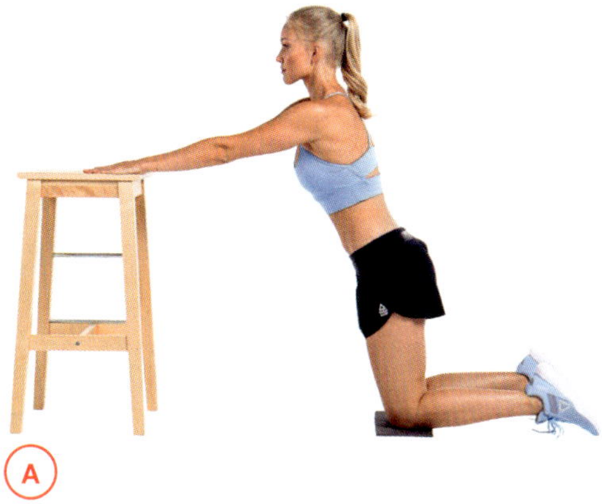

DEHNUNG

++ Brustmuskulatur, vordere und hintere Oberarm-, Schulter- und Rückenmuskulatur

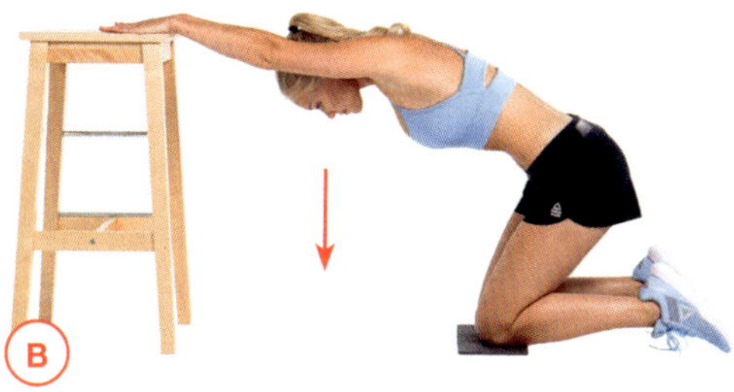

Der Bewegungsablauf.

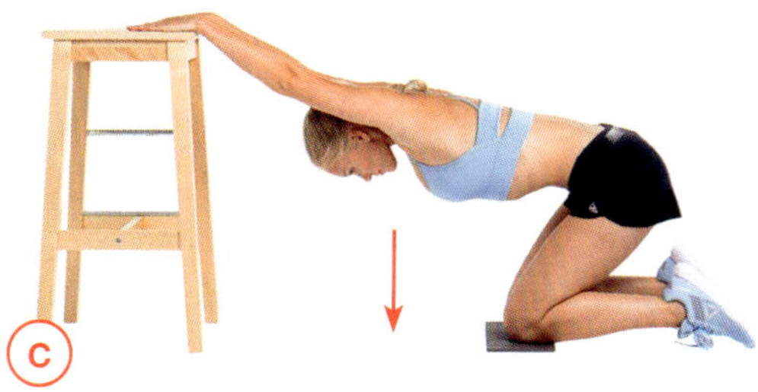

Die tiefe Position für Fortgeschrittene. Du kannst einen tieferen Gegenstand nutzen und dann die Unterarme gerade halten.

SO GEHT'S

- Du bist im Kniestand, die Arme sind nach vorne gestreckt und liegen mit den Handflächen auf einem Stuhl (A).
- Konzentriere dich auf die Entspannung der Brustmuskulatur und senke den Oberkörper nach unten (B)–(C), bis du einen leichten Dehnreiz spürst. Das Gesäß kannst du zurückschieben, um die Dehnung zu intensivieren.
- Halte die Position, entspanne die Muskulatur und atme gleichmäßig weiter.
- Wenn die Dehnspannung nach einigen Sekunden nachlässt, senkst du den Oberkörper tiefer und schiebst das Gesäß weiter zurück, bis du einen erneuten Reiz spürst.

A-E-E-METHODE

Beim »Anspannen – Entspannen – Erweitern« spannst du die Hände gegen den Stuhl. Dann entspannst du kurz die aktivierte Muskulatur, wobei du in der Position bleibst. Schließlich bewegst du dich in die tiefere Position.

VARIANTE

Du kannst die Oberkörperbewegung federnd ausführen (Dehnmethode 3).

Du kannst alternativ stehend üben und die Hände auf einem Tisch auflegen, oder du stützt sie an die Wand.

D 7 Arme hinten auflegen und strecken

DEHNUNG
++ Brust-, vordere Oberarm- und Schultermuskulatur
+ Rumpfmuskulatur

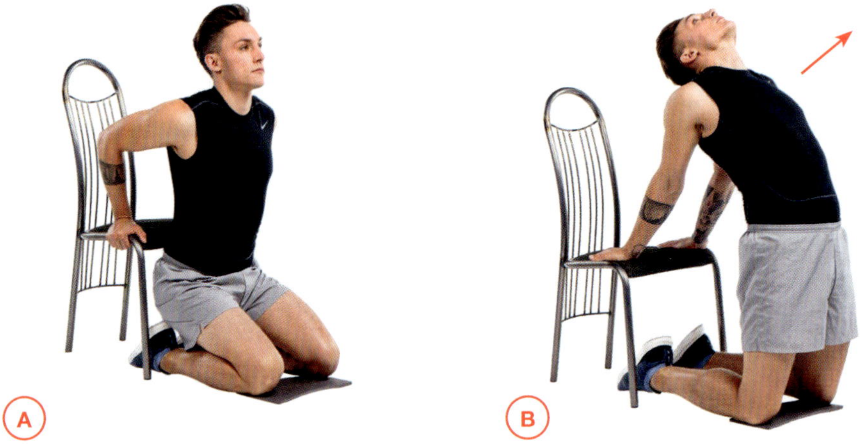

Der Bewegungsablauf.

SO GEHT'S

- Du befindest dich im Fersensitz, die gebeugten Arme sind nach hinten gerichtet und die Hände liegen auf einem Gegenstand, z. B. Stuhl (A).
- Richte die Finger nach hinten. Dann hebe das Gesäß, strecke deine Arme und schiebe das Brustbein vor (B), bis du einen leichten Dehnreiz spürst.
- Halte die Position, entspanne die Muskulatur und atme gleichmäßig weiter.
- Wenn die Dehnspannung nach einigen Sekunden nachlässt, schiebst du den Oberkörper weiter vor, bis du einen erneuten Reiz spürst.

A-E-E-METHODE

Beim »Anspannen – Entspannen – Erweitern« spannst du die Hände gegen den Gegenstand. Dann entspannst du kurz die aktivierte Muskulatur, wobei du in der Position bleibst. Schließlich schiebst du den Oberkörper weiter vor.

VARIANTE

Du kannst die Streckbewegung vorsichtig federnd ausführen (Dehnmethode 3). Fortgeschrittene bringen die Hände näher zusammen.
Du kannst alternativ im Stand üben und die Hände auf einen mindestens hüfthohen Gegenstand auflegen. Zur Intensivierung wählst du einen höheren Gegenstand.

D 8 Gestreckte Arme hinten anheben

DEHNUNG

++ Schulter-, Brust-, Arm- und Rückenmuskulatur

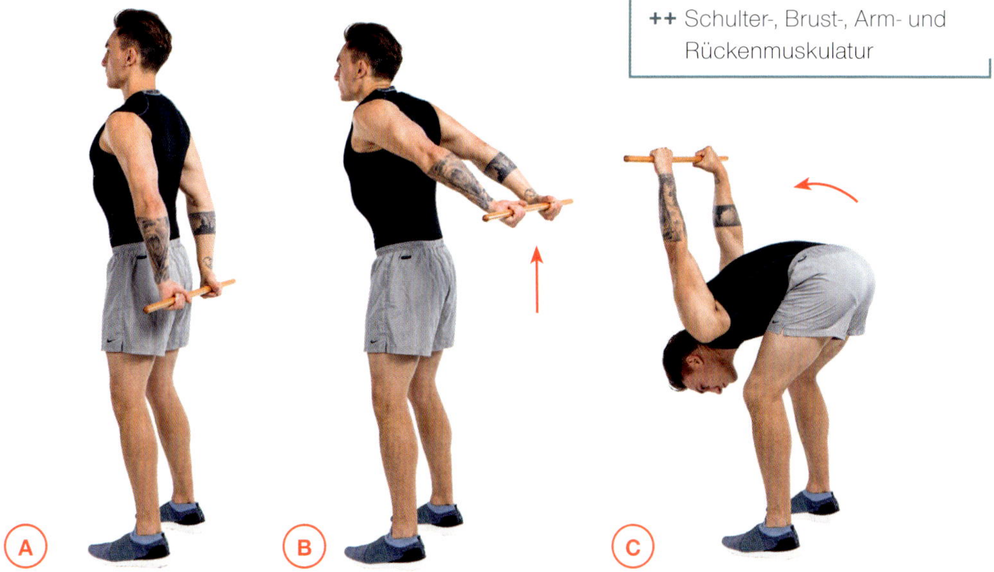

Der Bewegungsablauf.

Die Übung mit Vorbeugen des Oberkörpers.

SO GEHT'S

- Du stehst aufrecht mit den Armen hinter dem Rücken. In den Händen hast du einen Stab (A) oder ein gespanntes Handtuch. Der Brustkorb wird etwas nach vorne gehoben und die Schulterblätter nach hinten zusammengezogen.
- Strecke die Arme und hebe sie hinter dem Rücken an, bis du einen leichten Dehnreiz spürst (B). Achte auf Gesäß- und Bauchspannung.
- Halte die Position, entspanne die Muskulatur und atme gleichmäßig weiter.
- Wenn der Reiz nach einigen Sekunden nachlässt, hebst du die Arme höher an.

A-E-E-METHODE

Beim »Anspannen – Entspannen – Erweitern« spannst du die Arme auseinander und etwas nach oben, ohne dabei die Armposition zu verändern. Dann entspannst du kurz die Muskulatur, ohne die Arme zu senken. Schließlich hebst du die Arme höher.

VARIANTE

Du kannst mit vor- oder rückzeigenden Handflächen in der Anfangsposition beginnen, wobei die Übung mit rückzeigenden Handflächen intensiver ist.

Du kannst das Armheben vorsichtig wippend ausführen (Dehnmethode 3).

Du erweiterst die Übung, indem du den Oberkörper nach vorne beugst und dabei die gestreckten Arme mitbewegst (C).

Als weitere Option kannst du ohne Stock mit den Händen zusammen und ineinander verschränkten Fingern üben.

D 9 Armschieben seitlich vor dem Körper

DEHNUNG

++ seitliche und hintere Schultermuskulatur

\+ hintere Oberarm- und obere Rückenmuskulatur

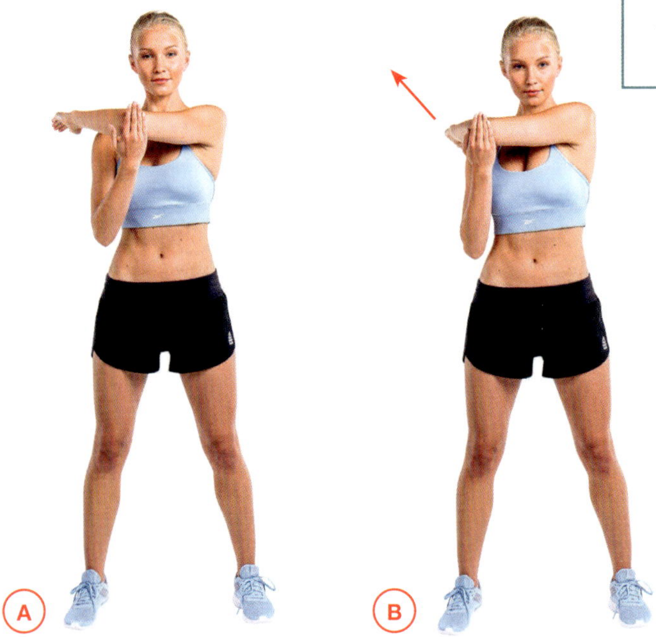

Die Anfangs- und die Endposition.

SO GEHT'S

- Du stehst aufrecht und hast den Übungsarm in Schulterhöhe vor dem Körper. Mit der anderen Hand fasst du oberhalb des Ellbogens (A).
- Schiebe den Übungsarm am Kopf vorbei seitlich nach hinten (B), bis du einen leichten Dehnreiz spürst.
- Halte die Position, entspanne die Muskulatur und atme gleichmäßig weiter.
- Wenn die Dehnspannung nach einigen Sekunden nachlässt, schiebst du den Übungsarm weiter, bis du einen erneuten Reiz spürst.

A-E-E-METHODE

Beim »Anspannen – Entspannen – Erweitern« spannst du den Ellbogen in die schiebende Hand. Dann entspannst du kurz die aktivierte Muskulatur, wobei du in der Position bleibst. Schließlich bewegst du den Übungsarm weiter.

VARIANTE

Du kannst die Übung federnd ausführen (Dehnmethode 3).

D 10 Greifen der Schulterblätter

DEHNUNG
++ Schulter- und obere Rückenmuskulatur
+ hintere Oberarmmuskulatur

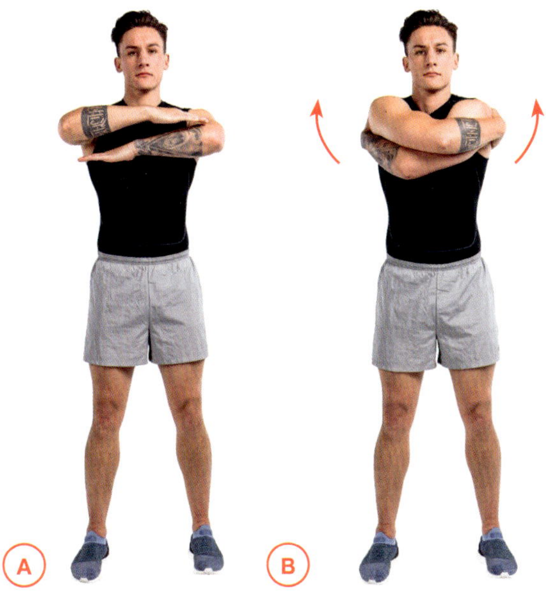

Der Übungsverlauf.

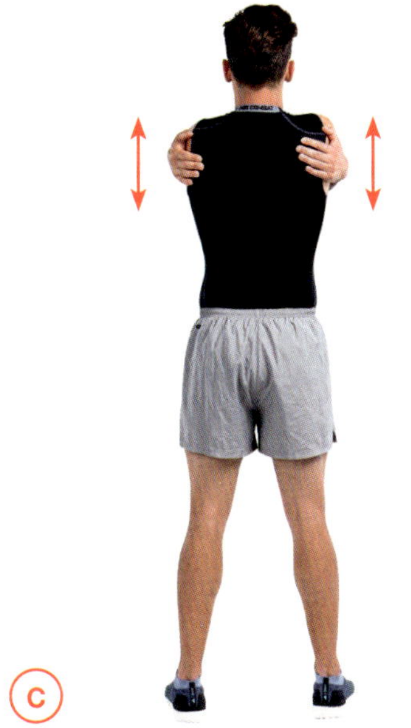

Das Bewegen an den Schulterblatträndern entlang.

SO GEHT'S

- Du stehst aufrecht und führst die Hände gekreuzt in Richtung der Schulterblätter (A), bis du einen leichten Dehnreiz spürst.
- Die Oberarme bleiben dabei in waagrechter Position. Fortgeschrittene halten sich an den Schulterblatträndern fest (B).
- Halte die Position, entspanne die Muskulatur und atme gleichmäßig weiter.
- Wenn die Dehnspannung nach einigen Sekunden nachlässt, bewege die Hände weiter, bis du einen erneuten Reiz spürst.

A-E-E-METHODE

Beim »Anspannen – Entspannen – Erweitern« spannst du die Schulterblätter auseinander, ohne dabei die Armposition zu verändern. Dann entspannst du kurz die aktivierte Muskulatur, wobei du in der Position bleibst. Schließlich bewegst du die Hände weiter.

VARIANTE

Du kannst die Handbewegung nach hinten federnd machen (Dehnmethode 3). Fortgeschrittene bewegen die Finger an den Schulterblatträndern entlang nach oben und unten (C). Die Übung wird zudem intensiviert, wenn du den Schultergürtel etwas nach vorne unten ziehst.

D 11 Ellbogenauflegen über Kopf

DEHNUNG
++ Schulter-, hintere Oberarm- und obere Rückenmuskulatur

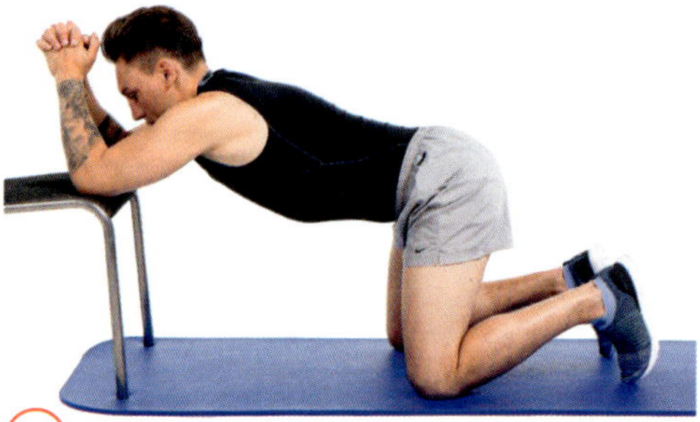
A

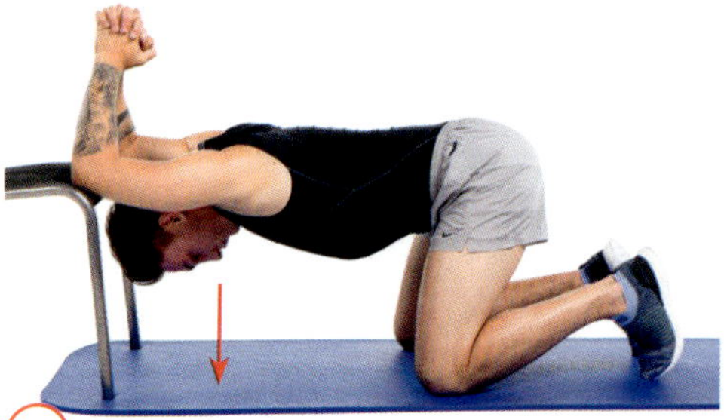
B

Der Bewegungsablauf.

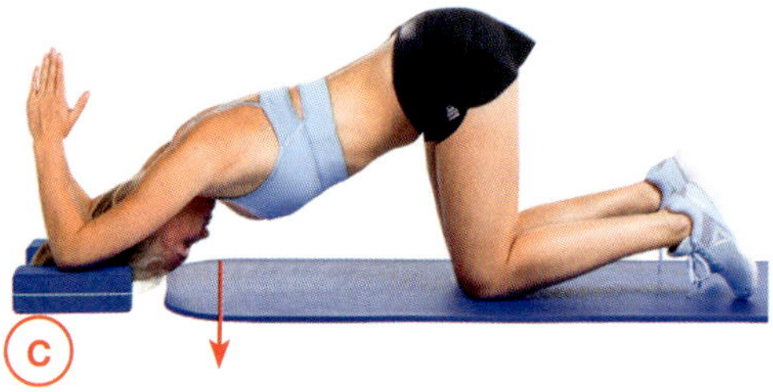
C

Die Übung am Boden mit Yoga-Blöcken.

SO GEHT'S

- Du kniest dich auf den Boden vor einen Stuhl oder eine Trainingsbank und positionierst darauf deine Ellbogen (A).
- Konzentriere dich auf die Entspannung der Muskulatur und senke den Oberkörper (B), bis du einen leichten Dehnreiz spürst.
- Halte die Position, entspanne die Muskulatur und atme gleichmäßig weiter.
- Wenn die Dehnspannung nach einigen Sekunden nachlässt, senkst du den Oberkörper tiefer bis du einen erneuten Reiz spürst.

ANSPANNEN – ENTSPANNEN – ERWEITERN

Spanne die Ellbogen gegen den Gegenstand, ohne die Armposition zu verändern. Dann entspannst du kurz die aktivierte Muskulatur, wobei du in der Position bleibst. Schließlich senkst du den Oberkörper tiefer.

VARIANTE

Du kannst das Oberkörpersenken vorsichtig federnd machen (Dehnmethode 3).
Durch Veränderung der Armhaltung lässt sich die Dehnwirkung etwas variieren. Wenn du z. B. mit den Händen die Ellbogen fasst und die Arme so ablegst, wird die Dehnung der hinteren Oberarmmuskulatur herausgenommen.
Auch mit Yoga-Blöcken kannst du die Übung durchführen (C).

D 12 Armschieben hinter dem Kopf nach unten

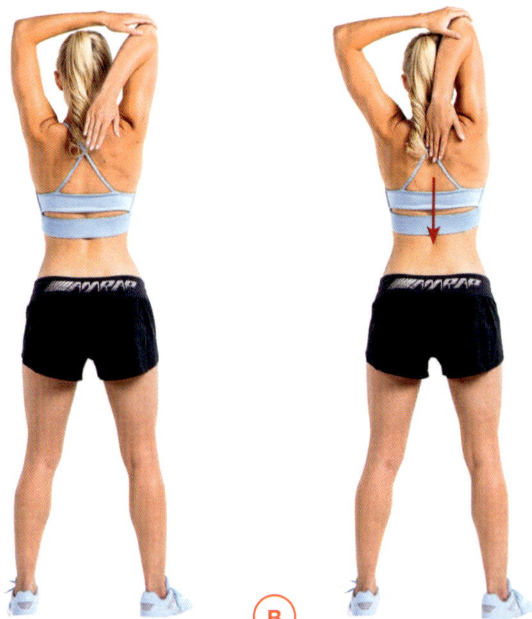

A B

Der Bewegungsablauf.

DEHNUNG

++ hintere Oberarm- und Schultermuskulatur

\+ obere Rückenmuskulatur

SO GEHT'S

- Du stehst aufrecht, der rechte Unterarm hängt hinter dem Kopf nach unten, wobei sich der Oberarm etwa in waagrechter Position befindet. Lege die linke Hand auf den rechten Ellbogen (A).
- Schiebe den Arm gerade nach unten (B), bis du einen leichten Dehnreiz spürst.
- Halte die Position, entspanne die Muskulatur und atme gleichmäßig weiter.
- Wenn die Dehnspannung nach einigen Sekunden nachlässt, schiebst du den Ellbogen weiter nach unten, bis du einen erneuten Reiz spürst.

A-E-E-METHODE

Beim »Anspannen – Entspannen – Erweitern« spannst du den rechten Ellbogen in die linke Handfläche, ohne dabei die Armposition zu verändern. Dann entspannst du kurz die aktivierte Muskulatur, wobei du in der Position bleibst. Schließlich schiebst du den Ellbogen weiter nach unten.

VARIANTE

Du kannst das Armschieben federnd ausführen (Dehnmethode 3).

Wenn du den Arm nicht gerade nach unten, sondern diagonal zur linken Seite bewegst und gleichzeitig den Oberkörper in dieselbe Richtung mitbewegst, intensivierst du die Dehnung der oberen Rückenmuskulatur.

D 13 Diagonales Handgreifen hinter dem Rücken

DEHNUNG
++ Schulter-, Brust- und Armmuskulatur
+ obere Rückenmuskulatur

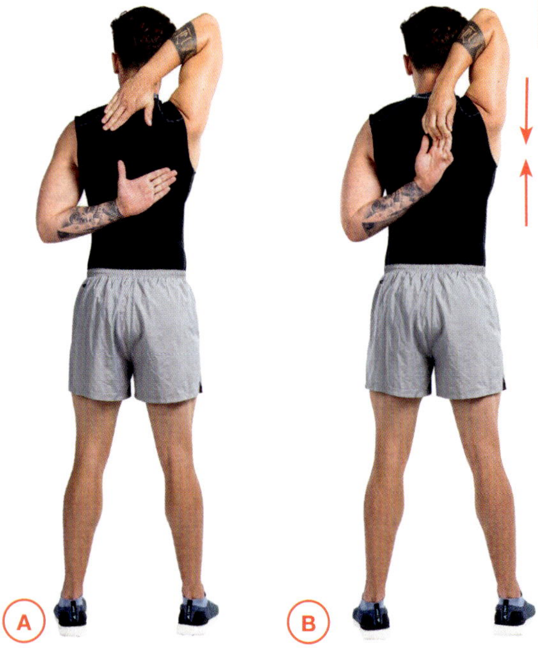
Der Bewegungsablauf.

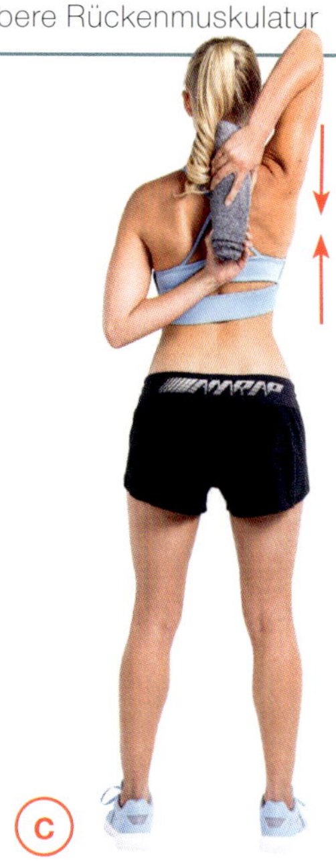
Die Vereinfachung mit einem Handtuch.

SO GEHT'S

- Du stehst aufrecht, der rechte Unterarm hängt hinter dem Kopf nach unten, wobei der Oberarm etwa in waagrechter Position ist.
- Führe langsam den linken Unterarm hinter dem Rücken von unten nach oben (A), bis sich beide Hände greifen können (B).
- Halte die Position, entspanne die Muskulatur und atme gleichmäßig weiter.
- Wenn die Dehnspannung nach einigen Sekunden nachlässt, bewegst du die Hände weiter aufeinander zu, bis du einen erneuten Reiz spürst.

A-E-E-METHODE

Beim »Anspannen – Entspannen – Erweitern« spannst du die Arme auseinander, ohne dabei die Armposition zu verändern. Dann entspannst du kurz die aktivierte Muskulatur, wobei du in der Position bleibst. Schließlich bewegst du die Hände weiter aufeinander zu.

VARIANTE

Du kannst das Bewegen der Hände aufeinander zu vorsichtig federnd machen (Dehnmethode 3). Fühlst du bereits vorher einen Dehnreiz, dann vereinfache die Übung mit einem Handtuch (C). Bewege die Hände am Handtuch entlang aufeinander zu, sodass sich der Abstand immer weiter verkürzt, bis du die gewünschte Dehnposition erreicht hast.

D 14 Seitliches Armbewegen hinter dem Rücken

DEHNUNG
++ Schulter- und Brustmuskulatur
+ obere Rückenmuskulatur

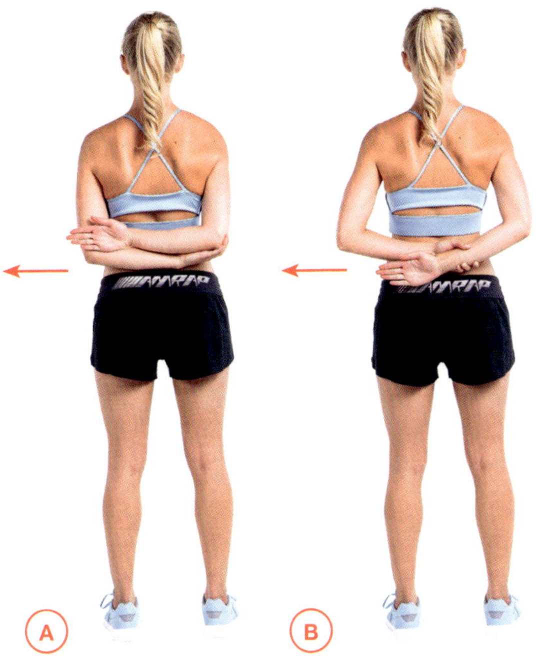

Der Bewegungsablauf nach links.

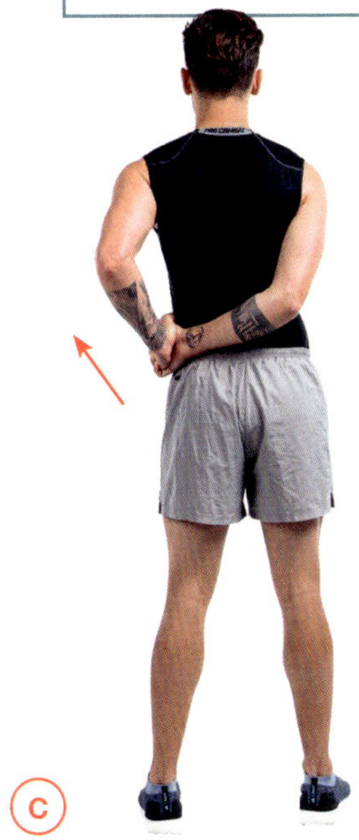

Die Variante mit Bewegung nach links.

SO GEHT'S

- Du stehst aufrecht, der rechte Arm befindet sich hinter dem Rücken, der Unterarm ist waagrecht. Fasse den rechten Ellbogen mit der linken Hand (A). Gelingt dies noch nicht, dann greife den Unterarm oder das Handgelenk (B).
- Ziehe den Arm nach links, bis du einen leichten Dehnreiz spürst. Wichtig ist, dass du die rechte Schulter nicht nach vorne absenkst.
- Halte die Position, entspanne die Muskulatur und atme gleichmäßig weiter.
- Wenn die Dehnspannung nach einigen Sekunden nachlässt, bewegst du den Übungsarm weiter zur linken Seite, bis du einen erneuten Reiz spürst.

A-E-E-METHODE

Beim »Anspannen – Entspannen – Erweitern« spannst du den rechten Ellbogen gegen die linke Hand beziehungsweise du spannst bei anderer Haltung die Arme auseinander. Dann entspannst du kurz die aktivierte Muskulatur, wobei du in der Position bleibst. Schließlich bewegst du den rechten Arm weiter nach links.

VARIANTE

Du kannst vorsichtig federnd üben (Dehnmethode 3).
Als Option greifst du mit den Händen ineinander hinter dem Rücken. Bringe die Hände an der Rumpfseite entlang nach vorne (C), bis du die Dehnung spürst.

D 15 Lat-Dehnung vorgebeugt mit Band

DEHNUNG
++ obere Rückenmuskulatur
+ Schulter- und Rumpfmuskulatur

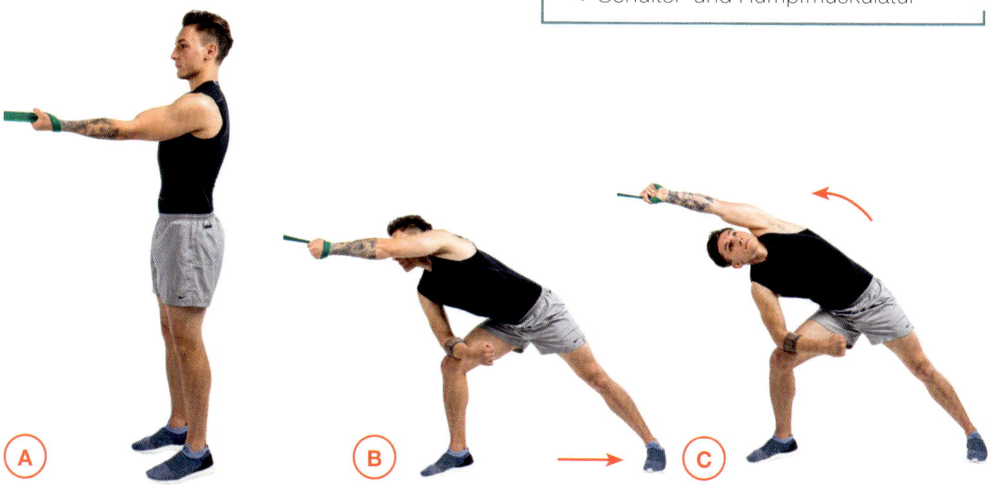

Der Bewegungsablauf.

SO GEHT'S

- Du bringst ein starkes Stretch-Band in Schulterhöhe an und stellst dich mit dem Gesicht davor. Greife mit der Hand von unten durch die Schlaufe und fasse dann das Band von oben. Gehe etwas zurück, um leichte Zugspannung herzustellen (A).
- Mache mit dem Bein der Übungsseite einen Schritt zurück (B) und drehe den Arm der Übungsseite nach oben (C). Den Unterarm der freien Seite stützt du auf den Oberschenkel.
- Halte die Position, entspanne die Muskulatur und atme gleichmäßig weiter.
- Wenn die Dehnspannung nach einigen Sekunden nachlässt, gib dem Band nach, sodass der Arm weitergezogen wird und die Schulter näher zum Kopf kommt.

A-E-E-METHODE

Beim »Anspannen – Entspannen – Erweitern« spannst du den Übungsarm vom Befestigungspunkt weg, ohne tatsächliche Armbewegung. Dann entspannst du kurz die aktivierte Muskulatur, wobei du in der Position bleibst. Atme aus und lass dich vom Band weiter in die Dehnung ziehen.

VARIANTE

Du kannst die Körperdrehung vorsichtig federnd ausführen (Dehnmethode 3).

Zone 3: Arme und Hände

D 16 Gestreckten Arm anlegen

DEHNUNG
++ vordere Oberarm-, Brust- und vordere Schultermuskulatur

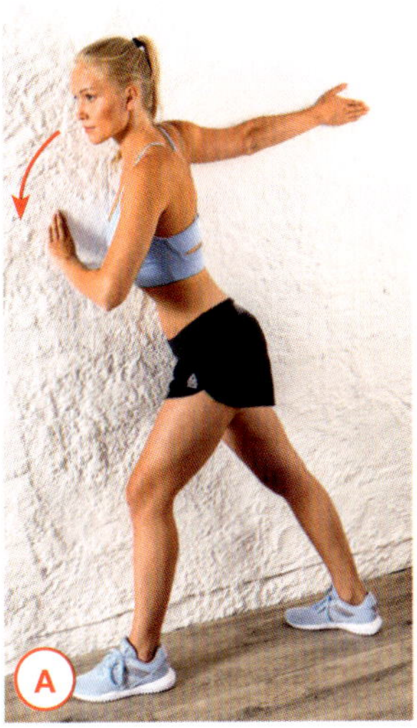

Die Endposition mit rechts.

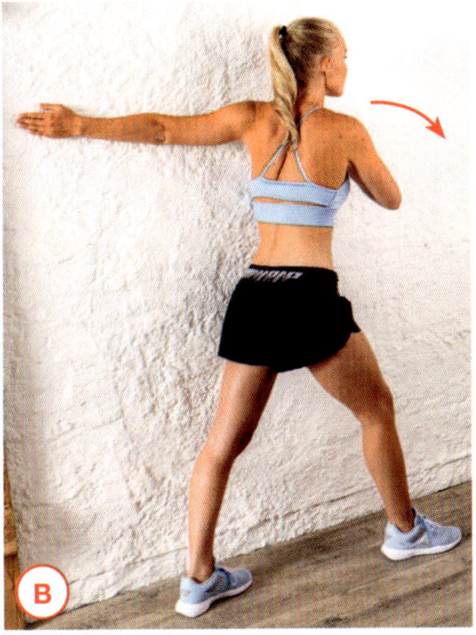

Die Endposition mit links.

SO GEHT'S

- Du stehst gerade und hast den gestreckten Arm seitlich an einer Wand, Tür oder hohen Gegenstand positioniert. Die Hand befindet sich etwas höher als die Schulter.
- Du kannst die Hand mit der Handfläche, Innenseite oder Handrücken anlegen. Mit dem Handrücken erreichst du etwas mehr den Bizeps und weniger die Brust. Teste, wie du am besten deine geeignete Dehnwirkung erreichst.
- Drehe den Oberkörper leicht von der Hand weg (A), bis du einen leichten Dehnreiz spürst.
- Halte die Position, entspanne die Muskulatur und atme gleichmäßig weiter (Dehnmethode 1 Seite 146–147).
- Wenn die Dehnspannung nach einigen Sekunden nachlässt, drehst du den Oberkörper etwas weiter, bis du einen erneuten Reiz spürst.

A-E-E-METHODE

Beim »Anspannen – Entspannen – Erweitern« (Dehnmethode 2, Seite 147–148) spannst du die Hand gegen den Widerstand, ohne die Armposition zu verändern. Dann entspannst du kurz die aktivierte Muskulatur, wobei du die Position bewahrst. Schließlich erweiterst du die Drehung.

VARIANTE

Du kannst die Körperdrehung vorsichtig federnd ausführen (Dehnmethode 3, Seite 149). Du dehnst auch den Nacken, wenn du den Kopf seitlich neigst.
Wenn weder Wand noch Gegenstand verfügbar sind, kannst du den Arm in die Luft halten und so die Drehung machen.

D 17 Hohes Ellbogenstützen und Vorlehnen

DEHNUNG
++ hintere Oberarmmuskulatur
+ obere Rücken und Schultermuskulatur

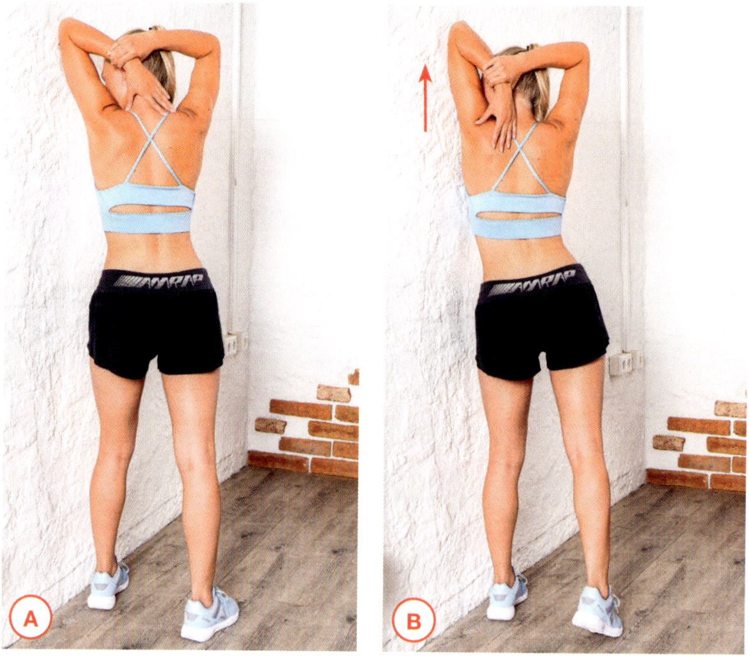

Der Bewegungsablauf.

SO GEHT'S

- Du stehst im leichten Ausfallschritt vor einem Türrahmen oder einer Wand. Positioniere den hinteren Teil des Ellbogens in hoher Position. Mit der anderen Hand drückst du den Unterarm nach unten (A).
- Lehne den Oberkörper vor und rutsche mit dem Ellbogen höher (B), bis du den leichten Dehnreiz spürst. Der Übungsarm bleibt gebeugt.
- Halte die Position, entspanne die Muskulatur und atme gleichmäßig weiter.
- Wenn die Dehnspannung nach einigen Sekunden nachlässt, bewegst du dich etwas weiter, bis du einen erneuten Reiz spürst.

A-E-E-METHODE

Beim »Anspannen – Entspannen – Erweitern« drückst du den Ellbogen gegen die Wand. Dann entspannst du kurz die aktivierte Muskulatur, wobei du in der Position bleibst. Schließlich verlagerst du den Oberkörper weiter vor.

VARIANTE

Du kannst das Vorlehnen vorsichtig federnd ausführen (Dehnmethode 3).

D 18 Handanziehen mit vorzeigender Handfläche

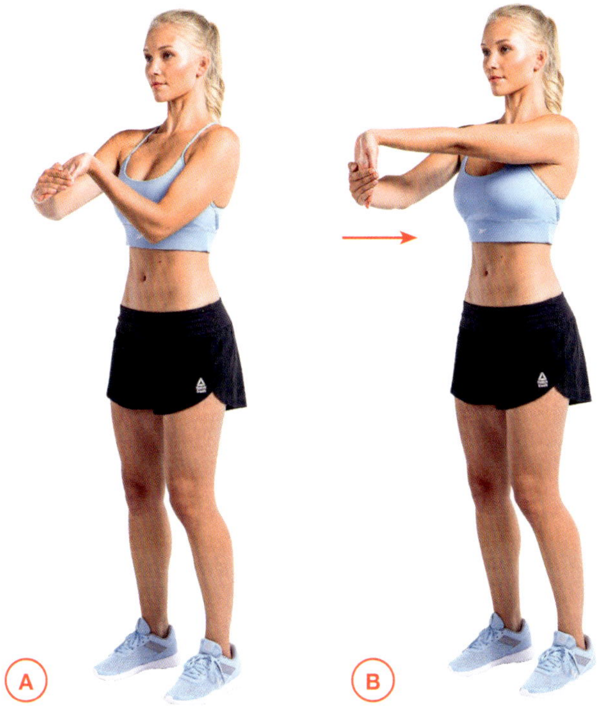

Der Bewegungsablauf.

DEHNUNG
++ Handgelenk- und Fingerbeugemuskulatur

SO GEHT'S

- Du stehst aufrecht und hebst einen Arm gebeugt vor den Oberkörper. Die Handfläche ist nach vorne und die Finger sind nach unten gerichtet. Die andere Hand legst du auf die Fingerspitzen (A).
- Drücke den Arm nach vorne durch. Ziehe dabei die gestreckten Finger nach hinten (B), bis du einen leichten Dehnreiz spürst.
- Halte die Position, entspanne die Muskulatur und atme gleichmäßig weiter.
- Wenn die Dehnspannung nach einigen Sekunden nachlässt, ziehst du die Finger weiter an, bis du einen erneuten Reiz spürst.

A-E-E-METHODE

Beim »Anspannen – Entspannen – Erweitern« spannst du die Fingerspitzen gegen die Handfläche der anderen Hand (B), ohne erkennbare Bewegung. Dann entspannst du kurz die aktivierte Muskulatur, ohne die Handposition zu verändern. Schließlich ziehst du die Finger weiter an.

VARIANTE

Falls du sehr beweglich bist, dann vermeide es die Finger zu überstrecken.
Du kannst vorsichtig federnd üben (Dehnmethode 3).
Du kannst die Hand nach links oder rechts drehen, um unterschiedliche Muskelanteile zu erreichen.
Als weitere Option kannst du an Boden oder Wand einseitig oder beidseitig üben.

D 19 Handanziehen mit rückzeigender Handfläche

DEHNUNG
++ Handgelenk- und Fingerstreckmuskulatur

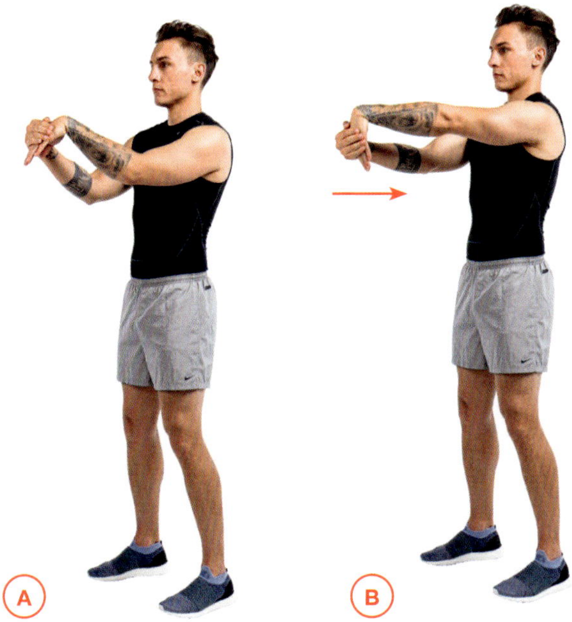

Der Bewegungsablauf.

SO GEHT'S

- Du stehst aufrecht und hebst einen Arm gebeugt vor dem Oberkörper. Umfasse mit der anderen Hand die Fingerknöchel (A).
- Strecke den Arm nach vorne. Ziehe dabei vorsichtig die Übungshand heran (B), bis du einen leichten Dehnreiz spürst.
- Halte die Position, entspanne die Muskulatur und atme gleichmäßig weiter.
- Wenn die Dehnspannung nach einigen Sekunden nachlässt, ziehst du die Hand weiter heran, bis du einen erneuten Reiz spürst.

A-E-E-METHODE

Beim »Anspannen – Entspannen – Erweitern« spannst du den Handrücken gegen die Handfläche der anderen Hand (B). Dann entspannst du kurz die aktivierte Muskulatur, wobei du die Handposition bewahrst. Schließlich ziehst du die Hand weiter heran.

VARIANTE

Du kannst vorsichtig federnd üben (Dehnmethode 3).
Du kannst Handdrehungen nach links und rechts ergänzen.
Als weitere Option kannst du an Boden oder Wand einseitig oder beidseitig üben.

Zone 4: Rumpf

D 20 Körperstrecken im Stand

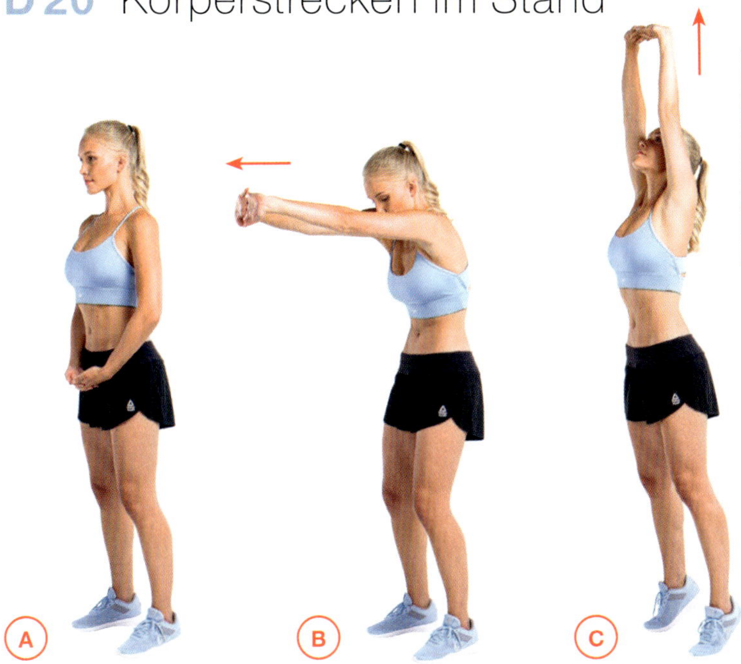

DEHNUNG
++ obere Rücken-, Arm-, Brust-, Bauch-, Schulter- und Handmuskulatur

Der Bewegungsablauf.

SO GEHT'S

- Du stehst aufrecht, die Hände befinden sich vor dem Körper und die Finger sind ineinandergelegt (A).
- Strecke zuerst die Arme nach vorne und drehe dabei die Handinnenflächen vor (B).
- Führe dann die Arme gestreckt nach oben. Dabei streckst du den Körper hoch, bis du einen leichten Dehnreiz spürst. Geübte können bei der Streckung nach oben die Fersen anheben (C).
- Halte die Position, entspanne die Muskulatur und atme gleichmäßig weiter (Dehnmethode 1, Seite 146–147).
- Wenn die Dehnspannung nach einigen Sekunden nachlässt, strecke den Körper weiter hoch, bis du einen erneuten Reiz spürst.

A-E-E-METHODE

Beim »Anspannen – Entspannen – Erweitern« (Dehnmethode 2, Seite 147–148) spannst du die Schultern nach unten, ohne die Arme zu senken. Entspanne kurz die aktivierte Muskulatur, wobei du in der Position bleibst. Schließlich streckst du den Körper weiter hoch.

VARIANTE

Du kannst die Streckbewegung nach oben federnd ausführen (Dehnmethode 3, Seite 149). Du kannst vorerst ohne Vordrehen der Handflächen üben, falls dir die Dehnung der Handgelenk- und Fingerbeugemuskulatur noch zu intensiv ist.

D 21 Vorbeugen bei gebeugten Beinen im Sitz

DEHNUNG
++ Rückenmuskulatur
+ Nacken- und Gesäßmuskulatur

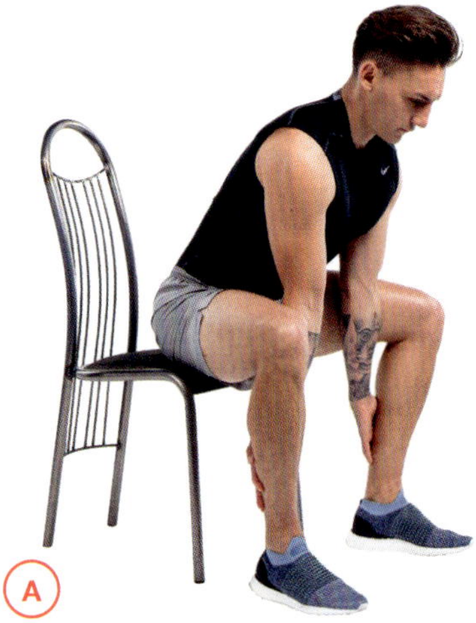

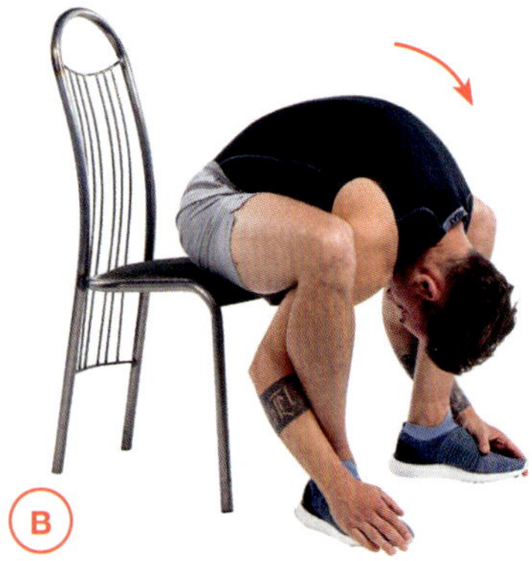

Die Anfangs- und die Endposition.

SO GEHT'S

- Du sitzt auf einem Stuhl. Umfasse mit den Armen von innen die Unterschenkel und beuge den Oberkörper nach vorne (A), wobei du das Becken vorschiebst.
- Erweitere die Position, indem du dich mit den Händen vorziehst (B), bis du einen leichten Dehnreiz spürst.
- Halte die Position, entspanne die Muskulatur und atme gleichmäßig weiter.
- Wenn die Dehnspannung nach einigen Sekunden nachlässt, ziehst du den Oberkörper weiter nach vorne, bis du einen erneuten Reiz spürst.

A-E-E-METHODE

Beim »Anspannen – Entspannen – Erweitern« spannst du die Arme gegen die Unterschenkel und die obere Rückenmuskulatur nach oben, ohne die Position zu verändern. Dann entspannst du kurz die aktivierte Muskulatur, wobei du in der Position bleibst. Schließlich ziehst du den Oberkörper weiter nach vorne.

VARIANTE

Du kannst das Vorbeugen vorsichtig federnd machen (Dehnmethode 3).
Wenn du dich seitlich vorbewegst, erreichst du eine intensivere einseitige Dehnung und dehnst zudem den seitlichen Rumpf.
Die Übung kann alternativ auf dem Boden sitzend mit etwas angezogenen Beinen oder im Stand mit gebeugten Beinen ausgeführt werden.

D 22 Seitneigen aus dem Kniestand

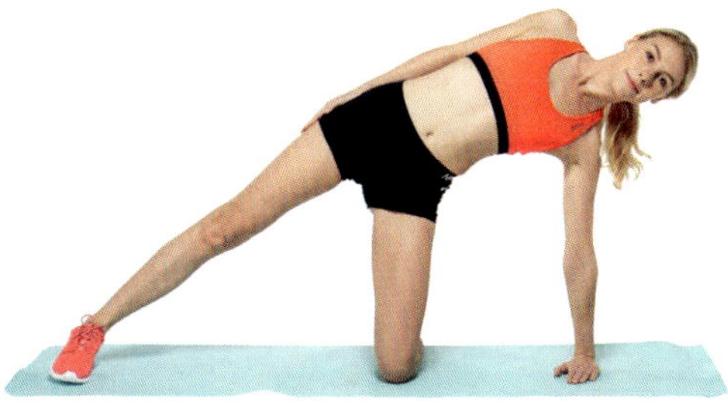

A

DEHNUNG
++ seitliche Rumpf-, obere Rücken- und Schultermuskulatur
+ Brust- und untere Rückenmuskulatur

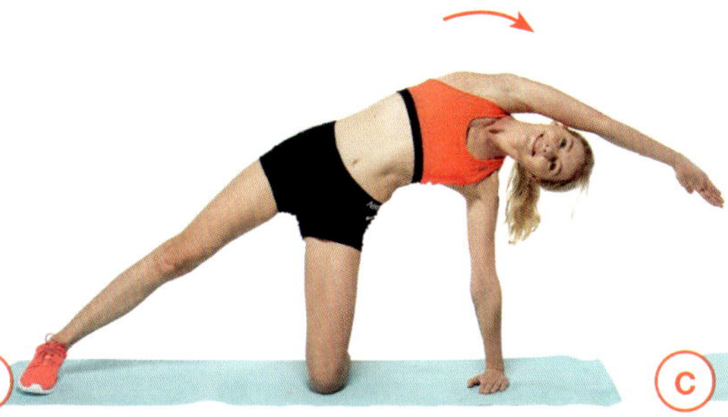

B

Die Dehnung der linken Seite.

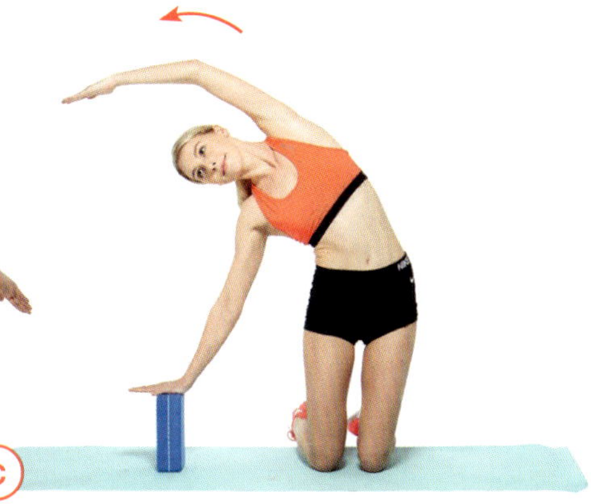

C

Die Dehnung der rechten Seite im Kniesitz.

SO GEHT'S

- Du bist im Kniestand auf dem Boden. Stelle das rechte Bein gestreckt nach außen und stütze den linken Arm seitlich am Boden ab (A). Die Finger können nach außen oder vorne zeigen. Die rechte Körperseite ist nun in gerader Linie gestreckt.
- Hebe den linken Arm an und lass ihn dann seitlich hängen und gleichzeitig den Oberkörper immer weiter nach links sinken (B) bis du einen leichten Dehnreiz spürst. Der Kopf hängt locker zwischen den Armen.
- Halte die Position, entspanne die Muskulatur und atme gleichmäßig weiter.
- Wenn die Dehnspannung nach einigen Sekunden nachlässt, senkst du den Oberkörper weiter zur Seite, bis du einen erneuten Reiz spürst.

A-E-E-METHODE

Beim »Anspannen – Entspannen – Erweitern« spannst du den hängenden Arm entgegen der Bewegungsrichtung, ohne die Position zu verändern. Entspanne kurz die aktivierte Muskulatur, wobei du in der Position bleibst. Dann beugst du den Oberkörper weiter zur Seite.

VARIANTE

Du kannst das Seitneigen vorsichtig federnd machen (Dehnmethode 3).
Du kannst alternativ im Kniestand bleiben, d. h. mit beiden Unterschenkeln auf dem Boden sitzend und mit angehobenem Gesäß den Körper zur Seite lehnen. Dies lässt sich mit dem aufgestellten Yoga-Block stabilisieren (C).

D 23 Halbmond in Rückenlage

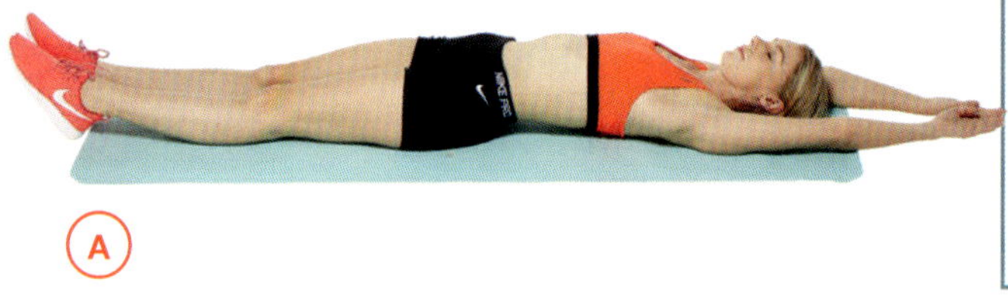

DEHNUNG

++ seitliche Rumpf-, obere Rücken- und Schultermuskulatur

\+ Brust- und untere Rückenmuskulatur

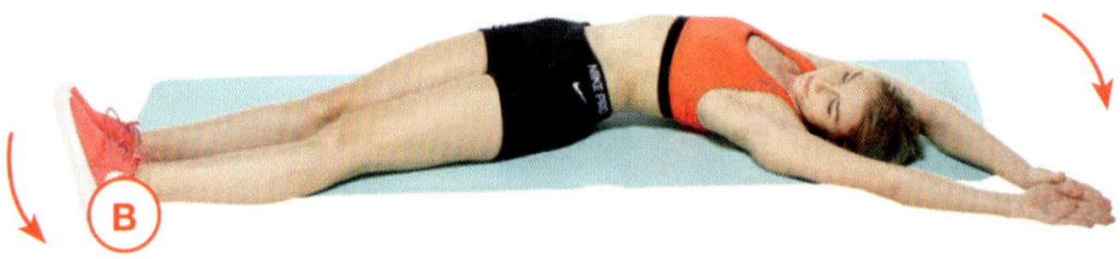

Der Bewegungsablauf nach nach links, um die rechte Seite zu dehnen.

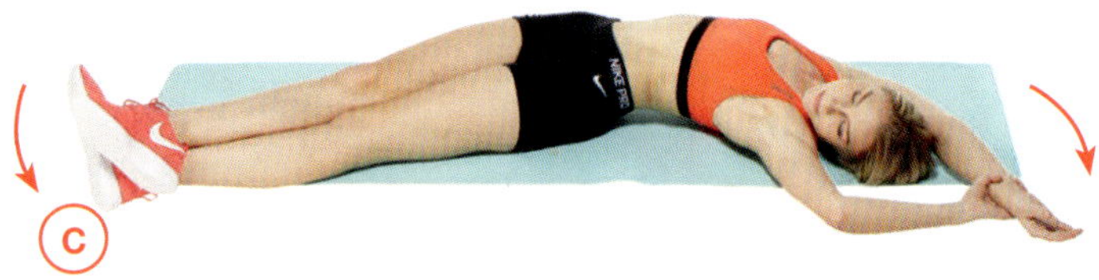

Die Intensivierung mit Handzug und Füßen übereinander.

SO GEHT'S

- Du liegst auf dem Rücken. Die Beine sind zusammen und die Arme sind gestreckt neben dem Kopf abgelegt (A).
- Neige die Arme und den Oberkörper zur linken Seite, die Schultern bleiben am Boden. Du kannst mit der inneren Hand das Handgelenk der äußeren Hand greifen, um den Zug zu verstärken.
- Bewege die gestreckten Beine mit kleinen Schritten nach links (B), bis du eine leichte Dehnspannung spürst. Dein Körper bildet nun die Form eines Halbmondes beziehungsweise einer Banane. Achte darauf, dass der Kopf locker bleibt und das Becken am Boden.
- Halte die Position, entspanne die Muskulatur und atme gleichmäßig weiter.
- Wenn die Dehnspannung nach einigen Sekunden nachlässt, erweiterst du die Seitneigung, bis du einen erneuten Reiz spürst.

A-E-E-METHODE

Beim »Anspannen – Entspannen – Erweitern« zieht die äußere Hand nach außen und die Füße drücken zusammen, ohne die Position zu verändern. Entspanne kurz die aktivierte Muskulatur, wobei du in der Position bleibst. Dann erweiterst du die Position.

VARIANTE

Du kannst das Seitneigen vorsichtig federnd machen (Dehnmethode 3).
Du intensivierst die Übung, indem du das äußere Bein über das innere Bein legst (C).
Als Option kannst du im Stand mit hochgestreckten Armen den Körper seitlich neigen.

D 24 Körperdrehung in Seitenlage

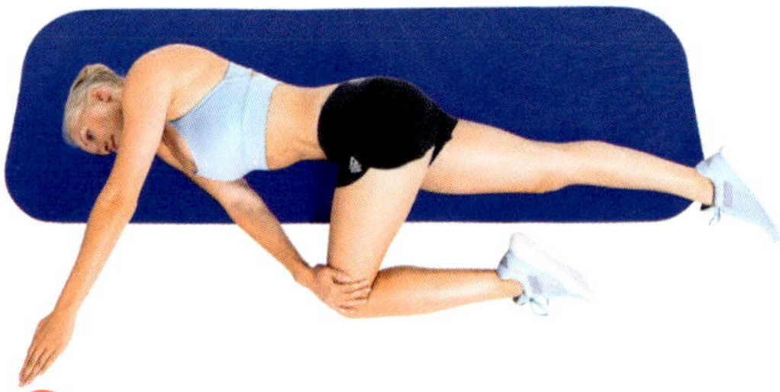

A

DEHNUNG

++ Brust-, vordere Schulter-, vordere Oberarm- und Rumpfmuskulatur
+ Gesäßmuskulatur

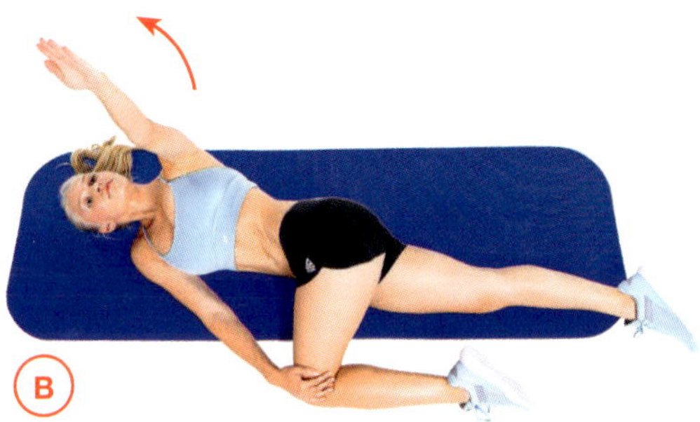

B

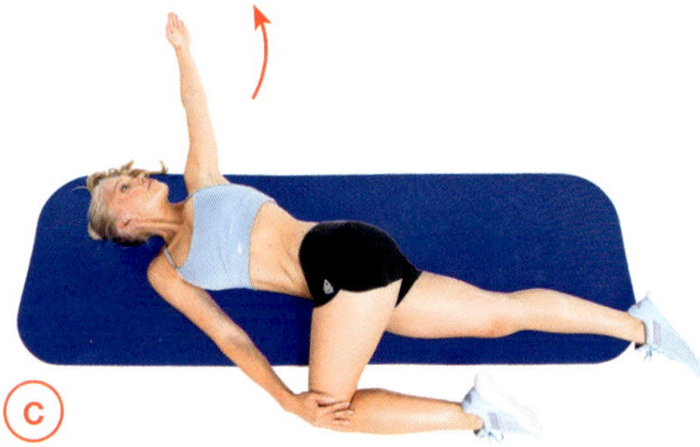

C

Der Bewegungsablauf.

SO GEHT'S

- Du befindest dich in Seitenlage auf dem Boden. Das obere Bein ist angezogen und das untere Bein ist gestreckt abgelegt. Fixiere das obere Knie mit der unteren Hand am Boden. Der obere Arm ist vor dem Körper (A).
- Drehe den Rumpf zur anderen Seite, wobei sich der obere Arm und der Kopf mitbewegen (B), bis du eine leichte Dehnspannung spürst. Der Daumen kann nach unten zeigen, um die Übung mit außenrotierter Schulter zu machen, was aber nicht zwingend ist.
- Halte die Position, entspanne die Muskulatur und atme gleichmäßig weiter.
- Wenn die Dehnspannung nach einigen Sekunden nachlässt, drehst du den Oberkörper etwas weiter, bis du einen erneuten Reiz spürst.

A-E-E-METHODE

Beim »Anspannen – Entspannen – Erweitern« spannst du den gedrehten Arm entgegen der Bewegungsrichtung, ohne dich zurückzudrehen. Dann entspannst du kurz die aktivierte Muskulatur, wobei du in der Position bleibst. Schließlich drehst du den Oberkörper weiter zur Seite.

VARIANTE

Du kannst die Körperdrehung vorsichtig federnd machen (Dehnmethode 3). Fortgeschrittene können sich so weit drehen, dass sie die obere Schulter und den oberen Arm auf dem Boden ablegen können (C). Du kannst den Arm der Übungsseite in unterschiedlicher Höhe halten sowie die Drehung diagonal machen.

D 25 Brezel-Stretch

DEHNUNG

++ Brust-, Schulter-, Rumpf- und vordere Oberschenkelmuskulatur

\+ Gesäß- und Hüftmuskulatur

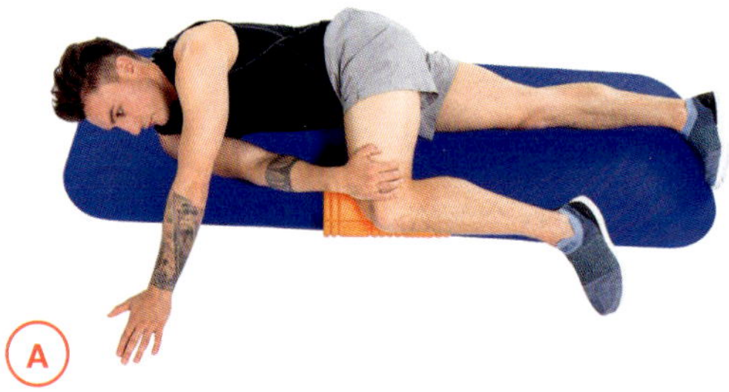

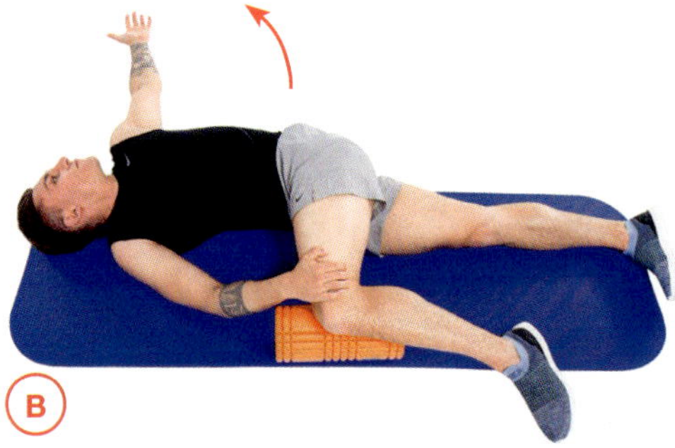

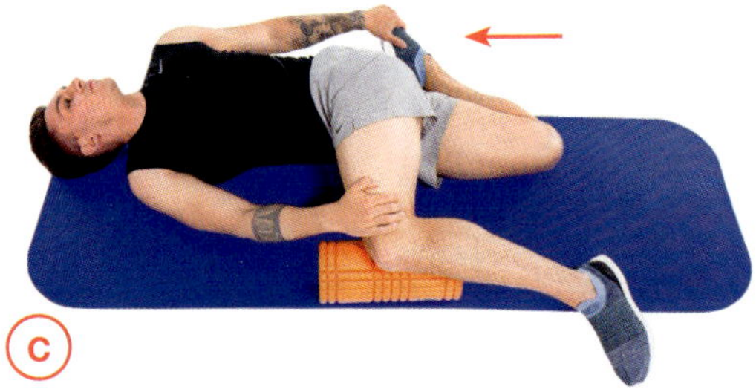

Der Bewegungsablauf. Du kannst zusätzlich den Kopf auf einem gefalteten Handtuch ablegen.

SO GEHT'S

- Du befindest dich in Seitenlage rechts auf dem Boden. Das linke Bein ist etwa im 90-Grad-Winkel angezogen und das rechte Bein gestreckt abgelegt.
- Fixiere das linke Knie auf einer Faszienrolle (A) oder einem Yoga-Block und lege die rechte Hand auf.
- Drehe den Oberkörper nach links in Richtung Boden (B). Ziehe den rechten Unterschenkel an und greife ihn (C). Gelingt es noch nicht, dann nutze ein Handtuch oder Stretch-Band.
- Halte die Position, entspanne die Muskulatur und atme gleichmäßig weiter.
- Wenn die Dehnspannung nach einigen Sekunden nachlässt, drehst du die linke Schulter weiter nach unten und ziehst den rechten Fuß weiter heran.

A-E-E-METHODE

Beim »Anspannen – Entspannen – Erweitern« spannst du die linke Schulter entgegen der Bewegungsrichtung, ohne dich zurückzudrehen. Dann entspannst du kurz die aktivierte Muskulatur. Schließlich drehst du den Oberkörper weiter zur Seite.

VARIANTE

Du kannst die Schulterdrehung vorsichtig federnd machen (Dehnmethode 3).

Wenn du den Kopf nicht am Boden halten kannst, dann lege ihn auf ein kleines Polster oder ein zusammengefaltetes Handtuch. Fortgeschrittene verzichten auf den Hilfsgegenstand und fixieren das linke Knie am Boden. Zudem können sie sich so weit drehen, dass es gelingt, die linke Schulter auf dem Boden abzulegen und den rechten Unterschenkel weit heranzuziehen.

D 26 Oberkörperanheben in Bauchlage

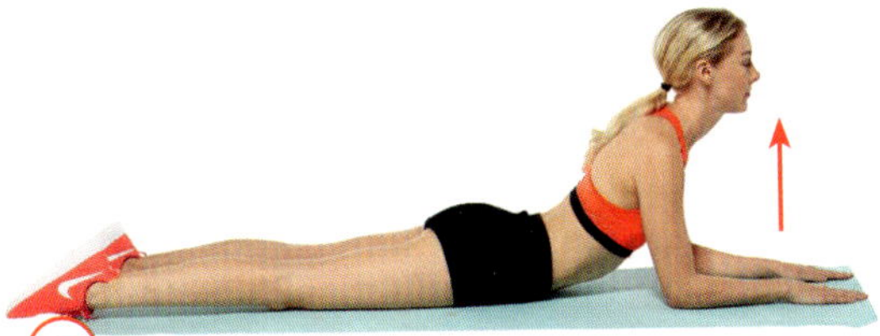

A

Die Übung für Einsteiger auf den Unterarmen.

DEHNUNG

++ Rumpfmuskulatur, insbesondere vordere Bauchmuskulatur
+ Hüft- und vordere Oberschenkelmuskulatur

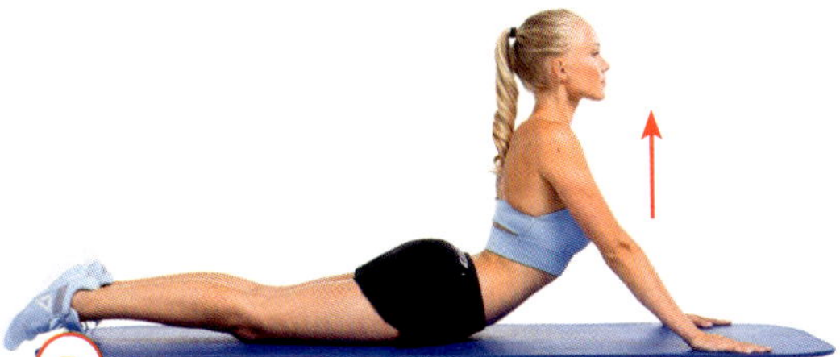

B

Die intensive Variante mit gestreckten Armen.

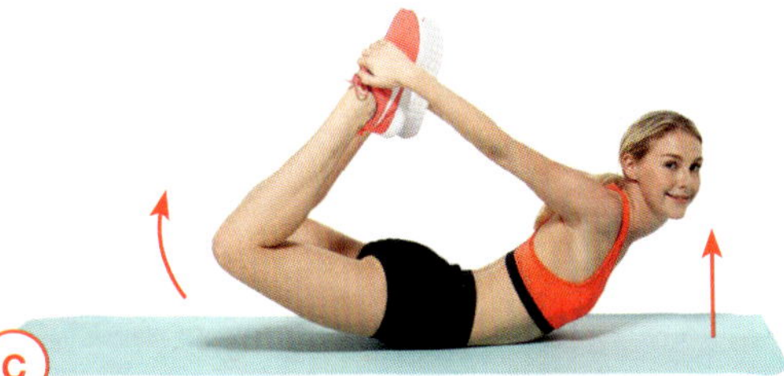

C

Die Variante für Fortgeschrittene.

SO GEHT'S

Die Übung ist auch als »Kobra« bekannt. Führe die Übung besonders vorsichtig aus, bei Rückenproblemen nur nach Rücksprache mit deinem Arzt.

- Du bist in Bauchlage und stützt dich mit den Unterarmen auf dem Boden ab.
- Hebe langsam den Oberkörper an, bis du einen leichten Dehnreiz in der Bauchmuskulatur spürst. Das Brustbein bewegt sich nach vorne oben und die Schultern nach hinten. Der Körper wird mit der Kraft der Rückenmuskulatur angehoben, die Hände unterstützen nur minimal.
- Einsteiger bleiben im Unterarmstütz (A), Fortgeschrittene können die Arme strecken (B). Spanne die Gesäßmuskulatur nach.
- Halte die Position, entspanne die Muskulatur und atme gleichmäßig weiter.
- Wenn die Dehnspannung nach einigen Sekunden nachlässt, bewegst du den Oberkörper vorsichtig weiter nach oben, bis du einen erneuten Reiz spürst.

A-E-E-METHODE

Beim »Anspannen – Entspannen – Erweitern« spannst du die Unterarme beziehungsweise Hände gegen den Boden, ohne dabei die Position des Oberkörpers zu verändern. Dann entspannst du kurz die aktivierte Muskulatur, wozu du in der Position bleibst. Schließlich bewegst du den Oberkörper weiter hoch.

VARIANTE

Du kannst das Oberkörperanheben vorsichtig federnd üben (Dehnmethode 3). Fortgeschrittene können abwechselnd einen Unterschenkel anheben oder beide Beine anheben, wozu sie die Unterschenkel von außen greifen (C). Ziehe dich so in die Beugung, als wolltest du die Unterschenkel strecken und die Hände halten dagegen.

D 27 Rücklehnen im Kniestand

DEHNUNG

++ Rumpf- und vordere Oberschenkelmuskulatur
+ Hüftmuskulatur

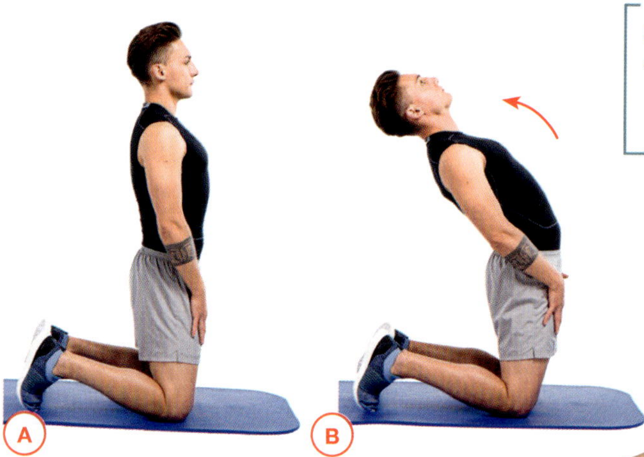

Der Bewegungsablauf.

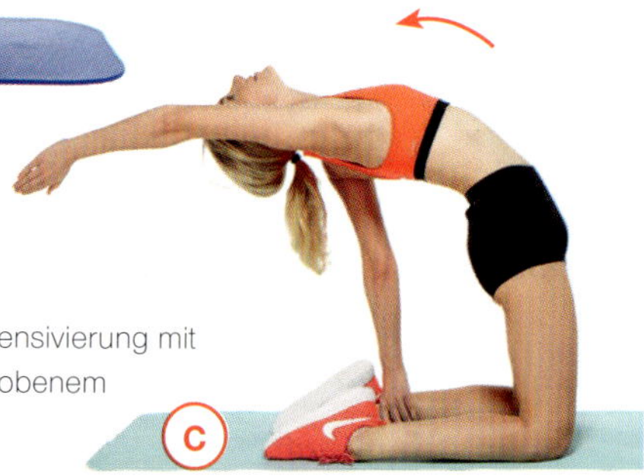

Die Intensivierung mit angehobenem Arm.

SO GEHT'S

- Du befindest dich im Kniestand mit aufrechtem Oberkörper und nach vorne gerichteten Knien. Du kannst die Zehen aufstellen oder die Fußrücken auflegen. Drücke die Hände auf die Oberschenkel und spanne die Gesäßmuskulatur fest an (A) und atme ein.
- Atme langsam aus und lehne den Oberkörper vorsichtig zurück, bis du einen leichten Dehnreiz spürst. Die Bewegung des Oberkörpers muss langsam und vollständig kontrolliert ausgeführt werden. Vermeide es, dass Kinn nach hinten zu überstrecken.
- Halte die Position und atme gleichmäßig. Achte auf angespannte Gesäßmuskulatur.
- Wenn die Dehnspannung nach einigen Sekunden nachlässt, kannst du den Oberkörper etwas weiter zurücklehnen (B).

A-E-E-METHODE

Beim »Anspannen – Entspannen – Erweitern« spannst du die Hände gegen die Oberschenkel, ohne die Position zu verändern. Dann entspannst du kurz die aktivierte Muskulatur, wobei du in der Position bleibst. Schließlich lehnst du den Oberkörper weiter zurück.

VARIANTE

Fällt dir die kontrollierte Ausführung schwer und es treten Schmerzen bei der Übung auf, dann musst du darauf verzichten.
Fortgeschrittene können sehr vorsichtig federnd üben (Dehnmethode 3).
Alternativ kannst du mit Band üben (»M 30: Rücklehnen im Kniestand mit Band«, Seite 115).
Fortgeschrittene können einen Arm anheben und nach hinten strecken (C). Bei weitem Rücklehnen kannst du den anderen Arm zur Stabilisierung auf den Unterschenkel stützen.

D 28 Rücklehnen im Ausfallschritt

DEHNUNG

++ Rumpf- und Hüftmuskulatur
+ Schulter-, Brust- und vordere Oberschenkelmuskulatur

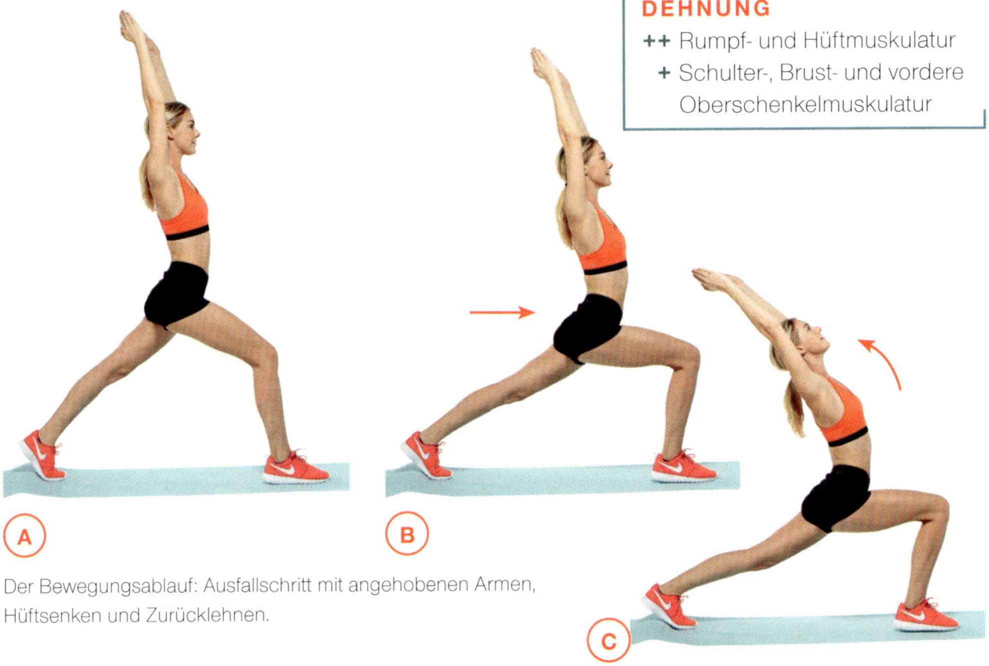

Der Bewegungsablauf: Ausfallschritt mit angehobenen Armen, Hüftsenken und Zurücklehnen.

SO GEHT'S

- Du befindest dich im Ausfallschritt, das hintere Bein ist gestreckt und die Ferse angehoben. Bringe beide Arme nach oben (A).
- Entspanne die Hüfte und lass sie weiter nach vorne unten sinken (B), bis du einen leichten Dehnreiz spürst.
- Halte die Position für einige Atemzüge, bis die Spannung nachlässt.
- Senke nun beim Ausatmen die Arme nach hinten und bewege den Oberkörper mit (C), bis du wieder den Dehnreiz spürst. Die Gesäßmuskulatur spannst du bewusst nach.
- Halte die Position, entspanne die Muskulatur und atme gleichmäßig weiter.
- Wenn die Dehnspannung nach einigen Sekunden nachlässt, senkst du die Arme und den Oberkörper weiter nach hinten.

A-E-E-METHODE

Beim »Anspannen – Entspannen – Erweitern« spannst du die Arme zusammen und nach vorne, ohne die Position zu verändern. Dann entspannst du kurz die aktivierte Muskulatur, wobei du in der Position bleibst. Schließlich lehnst du den Oberkörper weiter zurück.

VARIANTE

Du kannst leicht federnde Bewegungen machen (Dehnmethode 3).
Wenn du die Hüfte verstärkt dehnen willst, dann verlängere den ersten Übungsteil mit dem Hüftsenken.

Zone 5: Gesäß, Hüfte und Oberschenkel

D 29 Rückwärtiges Fersenanziehen im Stand

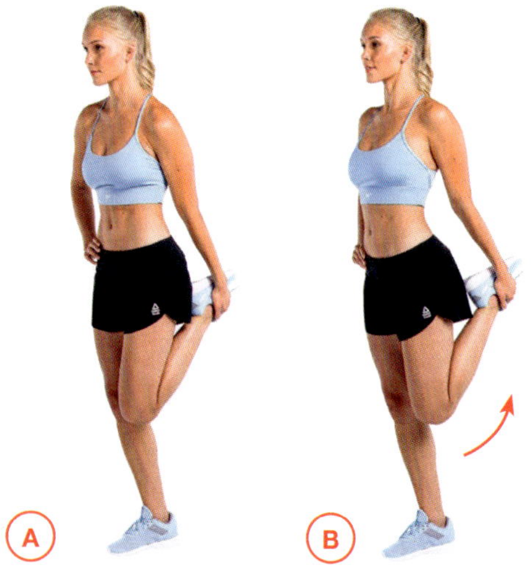

Die Bewegungsfolge.

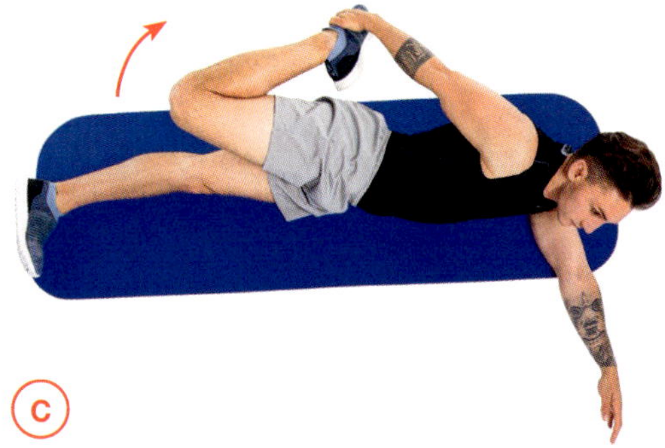

Die Variante in Seitenlage.

DEHNUNG

++ Hüftbeuge- und vordere Oberschenkelmuskulatur

SO GEHT'S

- Du stehst aufrecht und bringst ein Bein aus eigener Kraft so weit wie möglich zum Gesäß. Hast du Schwierigkeiten das Gleichgewicht zu halten, dann kannst du dich mit einer Hand an Stuhl oder Wand festhalten.
- Greife den Fuß (A) und ziehe ihn weiter in Richtung Gesäß (B), bis du einen leichten Dehnreiz spürst. Drücke das Becken nach vorne und halte die Knie nahe aneinander.
- Halte die Position, entspanne die Muskulatur und atme gleichmäßig weiter (Dehnmethode 1, Seite 146–147).
- Wenn die Dehnspannung nach einigen Sekunden nachlässt, ziehst du den Fuß weiter in Richtung Gesäß, bis du einen erneuten Reiz spürst.

A-E-E-METHODE

Beim »Anspannen – Entspannen – Erweitern« (Dehnmethode 2, Seite 147–148) spannst du den Fuß gegen die haltende Hand, ohne die Position zu verändern. Dann entspannst du kurz die aktivierte Muskulatur, wobei du in der Position bleibst. Schließlich ziehst du den Fuß weiter in Richtung Gesäß.

VARIANTE

Du kannst vorsichtig federnd üben (Dehnmethode 3, Seite 149).

Wenn du den Fuß nicht fassen kannst, dann drücke den Spann gegen eine Wand oder einen Tisch, oder ziehe den Fuß mit einem Handtuch heran.

Fortgeschrittene können zusätzlich den Oberkörper waagrecht vorlehnen, wodurch die rückwärtige Muskulatur des Standbeins und der Rücken mitgedehnt werden.

Als weitere Option kannst du das Fersenanziehen in Bauch- oder Seitenlage (C) üben.

D 30 Aufrichten im Ausfallschritt

DEHNUNG
++ vordere Oberschenkel- und Hüftbeugemuskulatur

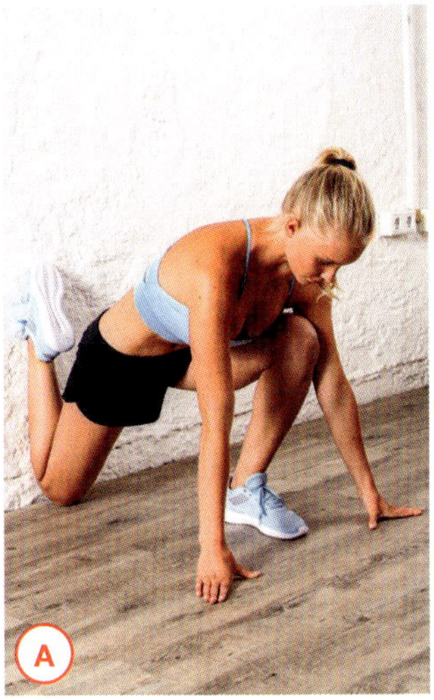

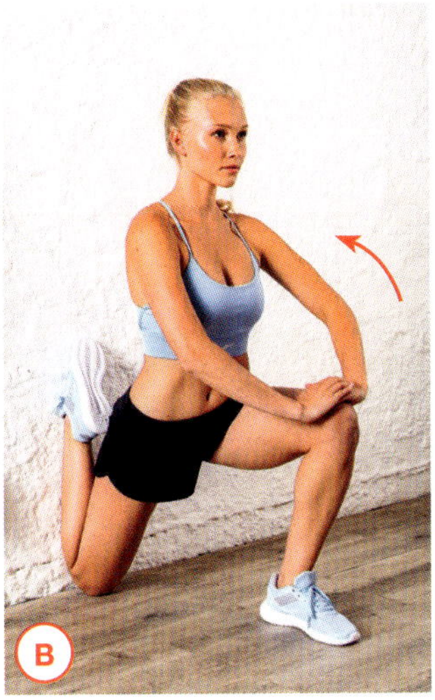

Die Bewegungsfolge.

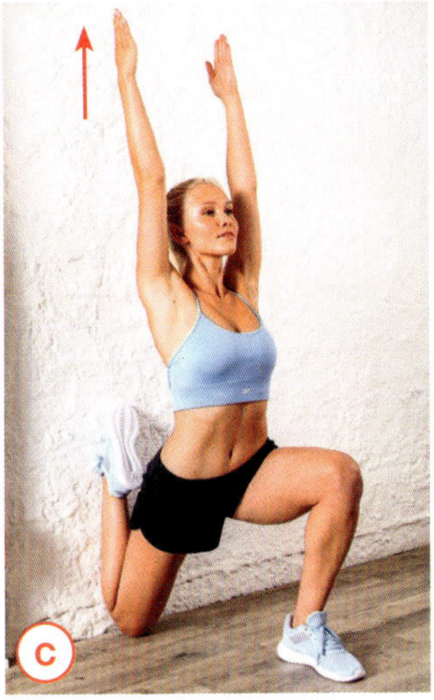

Die Intensivierung mit den Armen nach hinten oben gestreckt.

SO GEHT'S

Die Übung ist bekannt als »Couch-Stretch« und »Wand-Stretch«.

- Du befindest dich im Vierfüßlerstand, mit dem Rücken zu Wand, Stuhl oder Sofa. Du kannst ein gefaltetes Handtuch unter das rechte Knie legen, um Druckschmerz zu vermeiden. Lege den rechten Fuß an und rutsche zurück, sodass der rechte Oberschenkel senkrecht ist und das Schienbein komplett anliegt. Stelle den linken Fuß auf, die Hände sind auf dem Boden abgestützt (A).
- Richte den Oberkörper so weit auf, bis du einen leichten Dehnreiz spürst (B). Vermeide ein Hohlkreuz und halte die Gesäßmuskulatur in Spannung. Du kannst dich zur Vereinfachung auf eine aufgestellte Faszienrolle stützen.
- Halte die Position, entspanne die Muskulatur und atme gleichmäßig weiter.
- Wenn die Dehnspannung nach einigen Sekunden nachlässt, kommst du mit dem Oberkörper höher. Achte auf angespannte Gesäßmuskulatur.

A-E-E-METHODE

Beim »Anspannen – Entspannen – Erweitern« spannst du den Spann gegen die Wand oder einen Gegenstand, ohne die Position zu verändern. Dann entspannst du die aktivierte Muskulatur, wobei du in der Position bleibst. Schließlich erweiterst du die Dehnposition.

VARIANTE

Du kannst vorsichtig federnd üben (Dehnmethode 3).
Bist du bereits beweglich, dann kannst du ein oder beide Arme nach oben hinten strecken (C).

D 31 Gestrecktes Beinanziehen in Rückenlage

DEHNUNG
++ hintere Oberschenkel- und Wadenmuskulatur
+ Hüft-, untere Rücken- und Gesäßmuskulatur

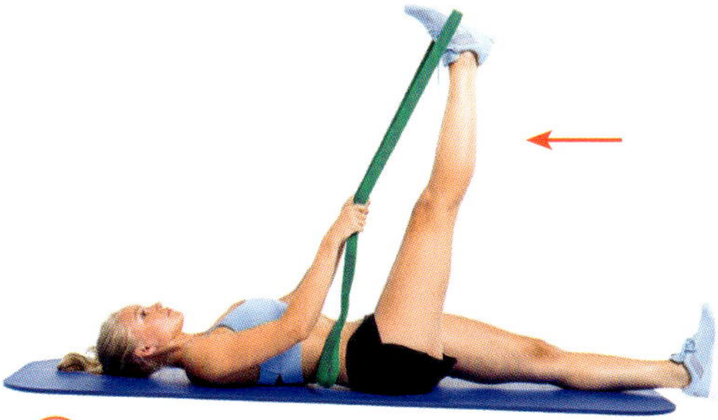
A

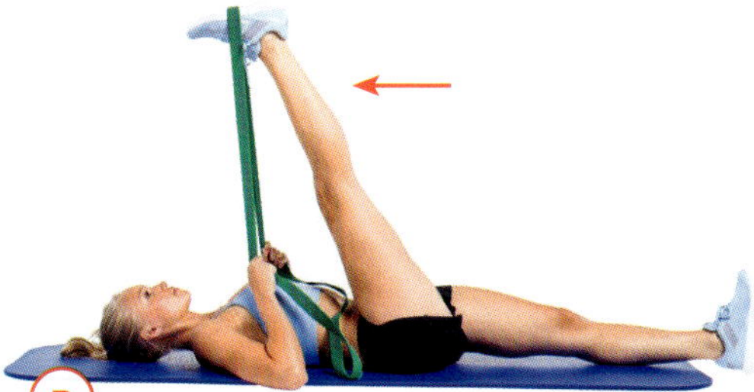
B

Der Bewegungsablauf mit Band.

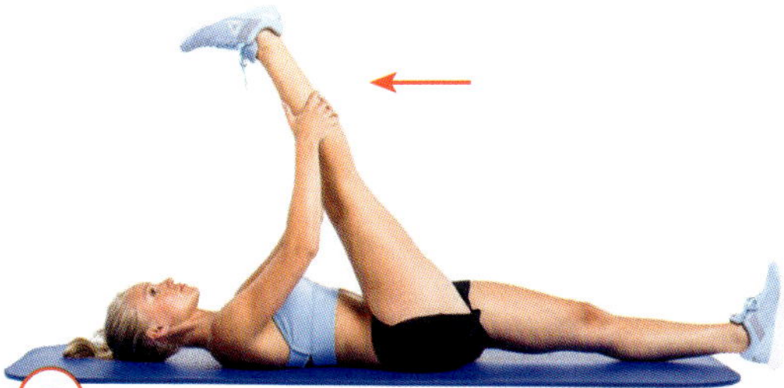
C

Die Übung mit Beingreifen.

SO GEHT'S

- Du liegst auf dem Rücken. Ein Bein ist gestreckt und etwas angehoben, um den Fuß ist ein Stretch-Band, Yoga-Gürtel oder ein Handtuch gelegt (A).
- Ziehe das Übungsbein zu dir, bis du einen leichten Dehnreiz spürst (B). Das andere Bein bleibt dabei am Boden. Falls notwendig, drücke es bewusst nach unten.
- Halte die Position, entspanne die Muskulatur und atme gleichmäßig weiter.
- Wenn die Dehnspannung nach einigen Sekunden nachlässt, ziehst du das Bein heran, bis du einen erneuten Reiz spürst.

A-E-E-METHODE

Beim »Anspannen – Entspannen – Erweitern« spannst du das angehobene Bein gegen das Hilfsgerät. Dann entspannst du kurz die aktivierte Muskulatur, wobei du in der Position bleibst. Schließlich ziehst du das Bein weiter zum Körper.

VARIANTE

Du kannst »Beinanziehen« vorsichtig federnd üben (Dehnmethode 3).
Als Option kannst du das Bein mit den Händen unterhalb der Kniekehle, an der Trainingshose oder bei guter Beweglichkeit am Unterschenkel (C) greifen.
Du kannst das Bein seitlich hochziehen, um unterschiedliche Muskelanteile zu dehnen.

D 32 Beinstrecken am Türrahmen

DEHNUNG
++ hintere Oberschenkel- und Wadenmuskulatur
+ Hüft-, untere Rücken- und Gesäßmuskulatur

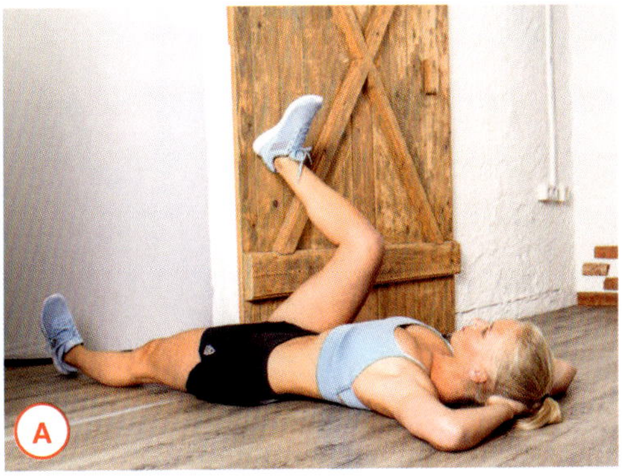

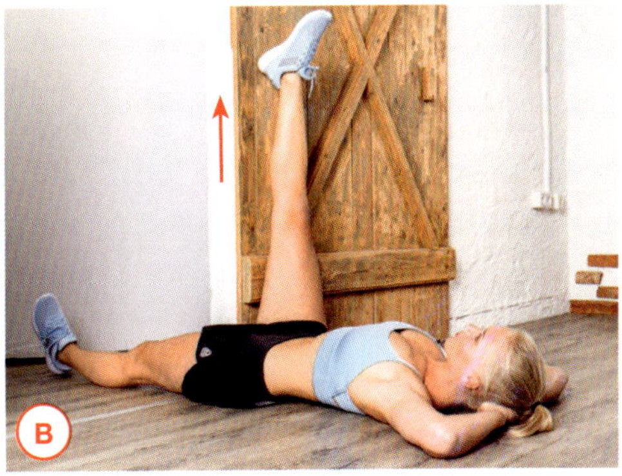

Der Bewegungsablauf. Die Übung wird an einer Schiebetür gezeigt und funktioniert entsprechend am Türrahmen oder einer freistehenden Wand.

SO GEHT'S

- Du liegst vor einem Türrahmen und positionierst das gebeugte Übungsbein mit der Ferse am Rahmen, sodass die Oberschenkelrückseite zum Rahmen zeigt (A). Das andere Bein liegt zwischen dem Türrahmen gestreckt am Boden.
- Rutsche mit der Ferse am Rahmen entlang nach oben, bis sich die Dehnspannung einstellt (B). Das andere Bein bleibt auf dem Boden liegen.
- Halte die Position, entspanne die Muskulatur und atme gleichmäßig weiter.
- Wenn die Dehnspannung nach einigen Sekunden nachlässt, rutschst du höher, bis du einen erneuten Reiz spürst.

A-E-E-METHODE

Beim »Anspannen – Entspannen – Erweitern« spannst du die Ferse gegen den Rahmen. Entspanne kurz die aktivierte Muskulatur, wobei du die Position bewahrst. Schließlich bewegst du die Ferse weiter hoch.

VARIANTE

Du kannst das Bein vorsichtig federnd hochschieben (Dehnmethode 3).
Erreichst du die gestreckte Position, dann rutsche mit dem Gesäß weiter vor. Fortgeschrittene können das Bein gestreckt anlegen und sich mit den Händen in den Türrahmen schieben.
Die Wadendehnung wird intensiver, wenn du den Fuß mit Handtuch oder Stretch-Band anziehst.
Schnelle Effekte erzielst du, indem du je Satz etwa 3 Minuten lang dehnst und 2–3 Sätze durchführst. Mache das alle 2–3 Tage über etwa 2 Monate hinweg.

D 33 Vorbeugen bei gestreckten Beinen im Stand

DEHNUNG

++ hintere Oberschenkel- und Rückenmuskulatur
+ Wadenmuskulatur

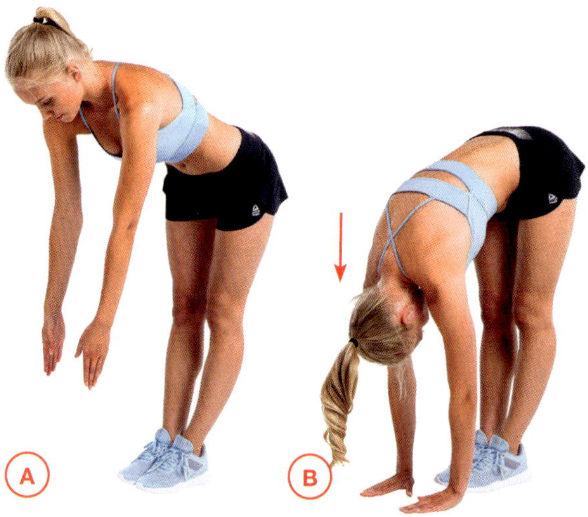

Der Bewegungsablauf.

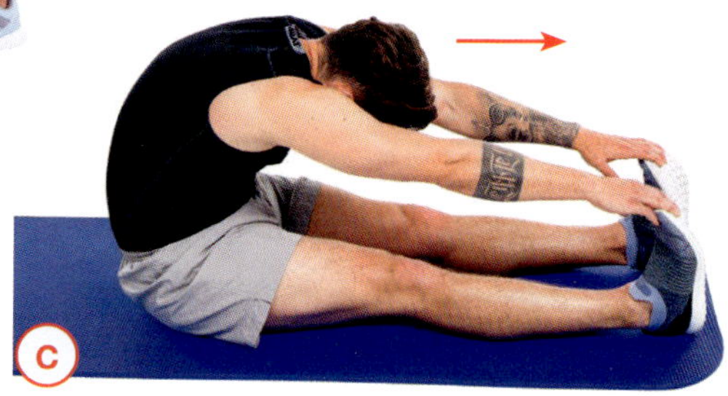

Die Variante am Boden.

SO GEHT'S

- Du stehst gerade, mit den Füßen nahe beieinander und gestreckten Beinen. Senke langsam den Oberkörper in Richtung Boden (A), bis du einen leichten Dehnreiz spürst.
- Bewege dich aus dem Becken nach unten, nicht durch Abrunden des Oberkörpers. Den Kopf und die Arme lässt du locker nach unten hängen.
- Halte die Position, entspanne die Muskulatur und atme gleichmäßig weiter.
- Wenn die Dehnspannung nach einigen Sekunden nachlässt, bewegst du den Oberkörper weiter nach unten (B), bis du einen erneuten Reiz spürst.

A-E-E-METHODE

Beim »Anspannen – Entspannen – Erweitern« spannst du die gestreckten Beine nach hinten und den unteren Rücken nach oben. Dann entspannst du kurz die aktivierte Muskulatur. Schließlich bewegst du den Oberkörper weiter nach unten (B).

VARIANTE

Du kannst den Oberkörper vorsichtig federnd senken (Dehnmethode 3).

Fortgeschrittene können mit dem Kopf die Oberschenkel berühren. Beachte, dass du den Kopf nicht mit Kraft nach vorne ziehst, sondern den gesamten Oberkörper senkst.

Alternativ kannst du am Boden mit vorgestreckten Beinen üben (C).

D 34 Vorbeugen zu vorgestrecktem Bein

DEHNUNG
++ hintere Oberschenkel-, Waden- und Rückenmuskulatur

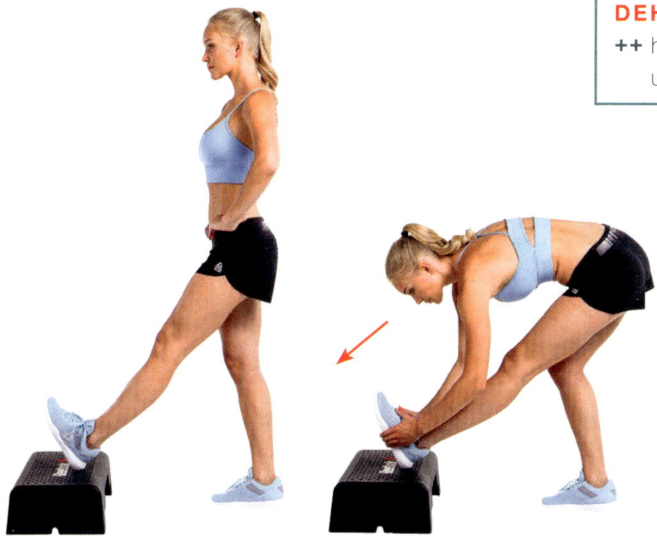

A B

Der Bewegungsablauf.

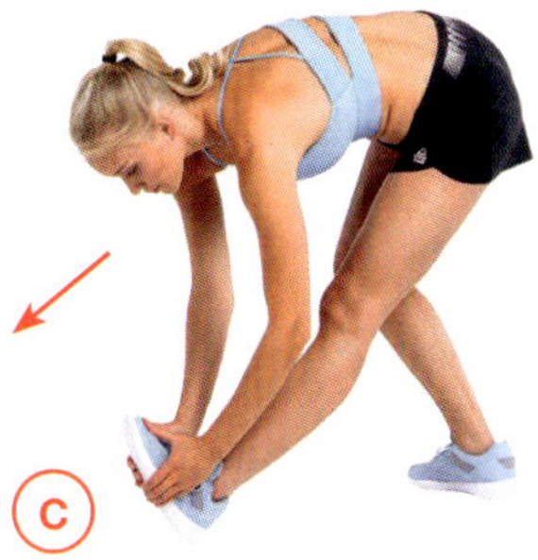

C

Die Variante mit gebeugtem Standbein.

SO GEHT'S

- Aus dem geraden Stand stellst du eine Ferse vorne auf einen tiefen Gegenstand, das Bein ist gestreckt (A).
- Schiebe das Becken nach vorne und bewege dabei den Oberkörper mit (B), bis du einen leichten Dehnreiz spürst.
- Halte die Position, entspanne die Muskulatur und atme gleichmäßig weiter.
- Wenn die Dehnspannung nach einigen Sekunden nachlässt, bewegst du den Oberkörper weiter nach vorne, bis du einen erneuten Reiz spürst.

A-E-E-METHODE

Beim »Anspannen – Entspannen – Erweitern« spannst du das Bein nach unten und den unteren Rücken nach hinten oben. Entspanne kurz die aktivierte Muskulatur, wobei du in der Position bleibst, und bewege dann den Oberkörper weiter vor.

VARIANTE

Du kannst dich vorsichtig federnd vorbeugen (Dehnmethode 3).
Alternativ kannst du einen Gürtel oder ein Band um deine Fußsohle legen und dich vorziehen.
Du intensivierst die Übung, indem du das Bein auf einen höheren Gegenstand legst.
Wenn du keinen Gegenstand verfügbar hast, dann übe im Stand mit vorgestrecktem Bein und beuge das andere Bein (C).

D 35 Beckenhochziehen im Vierfüßlerstand

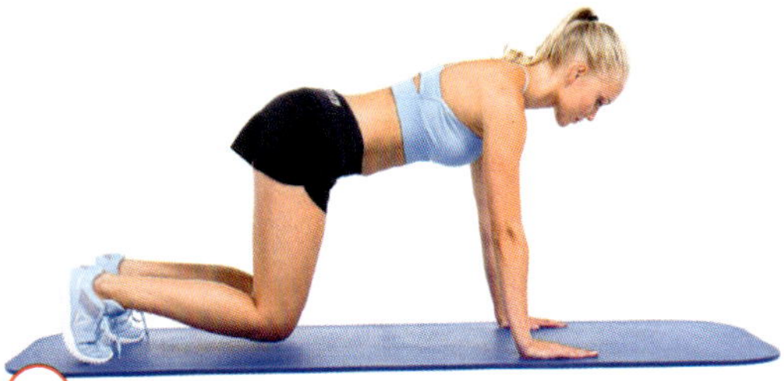

A

DEHNUNG

++ hintere Oberschenkel-, Waden-, Rücken- und Schultermuskulatur

\+ Brustmuskulatur

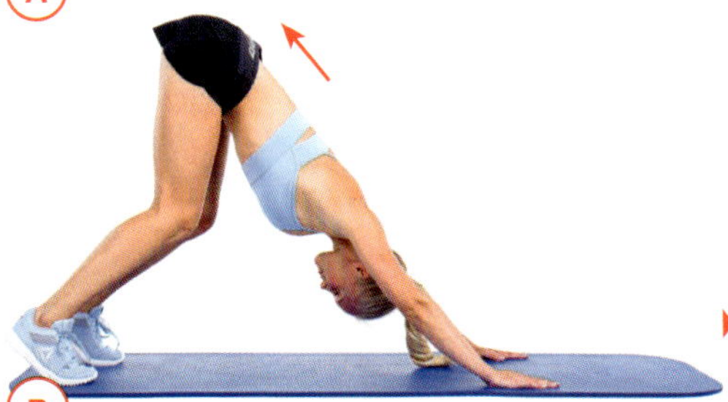

B

Der Bewegungsablauf bis zum hohen Becken bei leicht gebeugten Beinen.

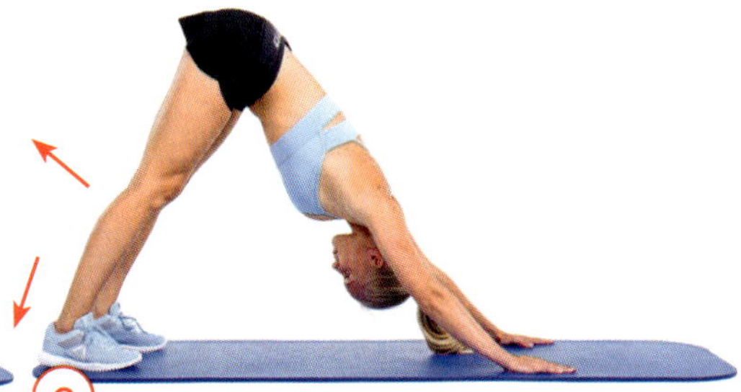

C

Die Position für Fortgeschrittene mit gestreckten Beinen und den Fersen am Boden.

SO GEHT'S

Die Übung ist auch als »Herabschauender Hund« bekannt.

- Du beginnst aus dem Vierfüßlerstand, mit aufgestellten Fußballen. Die Hände stehen unter den Schultern, am besten mit gespreizten Fingern. Die Knie sind etwas weiter als hüftbreit auseinander positioniert, und die Füße stehen in einer Linie zu den Knien.
- Rotiere die Ellbogeninnenseiten nach vorne, presse die Hände in die Matte und hebe die Knie leicht an (A).
- Schiebe zuerst das Becken nach hinten oben (B). Aus der oberen Position streckst du die Beine und die Fersen bewegst du so weit in Richtung Boden, bis du eine leichte Dehnspannung spürst.
- Der Rücken ist durchgehend gerade, der Nacken ist locker und die Ohren sind auf Höhe der Oberarme.
- Halte die Position, entspanne die Muskulatur und atme gleichmäßig weiter. Das Gewicht ist gleichmäßig auf Händen und Füßen.
- Wenn die Dehnspannung nach einigen Sekunden nachlässt, streckst du die Beine weiter durch und bewegst die Fersen mehr in Richtung Boden.

VARIANTE

Ziel ist es, ein »gleichmäßiges Dreieck« zu bilden. Rundet sich der Rücken, dann beuge wieder etwas die Beine und hebe die Fersen an, bis du den Rücken gerade hast.

Du kannst vorsichtig federnd üben (Dehnmethode 3).

Fortgeschrittene können mit den Fersen den Boden erreichen (C).

D 36 Vorwärtsspagat

DEHNUNG

++ hintere Oberschenkel-, Hüft- und vordere Oberschenkelmuskulatur

\+ innere Oberschenkel- und Wadenmuskulatur

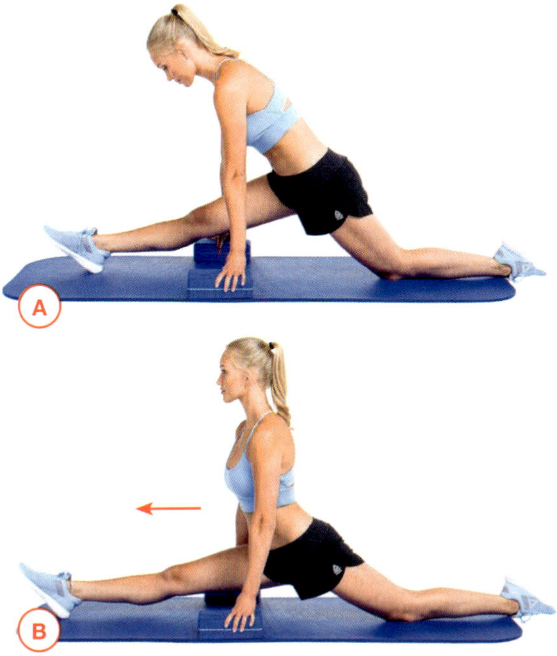

Der Bewegungsablauf, abgestützt auf Yoga-Blöcken.

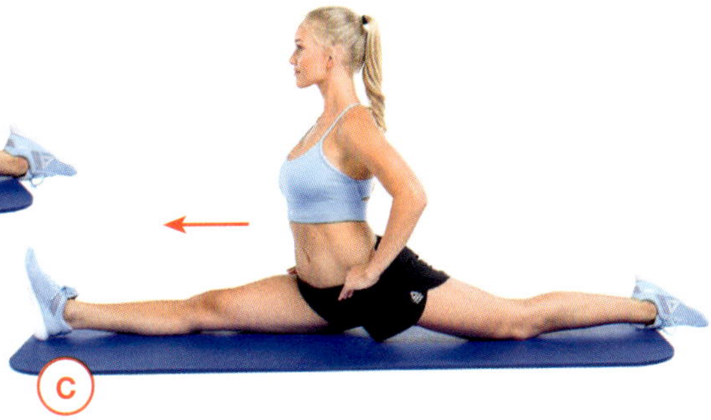

Der Vorwärtsspagat.

SO GEHT'S

- Du befindest dich im Ausfallschritt und streckst das vordere Bein nach vorne. Bringe den hinteren Unterschenkel auf den Boden. Du kannst dich mit den Händen auf Yoga-Blöcken (A) oder dem Boden abstützen.
- Drücke langsam das Becken und gleichzeitig das vordere Bein vor (B), bis du einen leichten Dehnreiz spürst.
- Halte die Position, entspanne die Muskulatur und atme gleichmäßig weiter.
- Wenn die Dehnspannung nach einigen Sekunden nachlässt, schiebst du das Bein weiter nach vorne, bis du einen erneuten Reiz spürst.

A-E-E-METHODE

Beim »Anspannen – Entspannen – Erweitern« spannst du die Beine gegen den Boden. Dann entspannst du kurz die aktivierte Muskulatur, wobei du in der Position bleibst. Schließlich schiebst du das Bein weiter nach vorne.

VARIANTE

Du kannst dich vorsichtig federnd vorschieben (Dehnmethode 3).

Fortgeschrittene üben ohne Abstützhilfe und setzen sich mit den gestreckten Beinen auf dem Boden ab (C).

D 37 Kniesenken im Sitz

DEHNUNG
++ innere Oberschenkelmuskulatur
+ Hüftmuskulatur

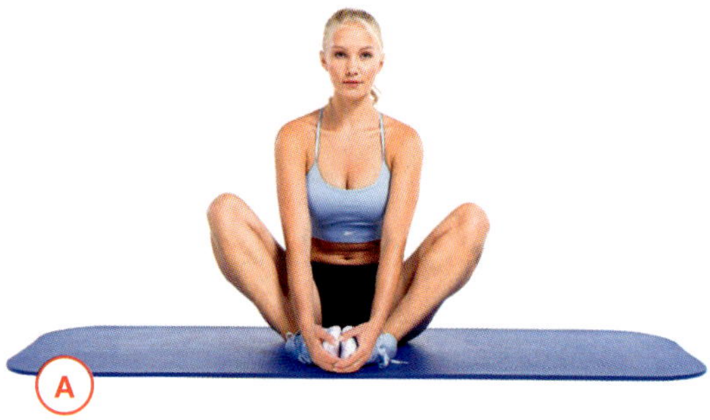

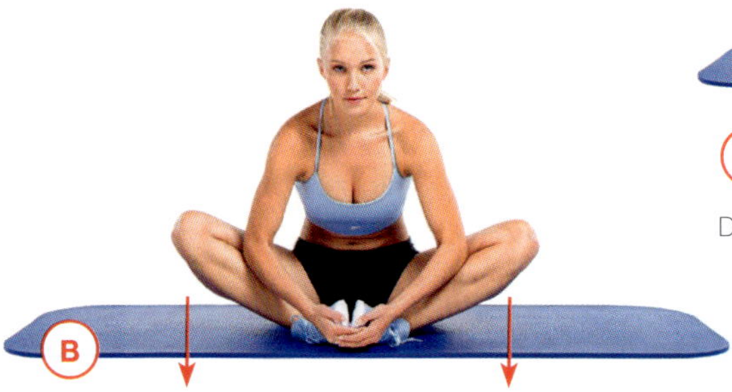

Der Bewegungsablauf.

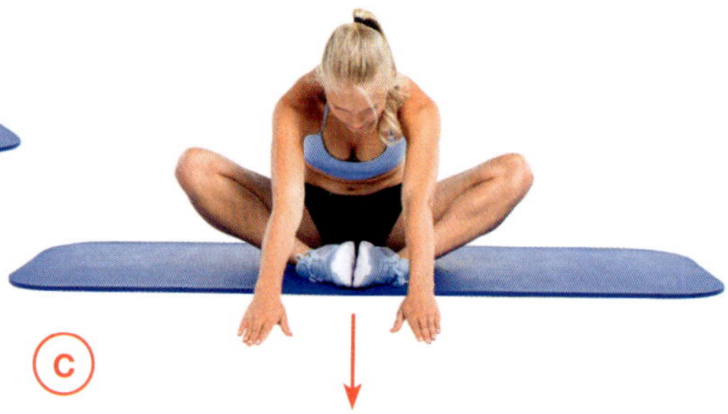

Das Vorlehnen des Oberkörpers.

SO GEHT'S

- Du sitzt aufrecht, die Fußsohlen liegen aneinander und die Knie zeigen nach außen. Ziehe die Füße nahe zu dir und schiebe das Becken nach vorne (A).
- Entspanne die Beine und lass die Knie sinken, bis du einen leichten Dehnreiz spürst. Mit den Ellbogen oder Händen kannst du den Druck nach unten verstärken (B).
- Halte die Position, entspanne die Muskulatur und atme gleichmäßig weiter.
- Wenn die Dehnspannung nach einigen Sekunden nachlässt, drückst du die Knie weiter nach unten, bis du einen erneuten Reiz spürst.

A-E-E-METHODE

Beim »Anspannen – Entspannen – Erweitern« spannst du die Knie gegen die Ellbogen oder Hände. Dann entspannst du kurz die aktivierte Muskulatur, wobei du in der Position bleibst. Schließlich drückst du die Knie weiter nach unten.

VARIANTE

Du kannst vorsichtig federnd die Knie senken (Dehnmethode 3).
Du kannst mit je einer Hantelscheibe auf den Knien üben. Fortgeschrittene können den Oberkörper nach vorne bewegen und so die Rückenmuskulatur mitdehnen (C).
Als weitere Option kannst du in Rückenlage üben. Einsteiger lassen die Fußaußenseite am Boden, Geübte dehnen mit den Beinen in der Luft.

D 38 Oberkörpervorlehnen bei gebeugtem Bein

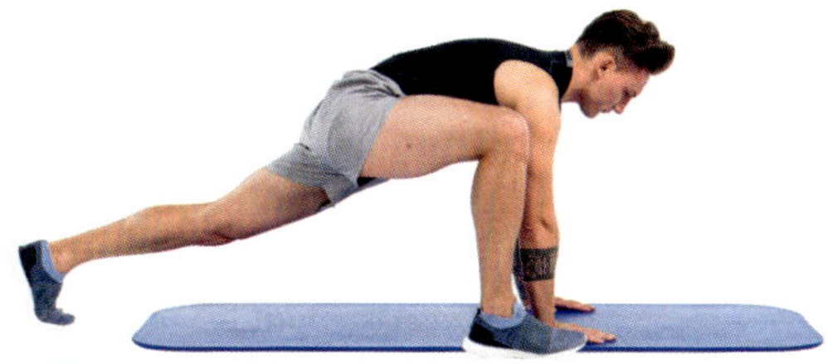

A

DEHNUNG

++ Gesäß-, Hüft- und innere Oberschenkelmuskulatur

+ untere Rücken-, äußere und hintere Oberschenkelmuskulatur

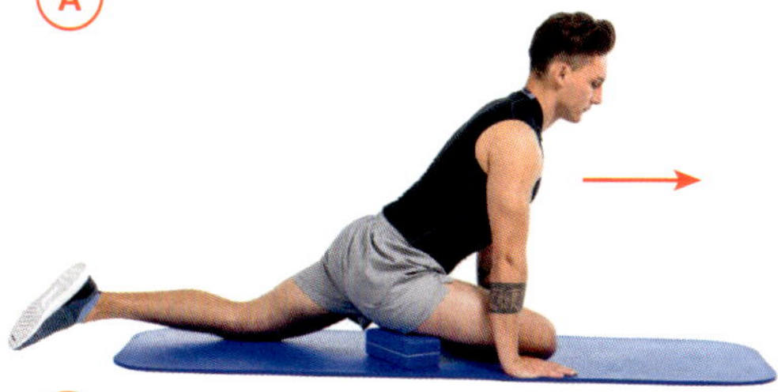

B

Der Bewegungsablauf.

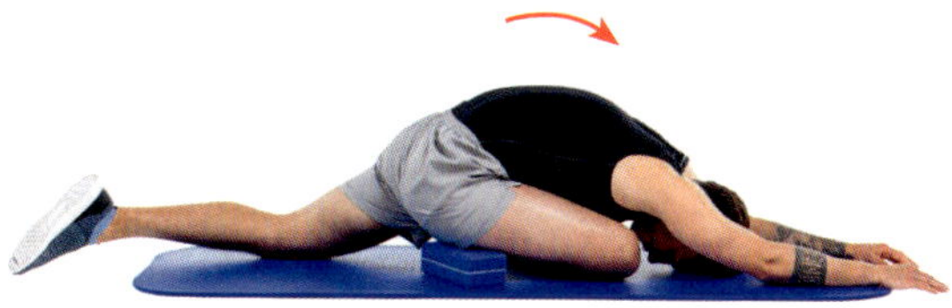

C

Die Variante für Fortgeschrittene.

SO GEHT'S

Die Übung ist als »Taube« bekannt.

- Du beginnst aus dem Vierfüßlerstand und stellst den rechten Fuß neben die rechte Hand (A).
- Lege das rechte Knie innen neben der rechten Hand ab, sodass der Unterschenkel diagonal aufliegt. Das linke Bein ist mit dem Spann aufgelegt und die Arme sind gestreckt. Tritt bereits eine deutliche Dehnung auf, dann lege einen Yoga-Block (B) oder die große Faszienrolle unter die rechte Gesäßhälfte.
- Halte die Position, entspanne die Muskulatur und atme gleichmäßig weiter, bis sich die Dehnspannung löst.
- Bringe den Oberkörper weiter vor, bis du eine erneute Dehnspannung spürst. Bei guter Beweglichkeit kannst du dich mit den Unterarmen abstützen oder du positionierst deinen Oberkörper auf der großen Rolle.
- Halte auch diese Position, entspanne die Muskulatur und atme gleichmäßig weiter.
- Danach führst du die Übung mit dem linken Bein aus.

A-E-E-METHODE

Beim »Anspannen – Entspannen – Erweitern« spannst du die Hände oder Unterarme gegen den Boden. Dann entspannst du kurz die aktivierte Muskulatur, wobei du in der Position bleibst. Schließlich lässt du den Körper weiter sinken.

VARIANTE

Du kannst das Vorbeugen vorsichtig federnd üben (Dehnmethode 3).
Geübte können Kopf auf den Armen ablegen.
Als Variante kannst du mit den Armen nach vorne gleiten (C).
Du kannst die Intensität steuern, indem du den Winkel im vorderen Bein variierst.

D 39 Seitliches Beinschieben im Kniestand

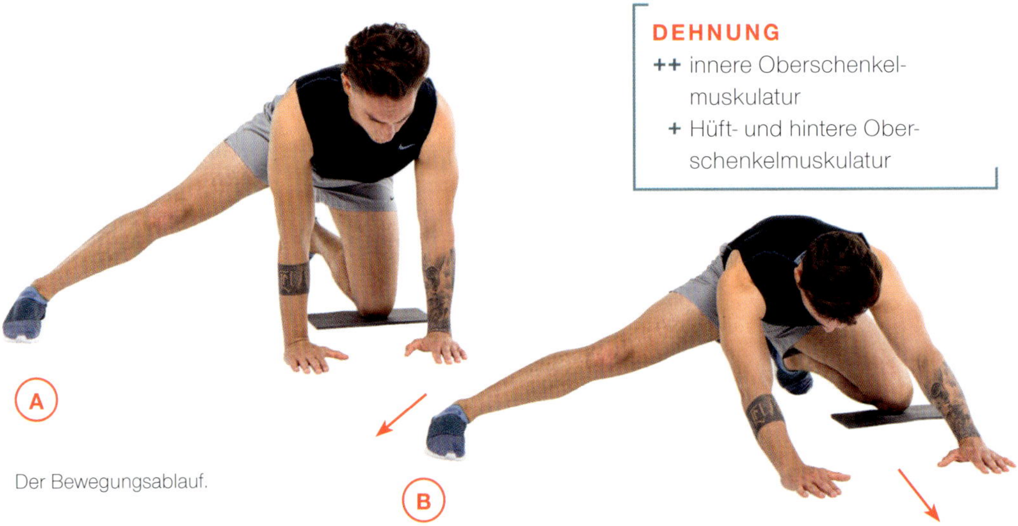

DEHNUNG
++ innere Oberschenkelmuskulatur
+ Hüft- und hintere Oberschenkelmuskulatur

Der Bewegungsablauf.

SO GEHT'S

- Du befindest dich im Vierfüßlerstand und spreizt ein Bein zur Seite (A).
- Schiebe das Bein zur Seite und senke dabei das Becken, bis du eine leichte Dehnspannung spürst. Achte darauf, dass du mit dem Becken nicht ausweichst.
- Halte die Position, entspanne die Muskulatur und atme gleichmäßig weiter.
- Wenn die Dehnspannung nach einigen Sekunden nachlässt, schiebst du das Bein weiter, bis du einen erneuten Reiz spürst. Dabei senkst du den Körper mit ab (B).

A-E-E-METHODE

Beim »Anspannen – Entspannen – Erweitern« spannst du die Beininnenseite gegen den Boden. Dann entspannst du kurz die aktivierte Muskulatur. Schließlich schiebst du das Bein weiter, bis du einen erneuten Reiz spürst, und senkst dabei den Körper (B).

VARIANTE

Du kannst das Beinschieben vorsichtig federnd üben (Dehnmethode 3).
Empfindest du Druckschmerz am Knie, dann lege ein gefaltetes Handtuch oder Polster unter das stützende Knie. Hilft das nicht Knieschmerzen zu vermeiden, dann verzichte auf die Übung.
Du kannst alternativ das Bein seitlich auf einen Stepper auflegen.
Ist eine hüfthohe Stange verfügbar, dann kannst du das Beinschieben im Stand machen.

D 40 Gestrecktes Beinspreizen in Rückenlage

DEHNUNG
++ innere und hintere Oberschenkelmuskulatur
+ Hüft- und Wadenmuskulatur

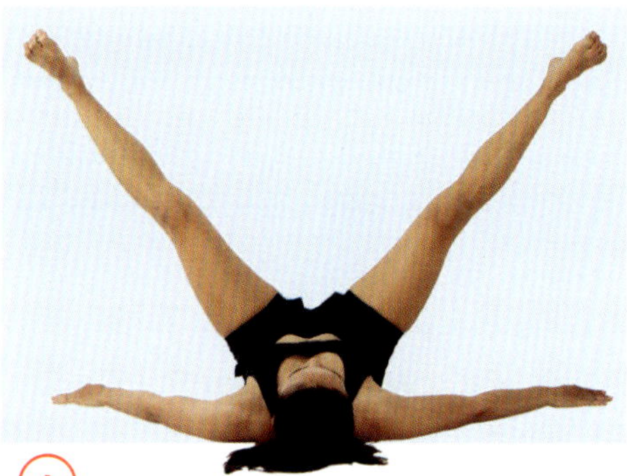

Der Bewegungsablauf.

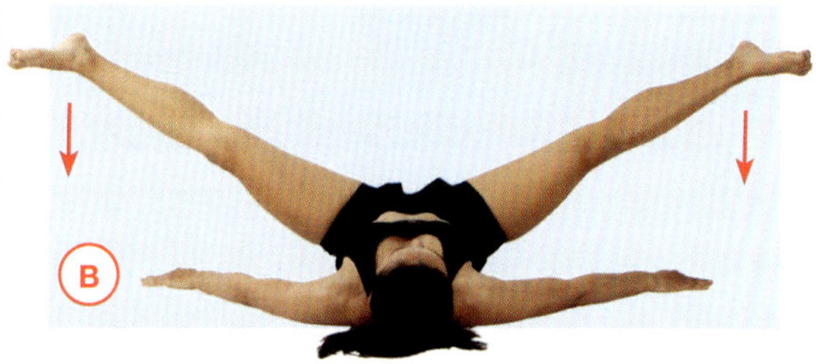

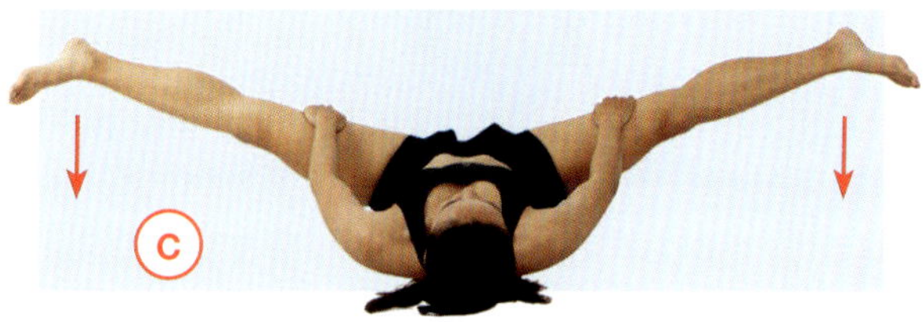

SO GEHT'S

- Du befindest dich in Rückenlage, möglichst nahe mit dem Gesäß an einer glatten Wand. Die gestreckten Beine sind in der Luft (A).
- Entspanne die Beine und lasse sie unter der Last des Eigengewichts sinken (B), bis du einen leichten Dehnreiz spürst. Mit den Händen kannst du etwas unterstützen. Achte darauf, dass die Beine und das Gesäß an der Wand bleiben.
- Halte die Position, entspanne die Muskulatur und atme gleichmäßig weiter.
- Wenn die Dehnspannung nach einigen Sekunden nachlässt, drückst du die Beine mit den Händen weiter nach unten (C), bis du einen erneuten Reiz spürst.

A-E-E-METHODE

Beim »Anspannen – Entspannen – Erweitern« spannst du die Beininnenseiten gegen die Hände, ohne dabei die Beinposition zu verändern. Dann entspannst du kurz die aktivierte Muskulatur, wobei du in der Position bleibst. Schließlich drückst du die Beine weiter nach unten (C).

VARIANTE

Du kannst das Beinspreizen vorsichtig federnd üben (Dehnmethode 3).
Falls du keine große, glatte Wand verfügbar hast, dann kannst du frei in der Luft üben. Halte dazu die Oberschenkel etwa senkrecht. Es ist allerdings so schwerer »Loszulassen«, d. h. die innere Oberschenkelmuskulatur bewusst zu entspannen.
Schnelle Effekte erzielst du, indem du je Satz etwa 3 Minuten lang dehnst und 2–3 Sätze durchführst. Mache das alle 2–3 Tage über etwa 2 Monate hinweg.

D 41 Spreizsitz

DEHNUNG

++ innere und hintere Oberschenkelmuskulatur
+ Hüft- und Wadenmuskulatur

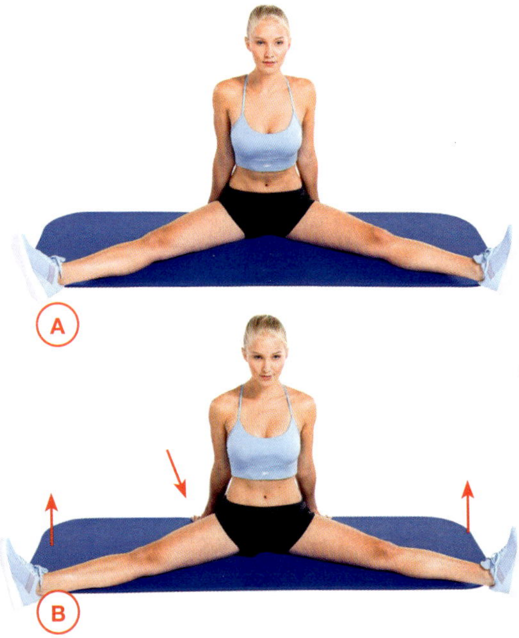

Der Bewegungsablauf.

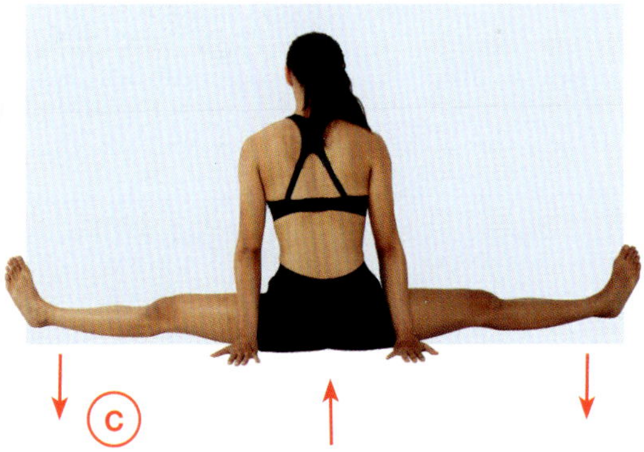

Der Spreizsitz an der Wand.

SO GEHT'S

- Du sitzt aufrecht mit nach außen gestreckten Beinen. Die Hände sind hinter dem Gesäß aufgestellt (A).
- Schiebe dich durch Druck der Hände mit dem Becken vor und so die Beine weiter nach außen (B), bis du einen leichten Dehnreiz spürst.
- Halte die Position, entspanne die Muskulatur und atme gleichmäßig weiter.
- Wenn die Dehnspannung nach einigen Sekunden nachlässt, schiebst du dein Becken weiter nach vorne.

A-E-E-METHODE

Beim »Anspannen – Entspannen – Erweitern« spannst du die Beininnenseiten gegen einen imaginären Widerstand oder du legst die Hände an die Oberschenkelinnenseite als Widerstand. Dann entspannst du kurz die aktivierte Muskulatur, wobei du in der Position bleibst. Schließlich schiebst du das Becken weiter vor und spreizt so die Beine.

VARIANTE

Du kannst das Beckenschieben vorsichtig federnd machen (Dehnmethode 3).

Die Übung lässt sich gut gegen eine glatte Wand ausführen (C). Bei der »A-E-E-Methode« drückst du die Fußinnenseiten gegen die Wand.

Du erweiterst die Übung, indem du im Spreizsitz den Oberkörper vorbewegst, wodurch der untere Rücken mitgedehnt wird (»M 50: Vorbewegen im Spreizsitz«, Seite 135). Dies vereinfachst du, wenn du ein dickes Poster zwischen die Beine legst und dich darauf stützt.

D 42 Grätschstand

DEHNUNG

++ innere und hintere Oberschenkelmuskulatur

\+ Hüft- und Wadenmuskulatur

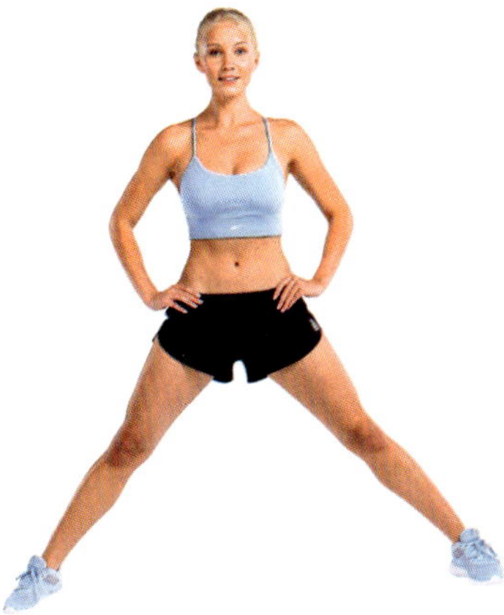

(A) Die Anfangsposition (erste Dehnposition).

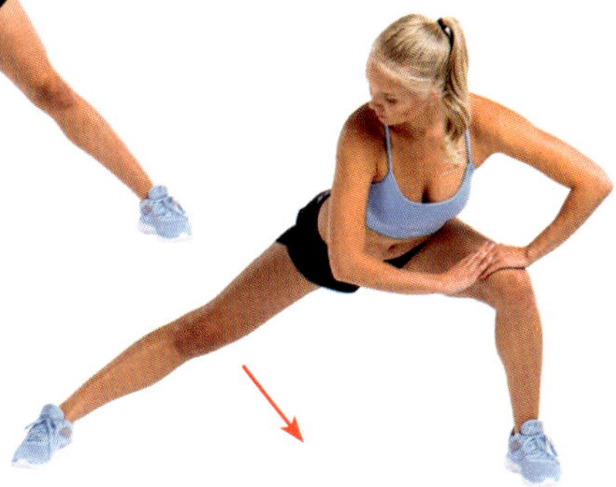

(B) Dehnung der rechten Beininnenseite (zweite Dehnposition). Danach dehnst du das linke Bein.

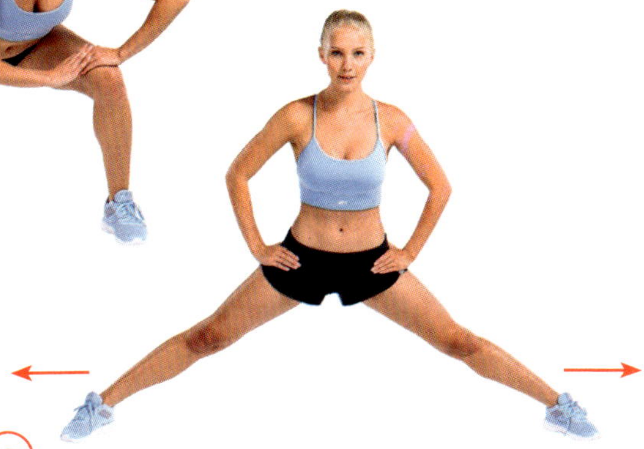

(C) Das Erweitern der Dehnposition.

SO GEHT'S

- Aus dem aufrechten Stand spreizt du die Beine, bis du eine leichte Dehnspannung spürst (A). Bleibe mit dem Becken vorne, weiche nicht nach hinten aus.
- Halte die Position und entspanne bewusst die Muskulatur (erste Dehnposition).
- Wenn die Dehnspannung nachlässt, beugst du das linke Bein (B) bis du zum neuen Reiz (zweite Dehnposition), und zwar an der rechten Beininnenseite. Bleibe in der Position und wiederhole die Dehnmethode.
- Strecke das Bein, beuge das rechte Bein (dritte Dehnposition) und dehne die linke Beininnenseite.
- Nun spreizt du beide Beine weiter (C), bis du einen erneuten Dehnreiz spürst.

A-E-E-METHODE

Beim »Anspannen – Entspannen – Erweitern« spannst du die Beininnenseiten gegen den Boden, ohne die Position zu verändern. Dann entspannst du kurz die aktivierte Muskulatur, bevor du die nächste Position einnimmst.

VARIANTE

Du kannst vorsichtig federnd üben (Dehnmethode 3).

Du kannst dich mit den Händen auf dem Boden oder auf einem Stuhl vor dir abstützen.

Fortgeschrittene können sich bis in den seitlichen Spagat bewegen.

Die Muskulatur aufbauen kannst du mit »M 47: Weite Kniebeuge halten«, Seite 132).

D 43 Fußanziehen bei nach außen zeigendem Knie

DEHNUNG

++ Gesäß- und äußere Oberschenkelmuskulatur

\+ Hüftmuskulatur

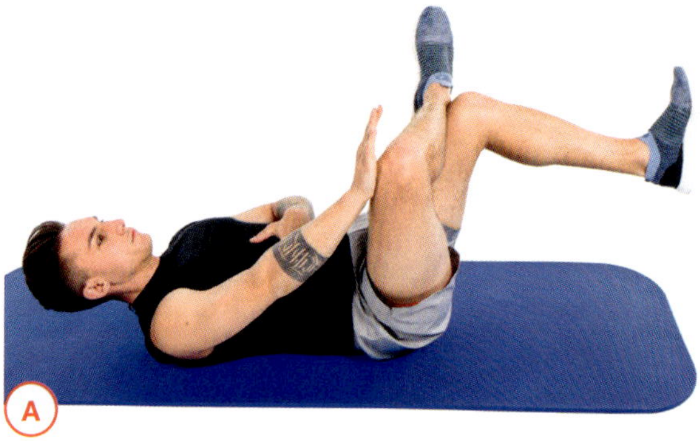

Die Anfangs- und die Endposition.

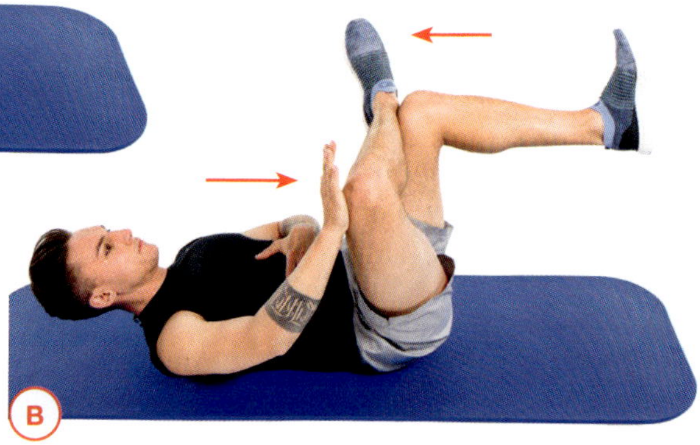

SO GEHT'S

- Du befindest dich in Rückenlage und ziehst das linke Knie etwas an. Lege den rechten Unterschenkel vor das linke Bein und die rechte Hand an das rechte Knie (A).
- Ziehe das linke Knie weiter heran und drücke gleichzeitig mit der rechten Hand das rechte Knie nach außen (B), bis du einen leichten Dehnreiz an der rechten Körperseite spürst.
- Halte die Position, entspanne die Muskulatur und atme gleichmäßig weiter.
- Wenn die Dehnspannung nach einigen Sekunden nachlässt, ziehst du das linke Knie weiter heran und intensivierst somit die Dehnung des rechten Beins.

A-E-E-METHODE

Beim »Anspannen – Entspannen – Erweitern« spannst du den rechten Unterschenkel gegen das linke Bein, ohne die Position zu verändern. Dann entspannst du kurz die aktivierte Muskulatur, wobei du in der Position bleibst. Schließlich ziehst du das linke Knie weiter heran, bis du einen erneuten Reiz spürst.

VARIANTE

Du kannst vorsichtig federnd das Knie anziehen (Dehnmethode 3).
Als Option kannst du die Muskulatur im Sitz dehnen. Umfasse dazu den rechten Fuß, beziehungsweise Unterschenkel mit dem linken Arm, das rechte Knie zeigt nach außen. Ziehe den rechten Unterschenkel heran und drücke gleichzeitig mit der rechten Hand das rechte Knie nach außen.

D 44 Körperdrehung im Sitz

DEHNUNG

++ Gesäß-, äußere Oberschenkel- und Rumpfmuskulatur

+ Hüftmuskulatur

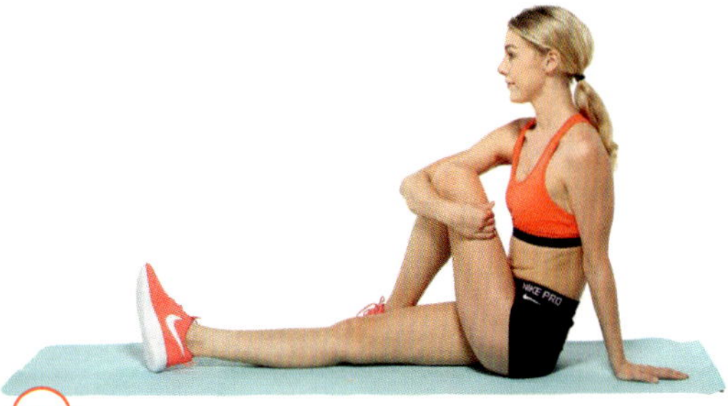

A

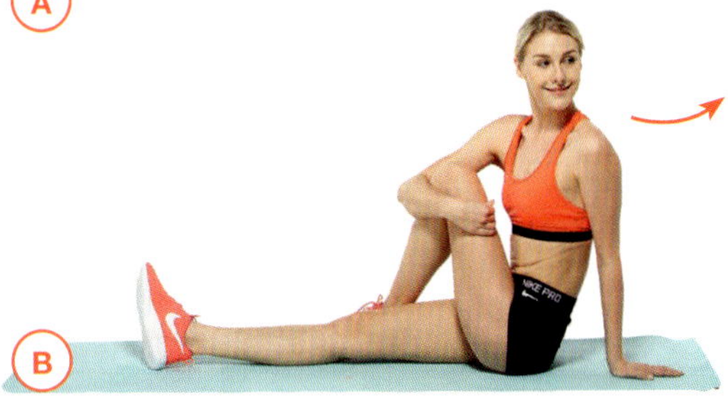

B

Die Bewegungsfolge.

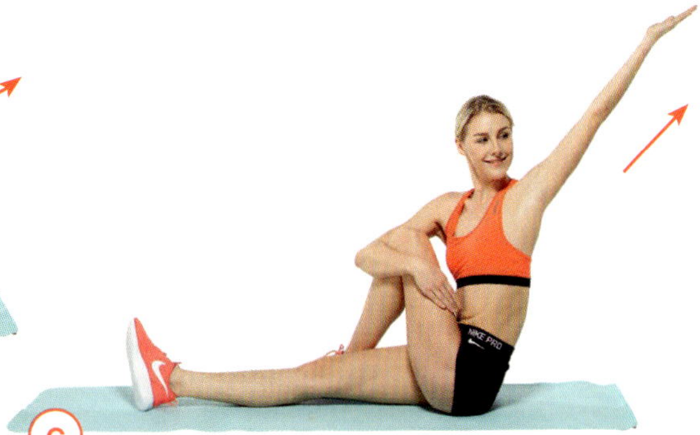

C

Fortgeschrittene können den abstützenden Arm in die Luft strecken.

SO GEHT'S

- Du sitzt mit gestreckten Beinen und aufgerichtetem Oberkörper auf dem Boden. Die Zehen sind angezogen. Stelle das linke Bein möglichst nah am Gesäß über das rechte Bein, sodass der linke Fuß gerade nach vorne zeigt.
- Ziehe das linke Bein näher zum Körper (A) und richte den Oberkörper auf. Halte die Position für einige Atemzüge und entspanne das Bein, bis sich die Dehnspannung löst.
- Halte das Bein in dieser Position und drehe den Körper entgegen dem Uhrzeigersinn, bis du einen Dehnreiz spürst. Du kannst das Knie etwas nach innen ziehen.
- Stelle die linke Hand hinten auf dem Boden ab (B). Halte die Dehnposition bei gleichmäßiger Atmung und entspanne die Muskulatur.
- Um die andere Seite zu dehnen, stellst du zuerst das rechte Bein über das linke Bein. Den zweiten Übungsteil vollziehst du mit einer Drehung im Uhrzeigersinn.

A-E-E-METHODE

Beim »Anspannen – Entspannen – Erweitern« spannst du das Knie in den haltenden Arm. Dann entspannst du kurz die aktivierte Muskulatur, ohne die Position zu verlassen, und drehst dich schließlich weiter.

VARIANTE

Du kannst vorsichtig federnd die Drehung üben (Dehnmethode 3).
Fortgeschrittene können den abstützenden Arm in die Luft strecken (C).
Das liegende Bein kann bei der Übung angewinkelt werden, was eine intensivere Rumpfdehnung ermöglicht.

Zone 6: Unterschenkel und Füße

D 45 Fersensenken im Stand auf Erhöhung

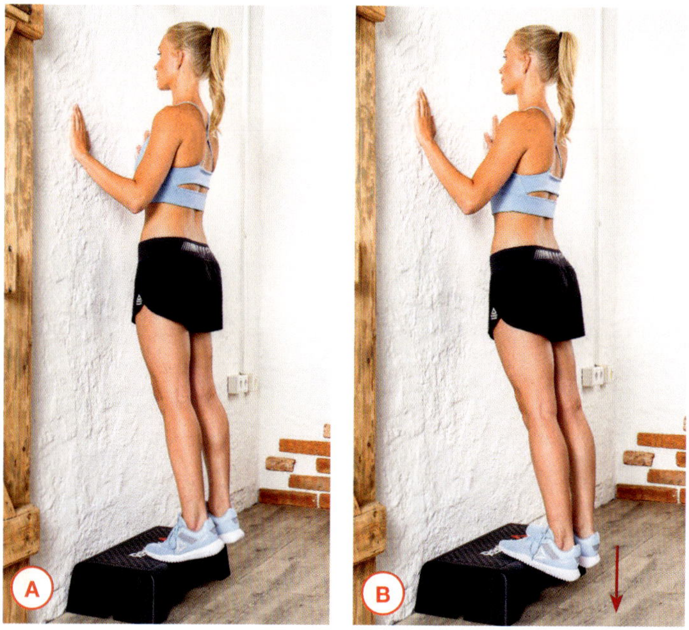

Die Anfangs- und die Endposition.

DEHNUNG
++ Wadenmuskulatur

SO GEHT'S

- Du stehst aufrecht mit den Fußballen auf einer Treppenstufe oder einem Stepper. Mit den Händen kannst du die Position an Geländer oder Wand stabilisieren. Die Füße sind gerade nach vorne gerichtet, die Fersen sind frei in der Luft und etwas angehoben (A).
- Senke die Fersen (B), bis du einen leichten Dehnreiz in der Wadenmuskulatur spürst.
- Halte die Position, entspanne die Muskulatur und atme gleichmäßig weiter (Dehnmethode 1, Seite 146–147).
- Wenn die Dehnspannung nach einigen Sekunden nachlässt, bewegst du die Fersen etwas tiefer, bis du einen erneuten Reiz spürst.

A-E-E-METHODE

Das »Anspannen – Entspannen – Erweitern« ist etwas schwierig durchzuführen, da die Fersen in der Luft sind. Drücke entweder die Fersen gegen einen imaginären Widerstand, oder drücke die Fußsohlen so auf, dass auch die Fersen aktiviert werden (Dehnmethode 2, Seite 147–148). Die Fußposition bleibt dabei bestehen. Dann entspannst du kurz die aktivierte Muskulatur. Schließlich senkst du die Fersen tiefer.

VARIANTE

Du kannst das Fersensenken vorsichtig federnd üben (Dehnmethode 3, Seite 149).
Du kannst alternativ einbeinig dehnen.

D 46 Beinstrecken im Ausfallschritt

DEHNUNG
++ Wadenmuskulatur

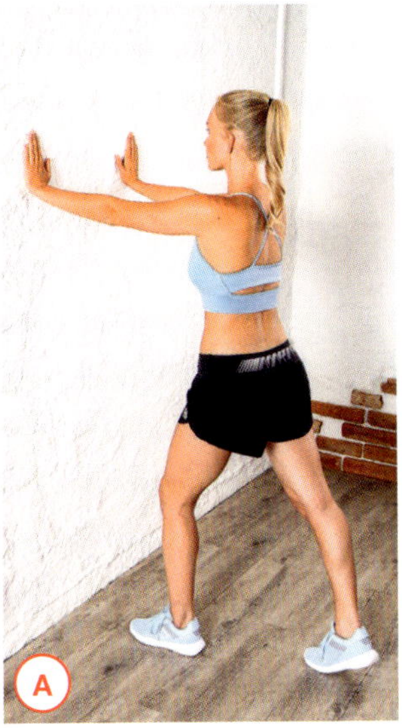

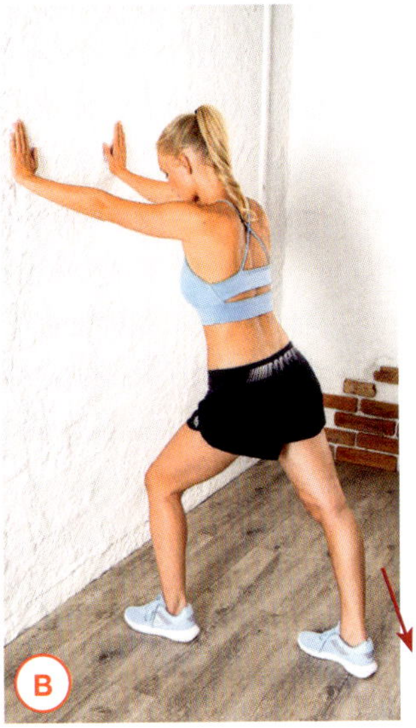

Die Anfangs- und die Endposition in der ersten Dehnposition.

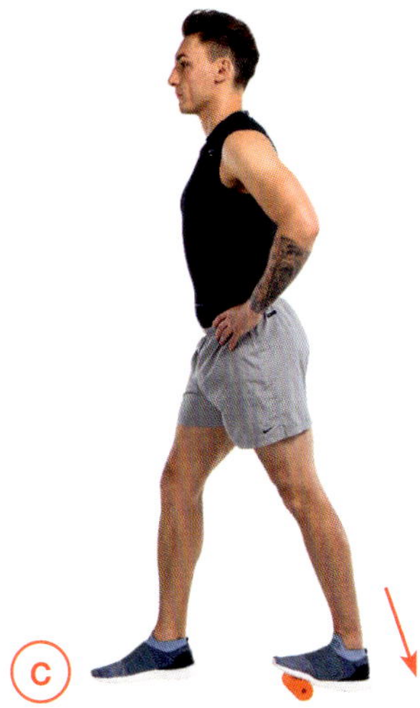

Die Variante freistehend mit dem Fußballen auf der kleinen Rolle.

SO GEHT'S

- Du stehst mit dem Gesicht vor einer Wand, im leichten Ausfallschritt. Die Hände sind an der Wand positioniert. Die Ferse des hinteren Beins ist angehoben (A). Der hintere Fuß muss gerade vorzeigen, nicht nach außen.
- Strecke das Übungsbein langsam, schiebe die Ferse in Richtung Boden und lehne das Gewicht vor (B), bis du einen leichten Dehnreiz spürst.
- Halte die Position, entspanne die Muskulatur und atme gleichmäßig weiter.
- Wenn die Dehnspannung nach einigen Sekunden nachlässt, bewegst du die Ferse weiter, bis du einen erneuten Reiz spürst. Erreichst du mit der hinteren Ferse den Boden, dann beuge das vordere Bein tiefer und verlagere das Gewicht vor.

A-E-E-METHODE

Beim »Anspannen – Entspannen – Erweitern« wählst du die Position so, dass du mit der hinteren Ferse den Boden erreichst. Spanne die Ferse gegen den Boden (B), ohne die Fußposition zu verändern. Dann entspannst du kurz die aktivierte Muskulatur, wobei du in der Position bleibst. Schließlich beugst du das vordere Bein etwas tiefer.

VARIANTE

Du kannst vorsichtig federnd die Beinstreckung machen (Dehnmethode 3).
Du kannst alternativ beidbeinig an der Wand dehnen.
Ist keine Wand verfügbar, dann übe freistehend. So ist allerdings die Dehnintensität geringer, da du dich nicht so weit vorlehnen kannst.
Als intensive Variante kannst du den Fußballen des Übungsbeins auf eine kleine Rolle (C) oder Hantelscheibe stellen.

D 47 Fußanziehen bei vorzeigendem Bein

DEHNUNG

++ Zehenbeuge- und Wadenmuskulatur

+ hintere Oberschenkel- und untere Rückenmuskulatur

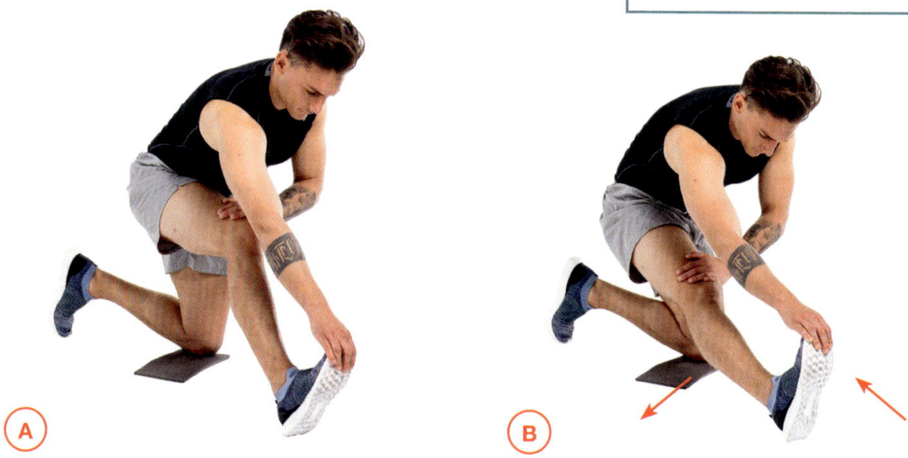

Der Bewegungsablauf.

SO GEHT'S

- Du befindest dich im Kniesitz und richtest ein Bein gebeugt nach vorne, mit angezogenen Zehen. Zieh den Bauch ein, bringe Becken und Oberkörper etwas vor und greife nun die Zehen (A) oder den Großzehen.
- Strecke das Bein, bis du einen leichten Dehnreiz in Wade und Ferse spürst (B).
- Halte die Position, entspanne die Muskulatur und atme gleichmäßig weiter.
- Wenn die Dehnspannung nach einigen Sekunden nachlässt, streckst du das Bein weiter, bis du einen erneuten Reiz spürst. Ist die volle Beinstreckung erreicht, dann bringst du den Oberkörper weiter vor.

A-E-E-METHODE

Beim »Anspannen – Entspannen – Erweitern« spannst du die Zehen gegen die Finger (B). Dann entspannst du kurz die aktivierte Muskulatur, wobei du in der Position bleibst. Schließlich streckst du das Bein weiter, um die Dehnposition zu intensivieren.

VARIANTE

Du kannst die Beinstreckung vorsichtig federnd üben (Dehnmethode 3).

Dieses Vorgehen ist gewählt, um insbesondere die Ferse, Fußsohle und Wade zu dehnen. Du kannst alternativ die Dehnung mehr zur hinteren Oberschenkelmuskulatur verlagern, indem du das Übungsbein in der Anfangsposition streckst und du dich in dieser Position vorbeugst (»D 34: Vorbeugen zu vorgestrecktem Bein«, Seite 185).

D 48 Fußdehnung an Wand

DEHNUNG
++ Zehenbeuge- und Wadenmuskulatur

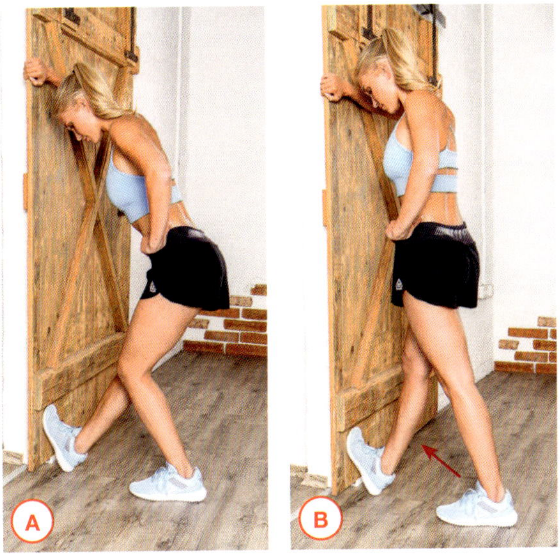

Der Bewegungsablauf.

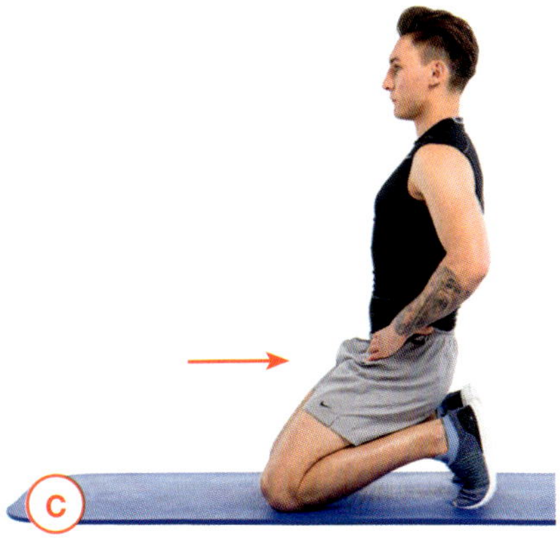

Die intensive beidseitige Dehnung im Kniestand.

SO GEHT'S

- Du stehst vor Wand, Türrahmen oder einem stabilen Gegenstand. Deine Zehen sind in steiler Position angestellt (A). Suche am besten eine Möglichkeit, an der du dich vorziehen kannst.
- Lehne den Oberkörper vor (B), bis du einen leichten Dehnreiz spürst. Du kannst dich mit der Hand vorziehen, um die Dehnung zu intensivieren.
- Halte die Position, entspanne die Muskulatur und atme gleichmäßig weiter.
- Wenn die Dehnspannung nach einigen Sekunden nachlässt, erweiterst du die Position, bis du einen erneuten Reiz spürst.

A-E-E-METHODE

Beim »Anspannen – Entspannen – Erweitern« drückst du den Fuß gegen die Wand. Dann entspannst du kurz die aktivierte Muskulatur, wobei du in der Position bleibst. Schließlich erweiterst du die Dehnposition.

VARIANTE

Du kannst vorsichtig federnd üben (Dehnmethode 3).

Du kannst den Fuß leicht drehen, um unterschiedliche Bereiche zu dehnen.

Wenn du das Übungsbein etwas beugst, erzielst du mehr Dehnung an der Ferse.

Du kannst im Sitz üben und die Zehen mit der Hand in die Dehnung biegen.

Alternativ begibst du dich in den Vierfüßlerstand mit aufgestellten Zehen. Bewege das Gesäß nach hinten, bis du die Dehnung spürst.

Fortgeschrittene nehmen den Kniestand ein und können das Gesäß auf die Unterschenkel bringen (C).

Du kannst auch in die andere Richtung dehnen, indem du den Spann auflegst. Für die meisten Sportler ist dies nicht notwendig; teste ob, es dir hilft.

TEIL 5:
Die Work-outs

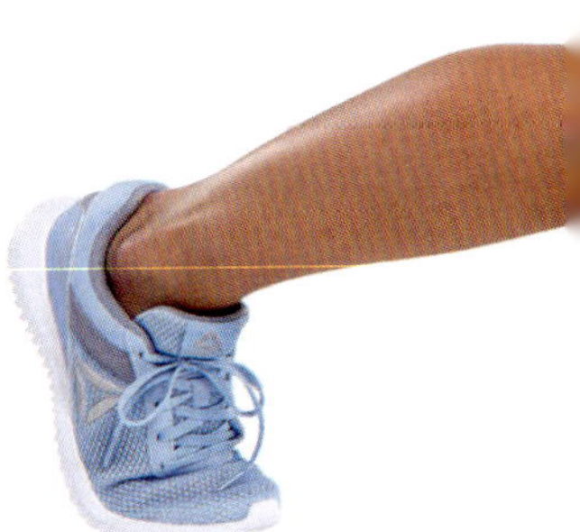

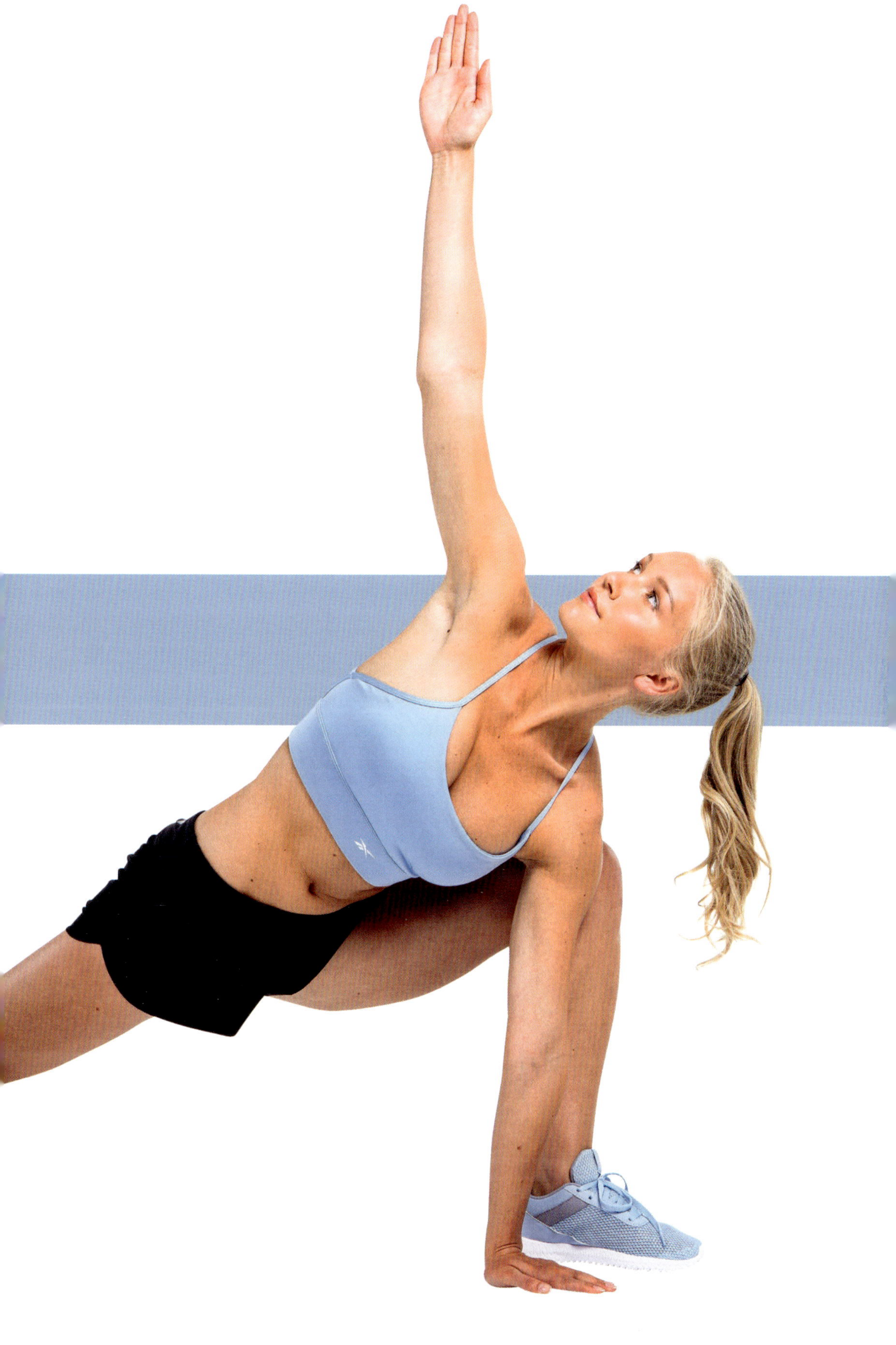

Trainingsgestaltung

Mit einem kombinierten Beweglichkeitstraining aus Mobility, Dehnen und Rollmassage entwickelst du einen leistungsfähigen und schmerzfreien Körper. Deine Bewegungen verlaufen harmonisch und Verletzungen sowie die vorzeitige Abnutzung von Gelenken durch schmerzbedingte Ausweichbewegungen werden verhindert.

Im Beweglichkeitstraining erzielst du die besten Effekte, wenn du das Trainingsprogramm auf deine individuellen Bedürfnisse ausrichtest.

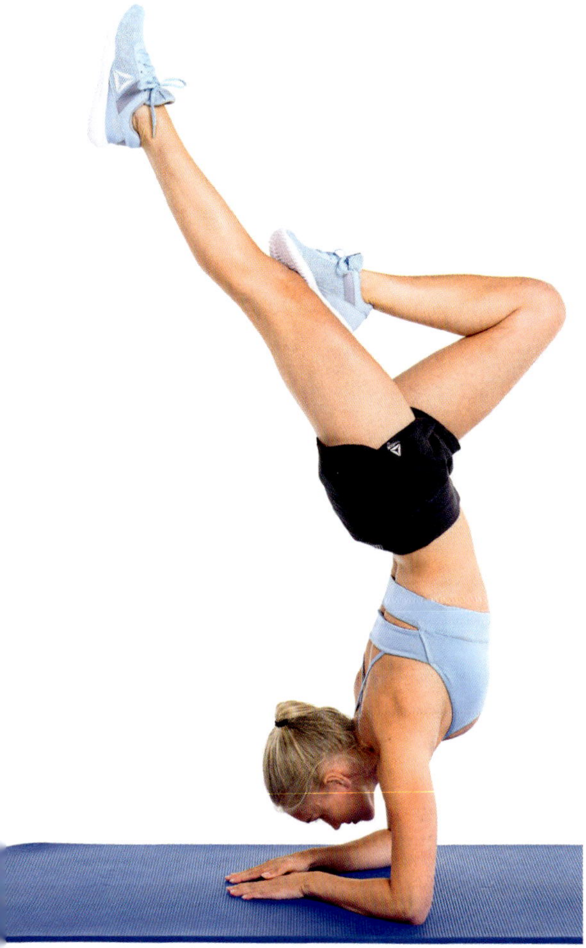

Gestalte das Training abhängig von deinem Körperempfinden und bringe eigene Ideen ein. Ist dein Körper verspannt und/oder schmerzt eine Körperstelle, dann behandelst du diesen Bereich, wozu du Mobility-, Dehn- und Rollübungen nutzen kannst. Spüre in deinen Körper hinein und mache dir bewusst, welche Methoden und Übungen dir wohltun, aber auch, worauf dein Körper mit Verspannungen und Schmerzen reagiert.

Du kannst die im Buch angebotenen Workouts zum Einstieg nutzen. Oder du nutzt die vorgestellten Übungen, um selbstständig Workouts für individuelle Ziele und Problemstellen zu gestalten. Ebenso ist es möglich, einige Übungen aus dem Buch in deinem bisherigen Trainingsprogramm, gleich in welcher Sportart, zu ergänzen. Grundsätzlich sollte jeder Sportler Mobility-, Dehn- und Rollübungen in seinem Training integrieren. Auch ohne sportliche Ambitionen sind die Übungen für den Alltag sehr empfehlenswert.

Am besten förderst du täglich zumindest 10–20 Minuten gezielt deine Beweglichkeit. Die Trainingsgestaltung ist abhängig davon, wie sich die Übungen sinnvoll in deinen Tagesablauf integrieren lassen. Du kannst am Morgen, in der Mittagspause oder nach der Arbeit üben, ebenso kannst du die Übungen in deinem Trainingsprogramm einfügen. Gestalte dein Training möglichst einfach. Es soll zu einer Routine werden, die dir Spaß macht, nicht hingegen als Stressfaktor und Quälerei empfunden werden.

Manche Effekte stellen sich gleich ein, so wirst du nach »Abrollen« und »Andehnen« (Seite 145) sofort feststellen wie sich der Körper besser anfühlt. Für anhaltende Effekte deiner Beweglichkeit musst du kontinuierlich trainieren. Nach einigen Trainingswochen wirst du deutliche Verbesserungen feststellen. Dazu gilt es, die Anforderungen zu steigern, d. h. intensivere Positionen bei den Mobility- und Dehnübungen einzunehmen beziehungsweise anspruchsvollere Übungen auszuführen. Du solltest jedoch immer gemäß deinem momentanen Leistungsvermögen trainieren, schmerzfrei und mit kontrollierten Bewegungen.

Aufwärmphase

Die Aufwärmphase hat den Zweck, auf den Hauptteil der Sporteinheit vorzubereiten, um optimale Leistung abrufen zu können und die Verletzungsgefahr zu verringern. Nutze solche Inhalte, die für deine Vorbereitung wichtig sind – alles andere ist unnötig!
Die Gestaltung der Aufwärmphase ist davon abhängig, was du im Hauptteil der Sporteinheit planst und in welchem Zustand sich dein Körper befindet. Manche Work-outs in diesem Buch erfordern keine Aufwärmphase wie »Work-out 3: Abrollen wichtiger Körperpartien« (Seite 210–211). Bei anderen Work-outs musst du entscheiden, ob für dich ein Aufwärmen sinnvoll ist.
Wenn du eine intensive Belastung im Hauptteil anvisierst, dann kannst du den Körper zuerst einige Minuten erwärmen, was aber nicht zwingend ist. Du kannst beispielsweise »Hampelmänner«, lockeres Laufen oder Seilspringen ausführen. Ebenso kannst du mit für dich leichten Mobility-Übungen deinen Körper erwärmen. Du kannst verspannte und verklebe Körperpartien mit der Faszienrolle abrollen, wozu du eher zügig und nicht druckintensiv rollst. Auch kannst du verspannte Muskeln »Andehnen«, wenn du damit gute Erfahrungen hast, oder du machst Schwungbewegungen.

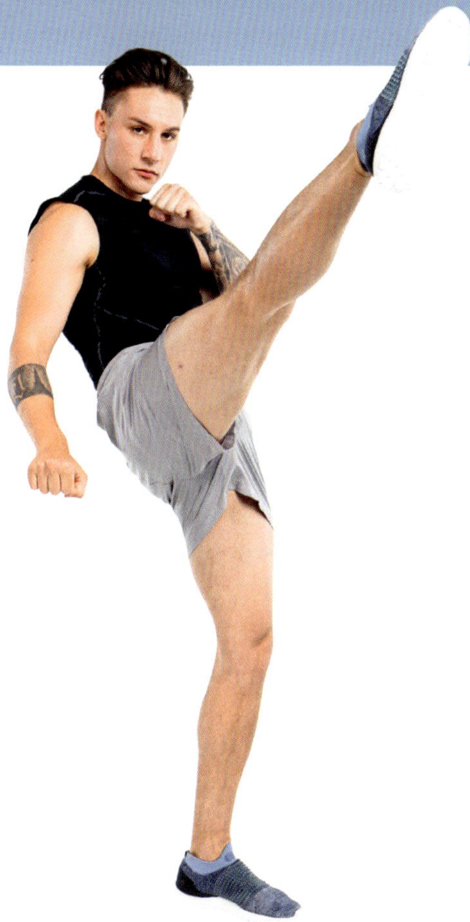

Lockeres Schattenboxen im Kampfsport fördert die Beweglichkeit.

Vor einer intensiven Sporteinheit oder einem Wettkampf erfolgt auch ein sportartspezifisches Aufwärmen, im Krafttraining z. B. durch Aufwärmsätze und im Kampfsport erfolgen lockeres Schattenboxen und Einschlagen an den Pratzen. Auch leichte Bodyweight-Übungen wie Liegestütze und Kniebeugen sind möglich.

Hauptteil

Im Hauptteil erfolgt die eigentliche Sporteinheit wie beispielsweise Krafttraining, Ballsportart, Laufen, Kampfsport oder Ausdauertraining.

Du kannst alternativ eine Einheit machen, in der du dich gezielt deiner Beweglichkeit widmest. Du kannst eine Mobility-Einheit oder eine Dehneinheit machen, oder du kombinierst Übungen aus beiden Inhalten. Ergänzend kannst du das Faszienrollen einsetzen.
Als weitere Option kannst du ein Work-out einsetzen, mit dem Ziel den Körper intensiv zu behandeln und Triggerpunkte zu beseitigen.

Abwärmphase

In der Abwärmphase gilt es, die Regenerationsprozesse einzuleiten. Achte auf dein Körpergefühl. Fühlst du dich noch recht fit, dann kannst du zuerst einige intensive statische Dehnübungen zur Leistungsverbesserung machen. Nach einem intensiven Training verzichte jedoch besser darauf.
Dann widmest du dich den vorrangig beanspruchten Muskelgruppen, indem du diese leicht statisch dehnst. Zusätzlich oder alternativ kannst du leichte Mobility-Übungen machen. Zudem kannst du die beanspruchte Muskulatur abrollen, wozu sich langsames Rollen empfiehlt. Diese Inhalte sind unnötig, wenn das Beweglichkeitstraining den Hauptteil darstellt.
Hast du allerdings die Sporteinheit als sehr intensiv wahrgenommen und dein Körper neigt zu Krämpfen, dann führe nur leichte Übungen aus und dehne oder rolle einige Stunden später.

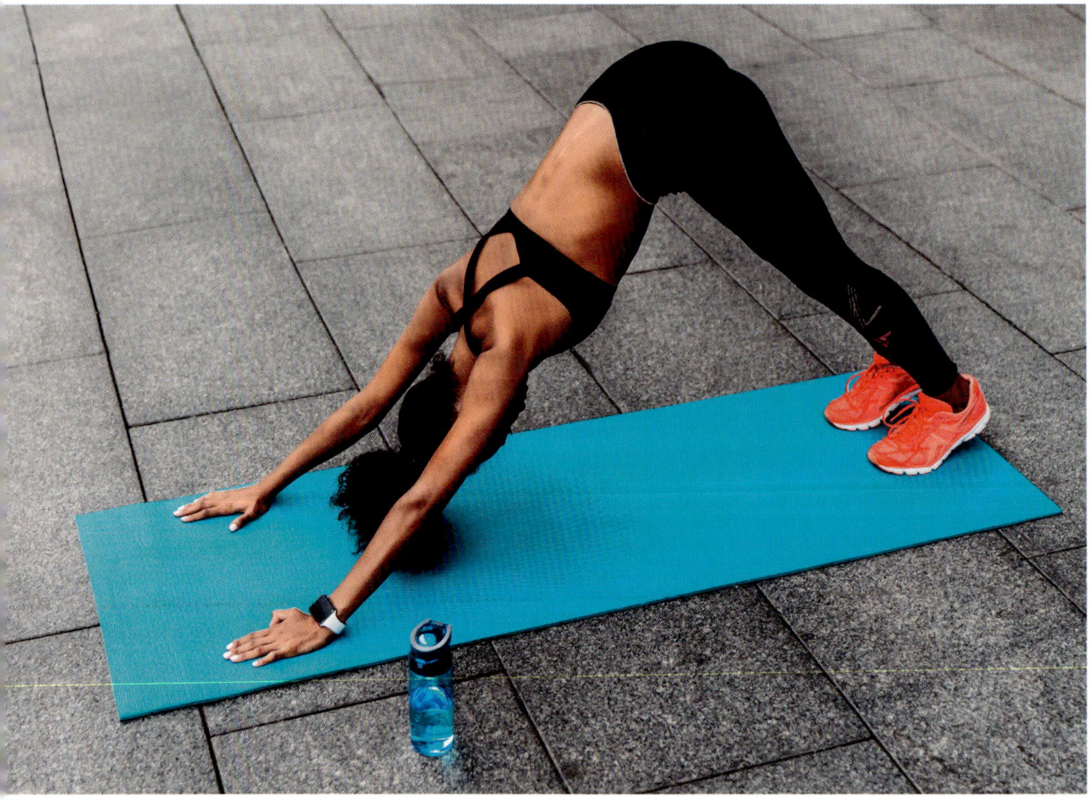

Der »Herabschauende Hund« lässt sich in allen Traininingsphasen integrieren (»D 35«, Seite 186).

Ausgewählte Work-outs

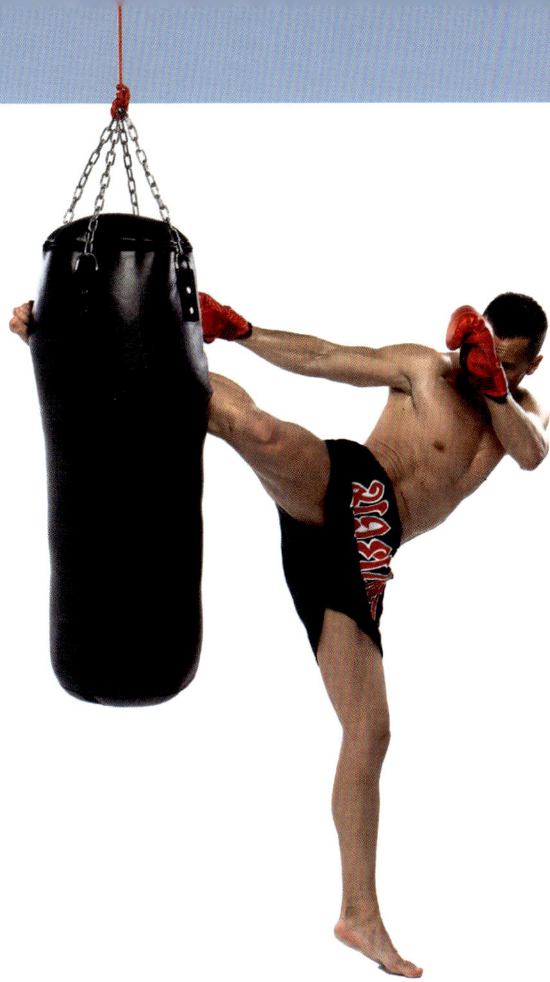

Die folgenden Work-outs dienen als effektive Einstiegsprogramme. Du steigerst damit deine Beweglichkeit und baust Schmerzen ab beziehungsweise beugst diesen vor. Die Work-outs sind so zusammengestellt, dass du mit möglichst wenigen Übungen und geringer Zeitspanne die Beweglichkeit effektiv förderst.
Ist dir ein Work-out nicht intensiv genug, dann erweitere es mit Übungen aus diesem Buch. Nutze die Work-outs als Grundlage für dein Training, teste sie und passe sie an deine Bedürfnisse an, sodass sie für dein aktuelles Körperempfinden passend sind.
Achte auf die Reaktion deines Körpers. Führe jede Übung in einem Umfang aus, in dem sie dir schmerzfrei gelingt. Falls Schmerzen auftreten, dann nutze die Alternative oder lasse die Übung vorerst weg, bis sich deine Beweglichkeit verbessert hat.

Work-out 1	Beweglichkeit Ganzkörper	Seite 206–207
Work-out 2	Dehnen Ganzkörper	Seite 208–209
Work-out 3	Abrollen wichtiger Körperpartien	Seite 210–211
Work-out 4	Bewegliche und gesunde Schultern	Seite 212–213
Work-out 5	Nacken, Rücken und Rumpf	Seite 214–215
Work-out 6	Bewegliche Hüften und Beine	Seite 216–217
Work-out 7	Unterschenkel und Füße	Seite 218–219

Work-out 1 Beweglichkeit Ganzkörper (Basics)

Dieses Work-out ist für Einsteiger und fördert die Beweglichkeit des ganzen Körpers. Zur Zeitersparnis ist es recht kurz gehalten, du kannst es mit den optionalen Übungen ergänzen, wenn sie für dich wichtig sind. Hast du keine Hangmöglichkeit, dann nutze »D 20: Körperstrecken« (Seite 171).

	Übungsname	**Dauer / Wiederholungen**	**Seite**
	Optional (bei Bedarf): Abrollen von Problemstellen (R 1–31)	5–10 Minuten	38–75
1	M 1: Kopfkreisen oder M 2: Kopfneigen zur Seite	10 Wdh. in beide Richtungen/ 1–2 Sätze	86, 87
	Optional: M 23: Handkreisen oder M 24–25: Handmobilisation am Boden	10 Wdh. in beide Richtungen/ 1–2 Sätze	108, 109–110
2	M 10: Aushängen oder D 20: Körperstrecken im Stand	30–60 Sek./ 2 Sätze	95, 171
3	M 5: Rücklehnen auf Rolle oder M 6: Rotation im Vierfüßlerstand	10–15 Wdh./ 1 Satz	90, 91
4	M 18: Armkreisen mit Band oder M 14: Schulterkreisen	10 Wdh. vor und zurück/ 1–2 Sätze	103, 99
	Optional: M 13: Handbewegungen hinter dem Rücken oder D 13: Diagonales Handgreifen hinter Rücken (am Handtuch)	10–15 Wdh. (oder 1 Min.) je Seite/1–2 Sätze	98, 164
5	D 24: Körperdrehung aus Seitenlage oder D 25: Brezel-Stretch	30–60 Sek. je Seite/ 2 Sätze	175, 176
6	D 35: Beckenhochziehen im Vierfüßlerstand oder D 32: Beinstrecken am Türrahmen oder D 31: Gestrecktes Beinanziehen in Rückenlage	1 Min. (je Seite)/ 2 Sätze	186, 183, 182
	Optional: D 30: Aufrichten im Ausfallschritt oder D 29: Rückwärtiges Fersenanziehen	30–60 Sek. je Seite/ 1–2 Sätze	181, 180
7	D 42: Grätschstand oder D 41: Spreizsitz oder D 37: Kniesenken im Sitz oder M 48: Seitliche Kniebeuge im Spreizstand	30–60 Sek. (oder 10 Wdh. je Seite)/ 1–2 Sätze	193, 192, 188, 133

TRAININGSTOOLS:

Matte/Teppich, leichtes Stretch-Band, große Faszienrolle, weitere Faszien-Tools (optional).

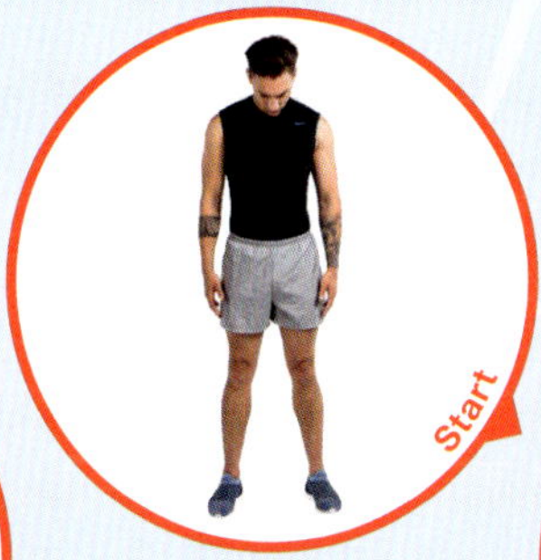

M 1: Kopfkreisen, Seite 86

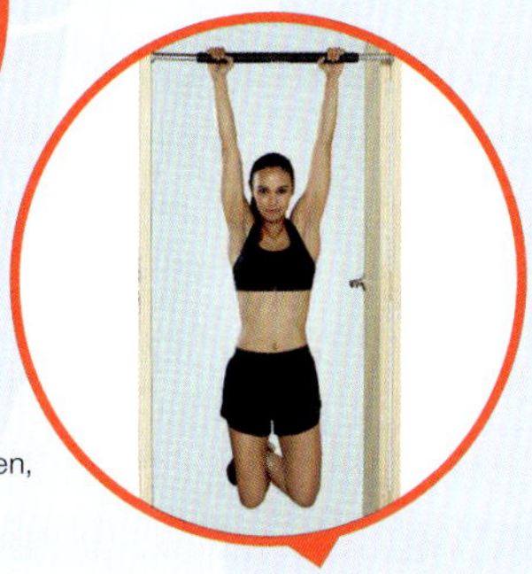

M 10: Aushängen, Seite 95

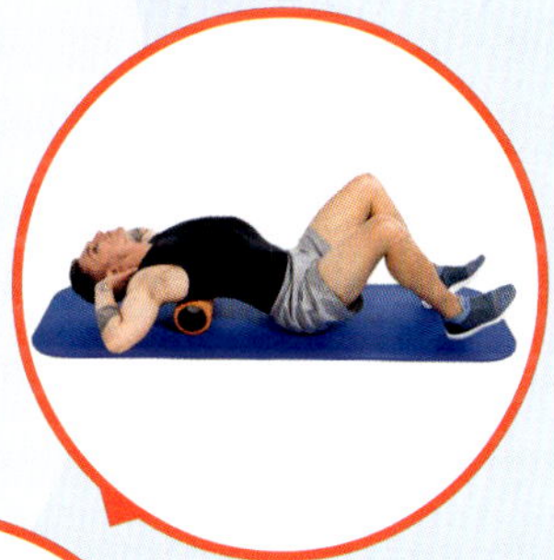

M 5: Rücklehnen auf Rolle, Seite 90

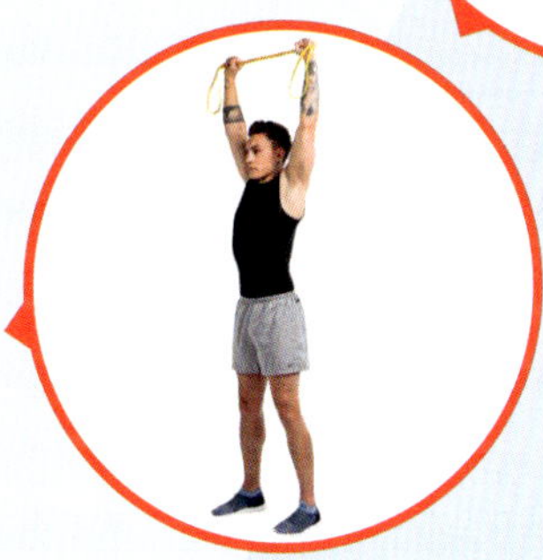

M 18: Armkreisen mit Band, Seite 103

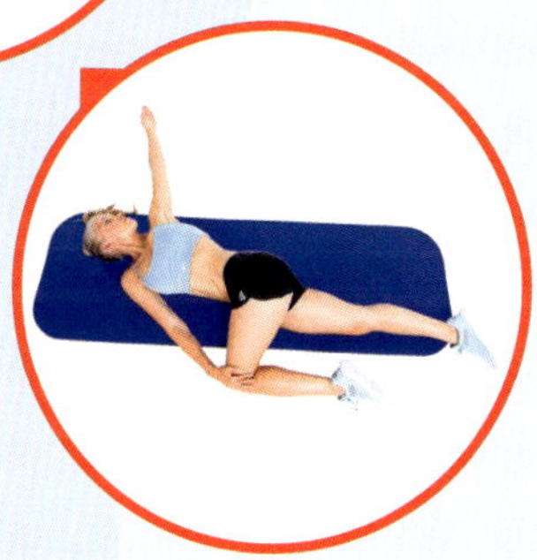

D 24: Körperdrehung aus Seitenlage, Seite 175

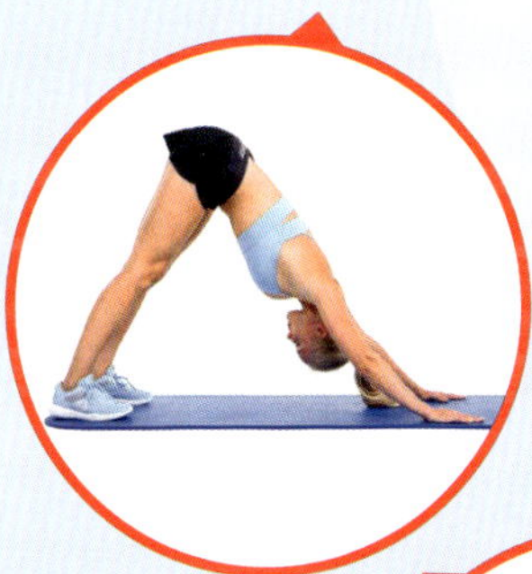

D 35: Beckenhochziehen im Vierfüßlerstand, Seite 186

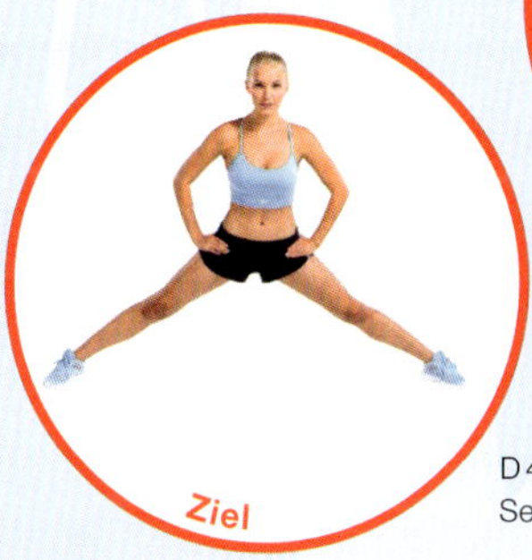

D 42: Grätschstand, Seite 193

Work-out 2 Dehnen Ganzkörper (Basics)

Mit diesem Dehnprogramm dehnst du die Muskelgruppen mit möglichst wenigen Übungen. Du kannst deinen Körper mit einer Aufwärmübung oder leichten Mobilisierungsübungen für 5–10 Minuten erwärmen, was ermöglicht, etwas tiefere Dehnpositionen einzunehmen. Das Erwärmen ist aber nicht zwingend.

Du kannst die Übungen statisch mit den Methoden »Entspannen – Erweitern« oder »Anspannen – Entspannen – Erweitern« durchführen sowie dynamisch mit kontrollierten federnden Bewegungen (Seite 146–149).

	Übungsname	Dauer / Wiederholungen	Seite
1	D 2: Kopfneigen zur Seite	30 Sek. (10 Atemzüge) je Seite/ 1–2 Sätze	153
	Optional: D 18 Handanziehen mit vorzeigender Handfläche und D 19: Handanziehen mit rückzeigender Handfläche	30 Sek. (10 Atemzüge) je Seite/ 1–2 Sätze	169, 170
2	D 20: Körperstrecken im Stand	20–30 Sek. (7–10 Atemzüge)/ 1–2 Sätze	171
3	D 4: Brustvorschieben oder D 5: Körperdrehung in Bauchlage	30 Sek. (10 Atemzüge)/ 1–2 Sätze	155, 156
4	D 22: Seitneigen aus dem Kniestand oder D 23: Halbmond	30 Sek. (10 Atemzüge) je Seite/ 1–2 Sätze	173, 174
5	D 9: Armschieben seitlich vor dem Körper oder D 10: Greifen der Schulterblätter	20–30 Sek. (7–10 Atemzüge) je Seite/1–2 Sätze	160, 161
6	D 12: Armschieben hinter dem Kopf nach unten oder D 17: Hohes Ellbogenstützen und Vorlehnen	30 Sek. (10 Atemzüge) je Seite/ 1–2 Sätze	163, 168
7	D 13: Diagonales Handgreifen hinter dem Rücken	30–60 Sek. (10–20 Atemzüge) je Seite/1–2 Sätze	164
8	D 46: Beinstrecken im Ausfallschritt oder D 45: Fersensenken bei Stand auf Erhöhung	20–30 Sek. (7–10 Atemzüge) je Seite/1–2 Sätze	197, 196
9	D 33: Vorbeugen bei gestreckten Beinen im Stand oder D 34: Vorbeugen zu vorgestrecktem Bein	20–30 Sek. (7–10 Atemzüge)/ 1–2 Sätze	184, 185
10	D 29: Rückwärtiges Fersenanziehen im Stand oder D 30: Aufrichten im Ausfallschritt	30 Sek. (10 Atemzüge) je Seite/1–2 Sätze	180, 181
11	D 42: Grätschstand oder D 37: Kniesenken im Sitz oder D 39: Seitliches Beinschieben im Kniestand	30–40 Sek. (7–13 Atemzüge)/ 1–2 Sätze	193, 188, 190
12	D 44: Körperdrehung im Sitz oder D 43: Fußanziehen bei nach außen zeigendem Knie	30 Sek. (10 Atemzüge) je Seite/1–2 Sätze	195, 194

TRAININGSTOOLS:
Matte/Teppich, Handtuch (optional für D 13).

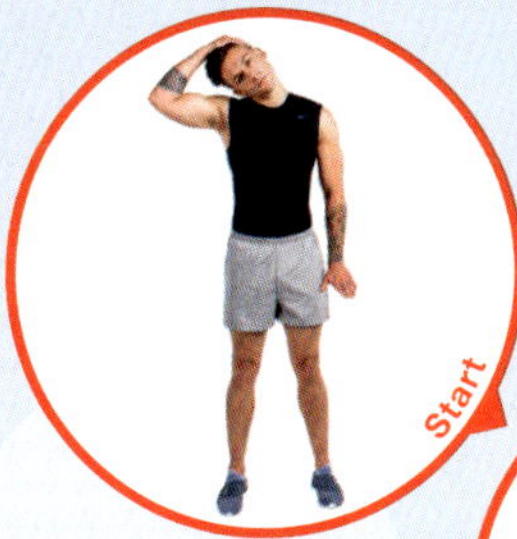

D 2: Kopfneigen zur Seite, Seite 153

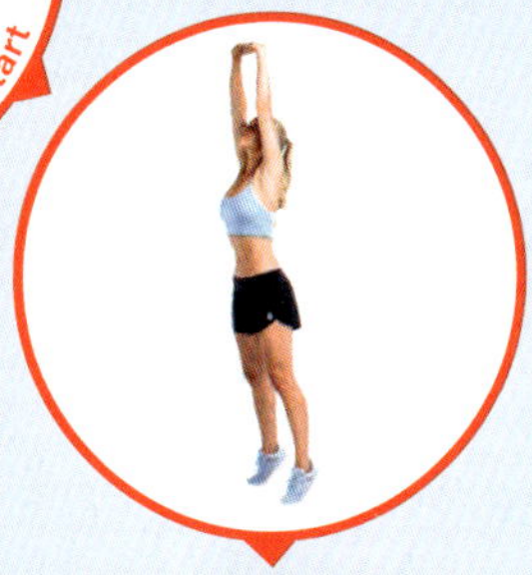

D 20: Körperstrecken im Stand, Seite 171

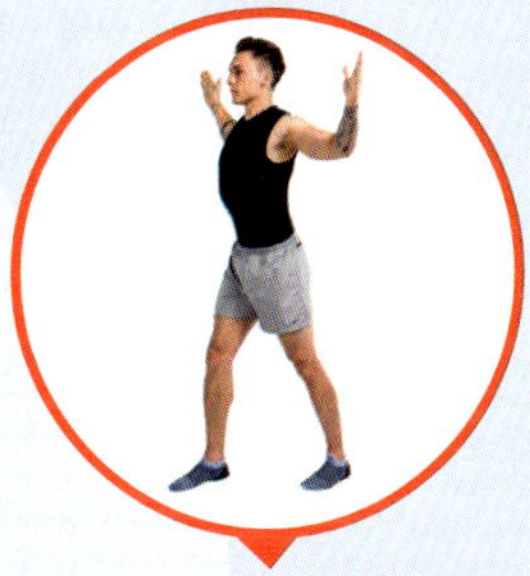

D 4: Brustvorschieben, Seite 155

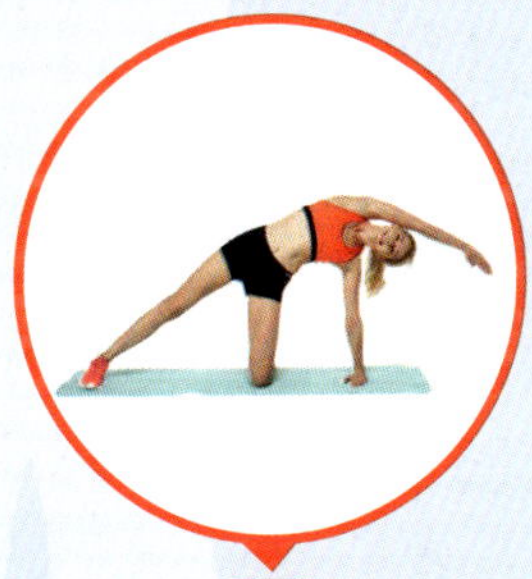

D 22: Seitneigen aus dem Kniestand, Seite 173

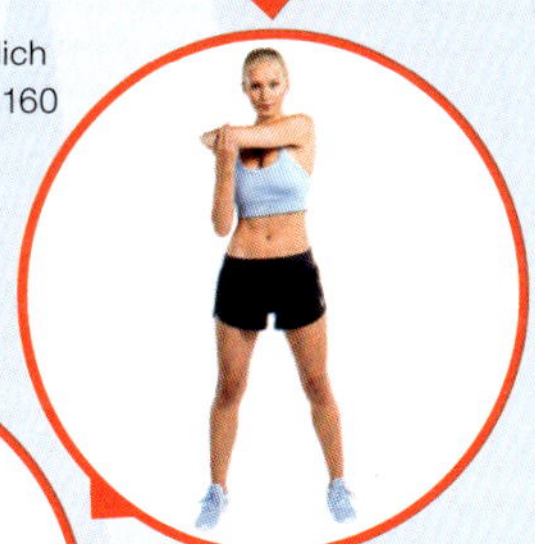

D 9: Armschieben seitlich vor dem Körper, Seite 160

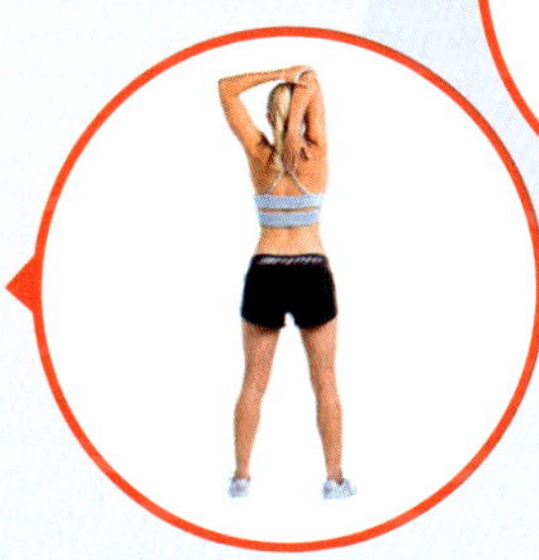

D 12: Armschieben hinter dem Kopf nach unten, Seite 163

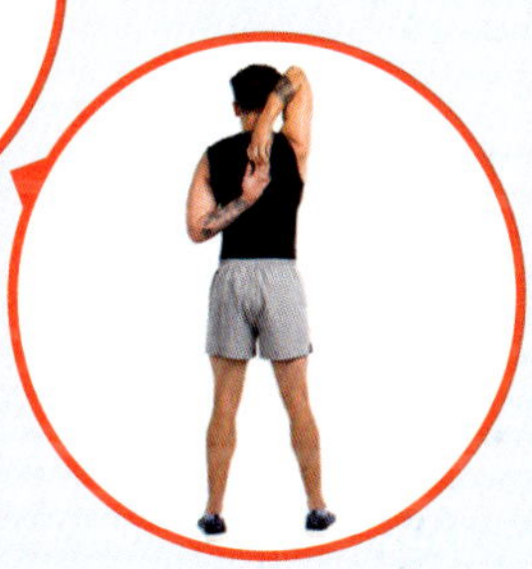

D 13: Diagonales Handgreifen hinter dem Rücken, Seite 164

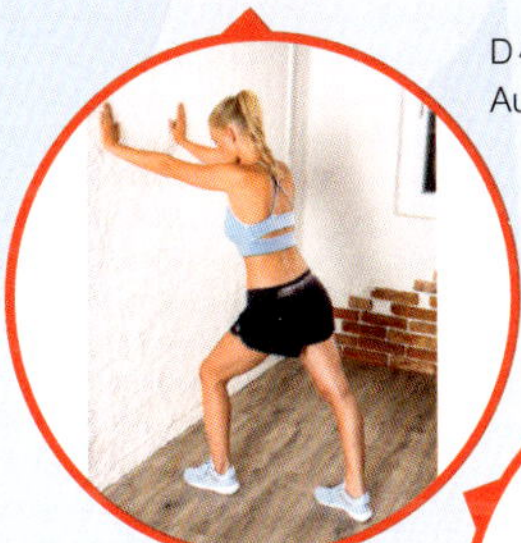

D 46: Beinstrecken im Ausfallschritt, Seite 197

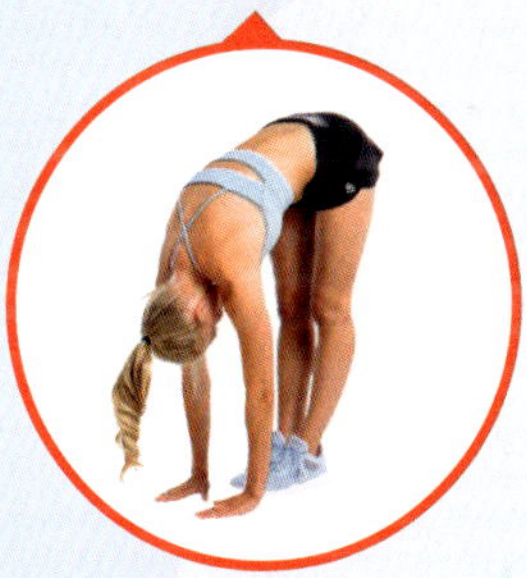

D 33: Vorbeugen bei gestreckten Beinen im Stand, Seite 184

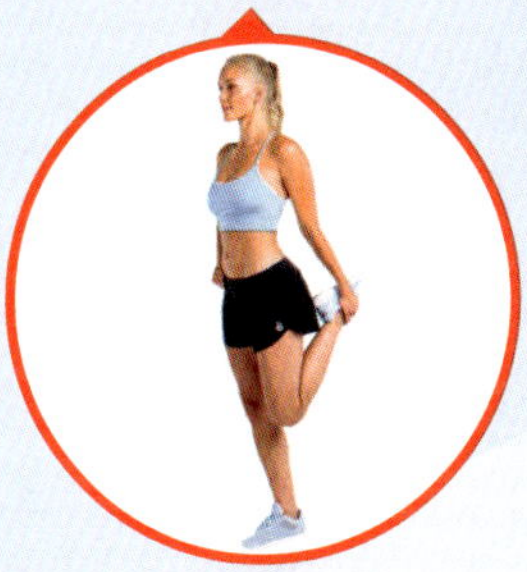

D 29: Rückwärtiges Fersenanziehen im Stand, Seite 180

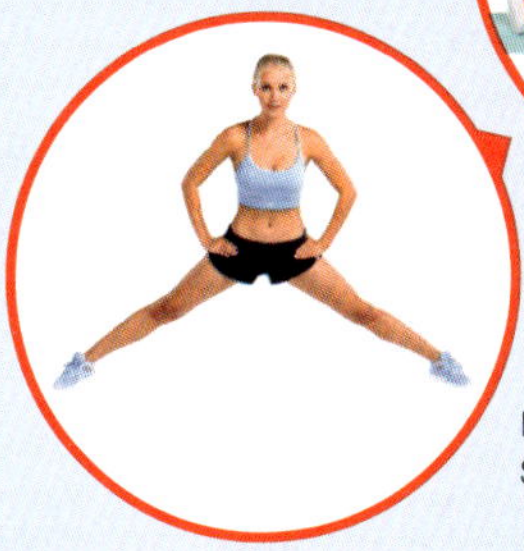

D 42: Grätschstand, Seite 193

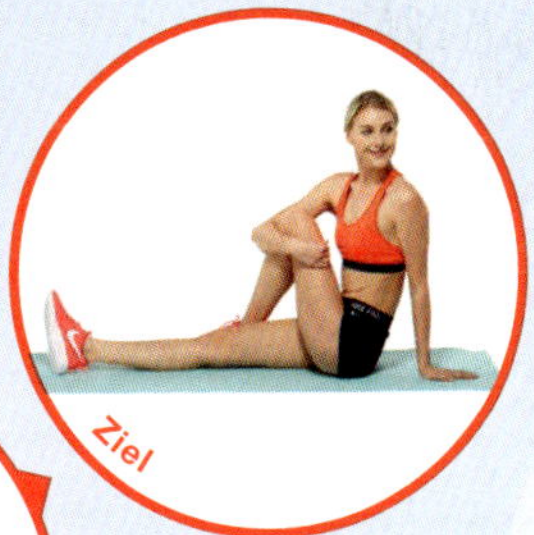

D 44: Körperdrehung im Sitz, Seite 195

Work-out 3 Abrollen wichtiger Körperpartien

Das Work-out wurde zur Zeitersparnis aus wenigen Übungen zusammengestellt und konzentriert sich auf die Körperpartien, die oftmals verklebt und verspannt sind. Wenn bei dir andere Problemstellen bestehen, dann passe das Vorgehen entsprechend an. Die angebotene Reihenfolge ist effektiv, aber auch diese kannst du an deine Präferenzen anpassen. Du kannst beispielsweise erst die Rückenlinie von den Füßen bis zum Nacken komplett abrollen, bevor du die Frontallinie und Laterallinien behandelst.

	Übungsname	**Dauer/ Wiederholungen**	**Seite**
1	R 27: Behandeln der Füße	1–2 Min. je Seite/1 Satz	71
2	R 28: Behandeln der Waden	1–2 Min. je Seite/1 Satz	72
	Optional: R 29–31: Behandeln der Innenseiten, Außenseiten und Vorderseiten der Unterschenkel	1–2 Min. je Seite/1 Satz	73–75
3	R 23: Behandeln der Rückseiten der Oberschenkel	1–2 Min. je Seite/1 Satz	67
4	R 20: Behandeln der Außenseiten der Oberschenkel	1–2 Min. je Seite/1 Satz	64
5	R 19: Behandeln der Vorderseiten der Oberschenkel	1–2 Min. je Seite/1 Satz	63
6	R 24: Behandeln der Innenseiten der Oberschenkel	1–2 Min. je Seite/1 Satz	68
7	R 26: Behandeln des Gesäßes	1–2 Min. je Seite/1 Satz	70
	Optional: R 22: Behandeln der Kniekehle, R 21: Behandeln der Hüftaußenseite, R 25: Behandeln der Leiste	1–2 Min. je Seite/1 Satz	66, 65, 69
8	R 17: Behandeln des unteren Rückens (Einsteiger an der Wand)	1–2 Min./1 Satz	60
	Optional: R 18: Behandeln der Rumpfseiten, R 16: Behandeln des Bauches	1–2 Min./1 Satz	62, 59
9	R 8: Behandeln des oberen Rückens (Einsteiger an der Wand)	1–2 Min./1 Satz	48–49
10	R 7: Behandeln der oberen Oberkörperseiten (Einsteiger an der Wand)	1–2 Min. je Seite/1 Satz	47
	Optional: R 5: Behandeln der Schultern, R 6: Behandeln des Bereichs um Achselhöhle, R 4: Behandeln der ersten Rippe, R 9: Behandeln der Brust, R 10: Behandeln um das Schulterblatt	1–2 Min. je Seite/1 Satz	44–45, 46, 43, 50–51, 52
	Optional: R 11–14 Behandeln der Arme, R 15: Behandeln der Hände	1–2 Min. je Seite/1 Satz	53–58
	Optional: R 1: Behandeln des Kopfes, R 2: Behandeln des Nackens, R 3: Behandelns des Trapezius	1–2 Min. je Seite/1 Satz	38–42

TRAININGSTOOLS:

Matte/Teppich, Rolle, Golfball oder kleine Rolle, 6–12-cm-Ball, große Rolle.

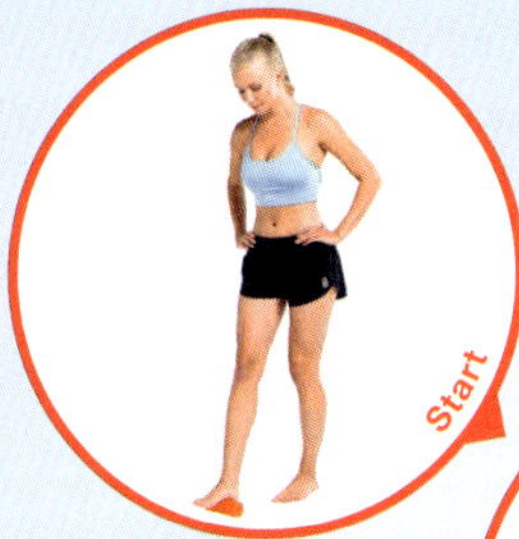

R 27: Behandeln der Füße, Seite 71

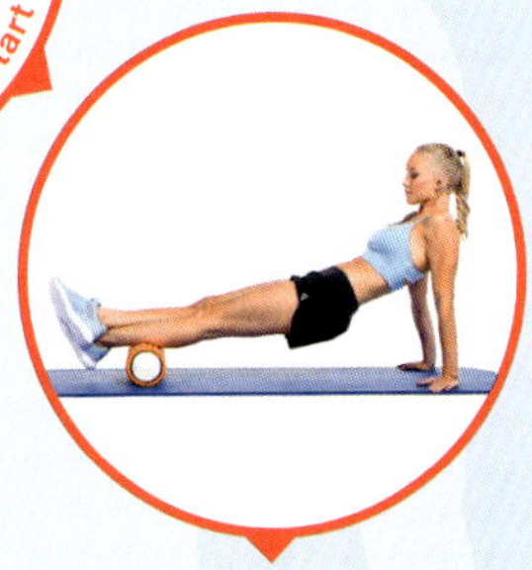

R 28: Behandeln der Waden, Seite 72

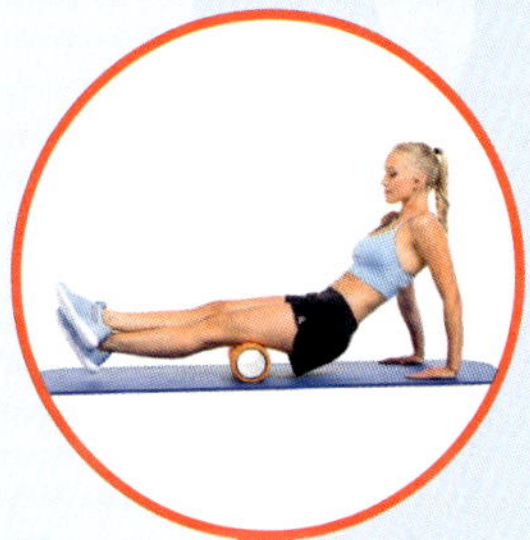

R 23: Behandeln der Rückseiten der Oberschenkel, Seite 67

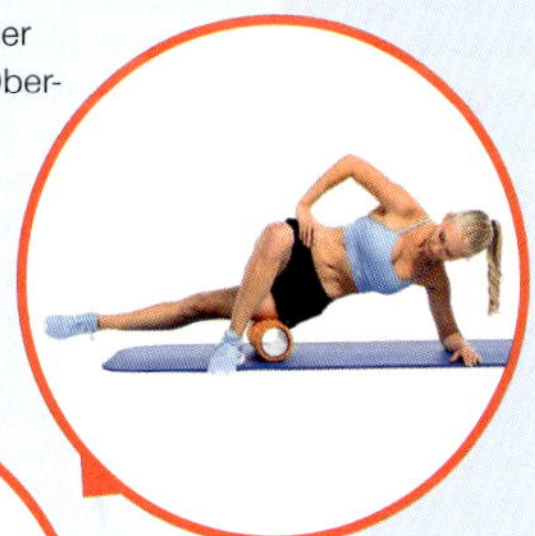

R 20: Behandeln der Außenseiten der Oberschenkel, Seite 64

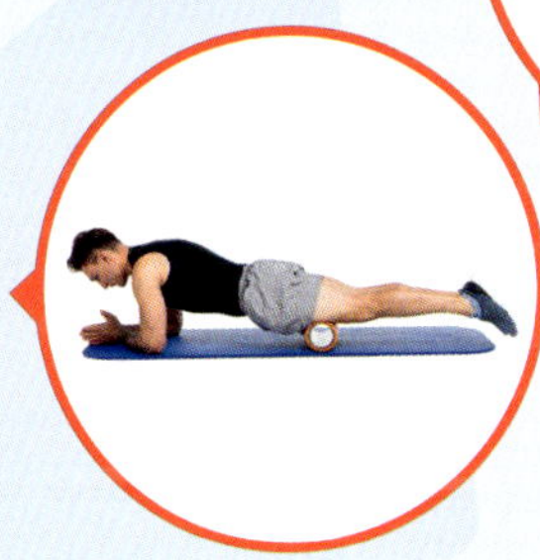

R 19: Behandeln der Vorderseiten der Oberschenkel, Seite 63

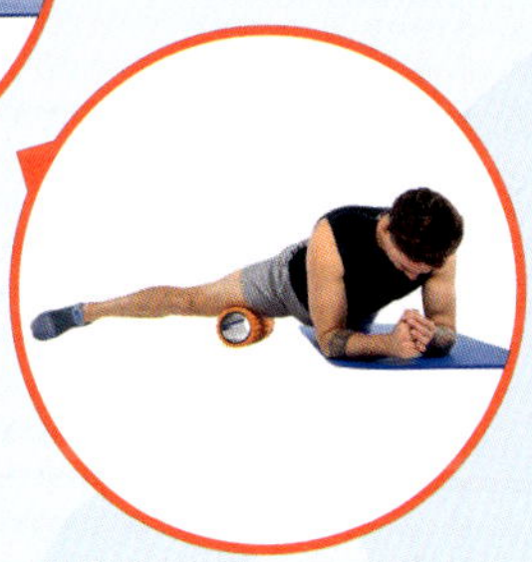

R 24: Behandeln der Innenseiten der Oberschenkel, Seite 68

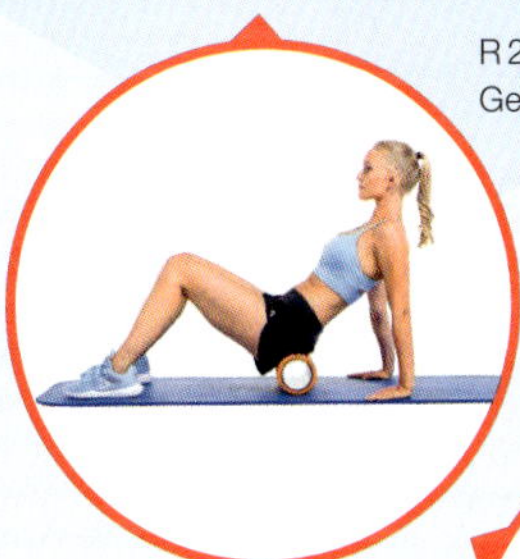

R 26: Behandeln des Gesäßes, Seite 70

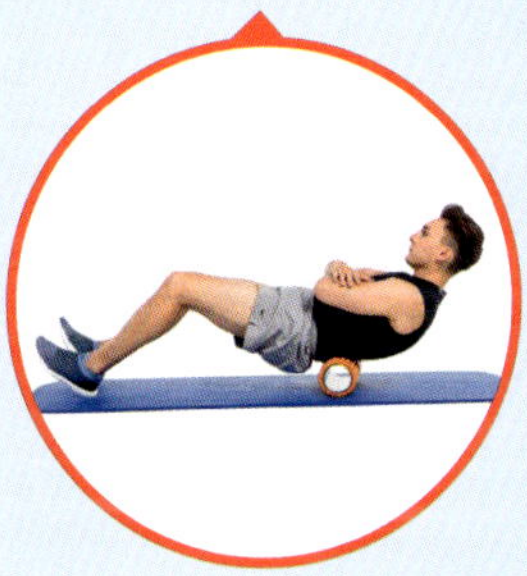

R 17: Behandeln des unteren Rückens, Seite 60

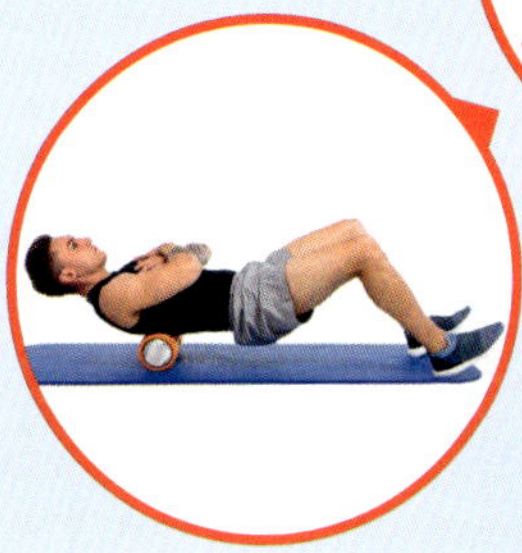

R 8: Behandeln des oberen Rückens, Seite 48–49

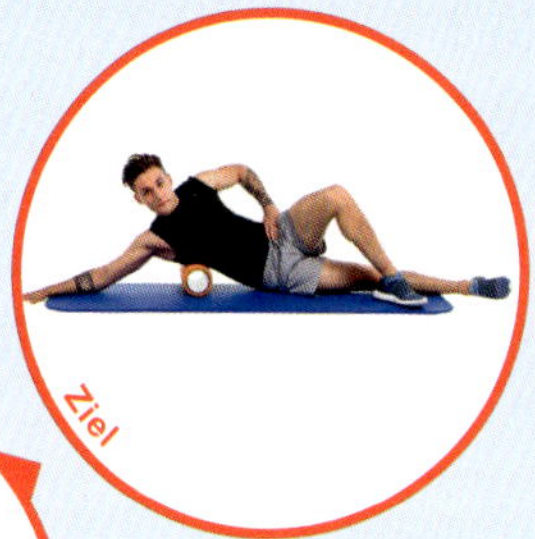

R 7: Behandeln der oberen Oberkörperseiten, Seite 47

Work-out 4 Bewegliche und gesunde Schulter

Die Rollübungen sind hier ergänzend angegeben, damit du mögliche Einschränkungen und Schmerzen zu Beginn des Work-outs beseitigen kannst.
Für das Work-out wird eine Stange zum Hängen benötigt. Hast du diese nicht verfügbar, dann nutze die angebotene Option. Es gibt weitere optionale Übungen, die helfen können, Beweglichkeitseinschränkungen zu beseitigen, um danach das Work-out mit intensiveren Bewegungen auszuführen.
Generell gilt: hast du Schmerzen in den Schultern, dann verzichte auf alle Übungen, die diese provozieren. Oftmals hilft die Übung »M 9: Armpendeln vorgebeugt« (Seite 94).

	Übungsname	Dauer / Wiederholungen	Seite
	Optional: R 5, R 6, R 7, R 8 und/oder R 10	1 Min. je Seite und Übung	45–49, 52
	Optional: R 2, R 3, R 4 und/oder R 9	1 Min. je Seite und Übung	40–43, 50–51
1	M 5: Rücklehnen auf Rolle oder M 4: Oberkörper einrollen und aufrichten	10–15 Wdh./1 Satz	90, 89
2	M 10: Aushängen oder M 8: Schulterblatt ansteuern im Stand	1 Min./1–2 Sätze	95, 93
3	M 14: Ellbogenkreisen im Stand oder M 15: Armkreisen in Bauchlage	10–15 Wdh. in beide Richtungen/1 Satz	99, 100
4	M 12: Schulter ein- und aufdrehen im Stand	10–15 Wdh./1–2 Sätze	97
5	M 13: Armbewegungen hinter Rücken oder M 22: Armrotationen in Bauchlage	10–15 Wdh./1–2 Sätze	98, 107
6	M 18: Armkreisen mit Band oder M 17: Kontrolliertes einseitiges Armkreisen	10–15 Wdh./1–2 Sätze	103, 102
	Optional: M 16: Schulterkreisen mit vorgestrecktem Arm	10–15 Wdh./2–3 Sätze	101
7	M 20: Schulterblatt aktivieren mit Band oder M 21: Außenrotatoren aktivieren mit Band	10–15 Wdh./1–2 Sätze	105, 106
8	D 5: Körperdrehung in Bauchlage oder D 4: Brustvorschieben oder D 16: Gestreckten Arm anlegen	30–60 Sek./1–2 Sätze	156, 155, 167
9	D 11: Ellbogen auflegen über Kopf oder D 6: Gestreckte Arme vorne auflegen	1 Min./1–2 Sätze	162, 157
10	D 14: Seitliches Armbewegen hinter dem Rücken oder D 7: Arme hinten auflegen und strecken	30–60 Sek. je Seite/ 1–2 Sätze	165, 158
11	D 13: Diagonales Handgreifen hinter dem Rücken (vereinfacht mit Handtuch)	1 Min. je Seite/1–2 Sätze	164

TRAININGSTOOLS:
Matte/Teppich, große Rolle, Stange zum Hängen oder Stab, Stretch-Band.
Optional: Faszien-Tools, Yoga-Blöcke, Handtuch.

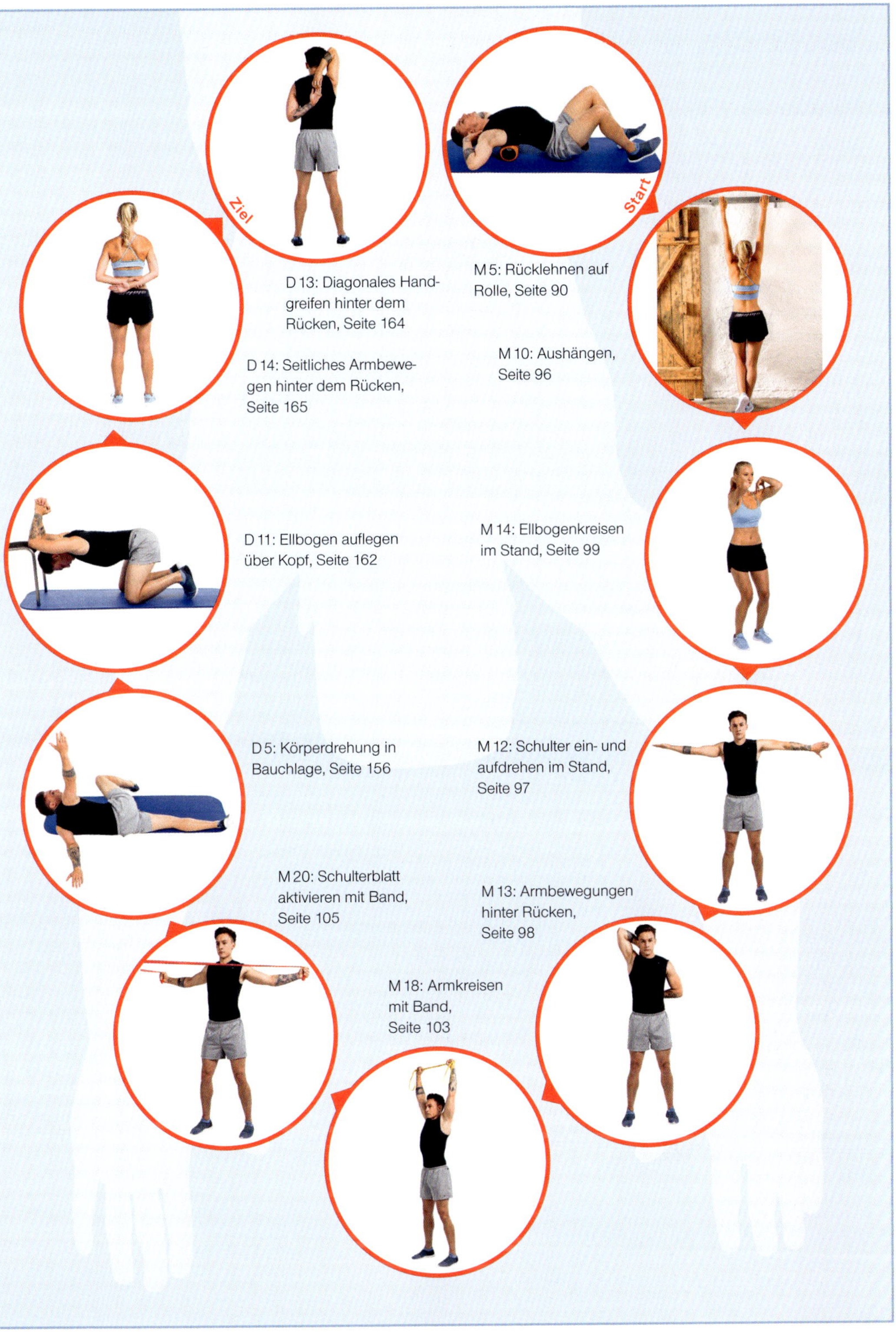
Start
M 5: Rücklehnen auf Rolle, Seite 90
M 10: Aushängen, Seite 96
M 14: Ellbogenkreisen im Stand, Seite 99
M 12: Schulter ein- und aufdrehen im Stand, Seite 97
M 13: Armbewegungen hinter Rücken, Seite 98
M 18: Armkreisen mit Band, Seite 103
M 20: Schulterblatt aktivieren mit Band, Seite 105
D 5: Körperdrehung in Bauchlage, Seite 156
D 11: Ellbogen auflegen über Kopf, Seite 162
D 14: Seitliches Armbewegen hinter dem Rücken, Seite 165
D 13: Diagonales Handgreifen hinter dem Rücken, Seite 164
Ziel

Work-out 5 Nacken, Rücken und Rumpf

In diesem Work-out wird die Beweglichkeit von Nacken, Rücken und Rumpf gefördert und die Beweglichkeit der Wirbelsäule sichergestellt. Wenn du Einschränkungen in der Beweglichkeit der Lendenwirbelsäule hast, kannst du mit der Übung »M 28: Einsinken in Handtuchrolle« starten. Die Rollübungen kannst du nach Bedarf einsetzen. Nimm die Positionen vorsichtig ein. Es gilt immer auf den Körper zu achten und schmerzfrei zu trainieren. Bestehen allerdings ernsthafte Nacken- und/oder Rückenbeschwerden, dann musst du dich zuvor mit einem Arzt absprechen.

	Übungsname	**Dauer / Wiederholungen**	**Seite**
	Optional: M 28: Einsinken in Handtuchrolle	2–5 Min./1 Satz	113
	Optional: Abrollen von Problemstellen (R 1–31)	5–10 Min.	38–75
1	M 1: Kopfkreisen oder M 2: Kopfneigen zur Seite	10 Wdh. je Richtung/1–2 Sätze	86, 87
2	M 3: Kinnschieben vor und zurück	10 Wdh./2 Sätze	88
3	M 5: Rücklehnen auf Rolle oder M 4: Oberkörper einrollen und aufrichten	10–15 Wdh./1–2 Sätze	90, 89
4	M 27: Rücken runden und senken im Vierfüßlerstand oder M 36: Gebeugtes Beinsenken in Rückenlage	10 Wdh./1–2 Sätze	112, 121
5	M 6: Rotation im Vierfüßlerstand oder M 35: Tiefe Hocke mit Körperdrehung oder M 34: Außendrehung im Ausfallschritt	10–15 Wdh. je Seite/1–2 Sätze	91, 120, 119
6	D 35: Beckenhochziehen im Vierfüßlerstand oder D 32: Beindehnung am Türrahmen oder D 31: Gestrecktes Beinanziehen in Rückenlage	30–60 Sek. (10–20 Atemzüge) je Seite/2 Sätze	186, 183, 182
7	D 22: Seitneigen aus dem Kniestand oder D 15: Latdehnung vorgebeugt mit Band	30–60 Sek. (10–20 Atemzüge) je Seite/2 Sätze	173, 166
8	D 24: Körperdrehung in Seitenlage oder D 25: Brezel-Stretch	30–60 Sek. (10–20 Atemzüge) je Seite/1–2 Sätze	175, 176
	Optional: D 26: Oberkörperanheben in Bauchlage oder D 27: Rücklehnen im Kniestand	20–30 Sek. (7–10 Atemzüge)/ 2 Sätze	177, 178
9	M 29: Diagonales Arm- und Beinheben im Vierfüßlerstand	1 Min. je Seite/1–2 Sätze	114
	Optional: M 10: Aushängen	30–60 Sek./1–2 Sätze	95

TRAININGSTOOLS:

Matte/Teppich, große Rolle. Optional: Handtuchrolle (M 28), Faszien-Tools (R 1–31), starkes Stretch-Band (D 15), Hangmöglichkeit (M 10).

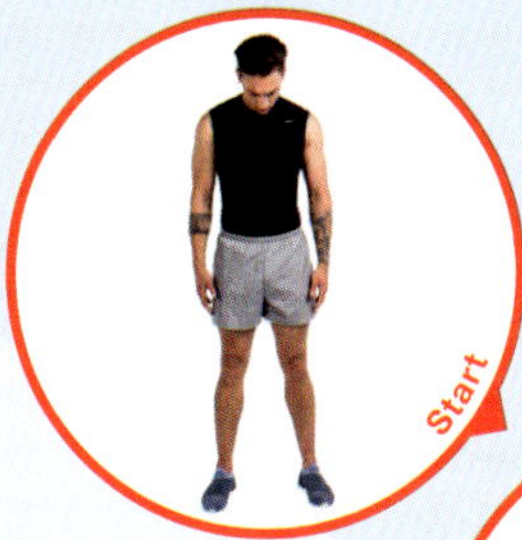

M 1: Kopfkreisen, Seite 86

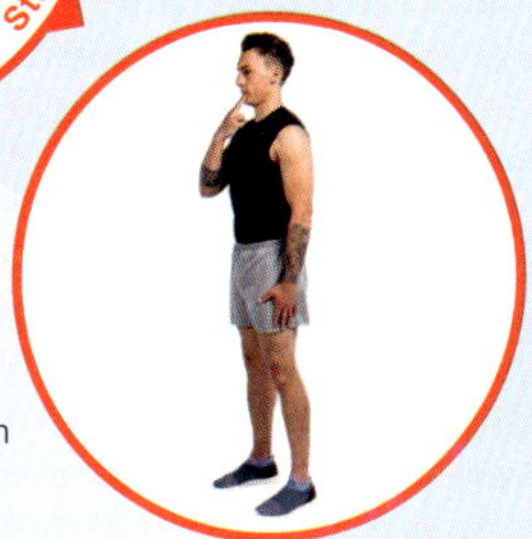

M 3: Kinnschieben vor und zurück, Seite 88

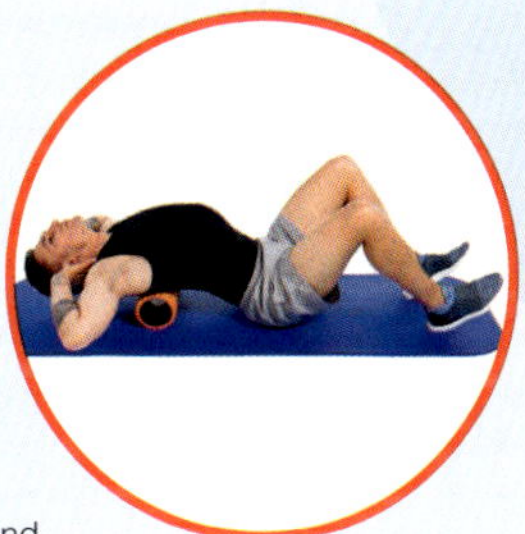

M 5: Rücklehnen auf Rolle, Seite 90

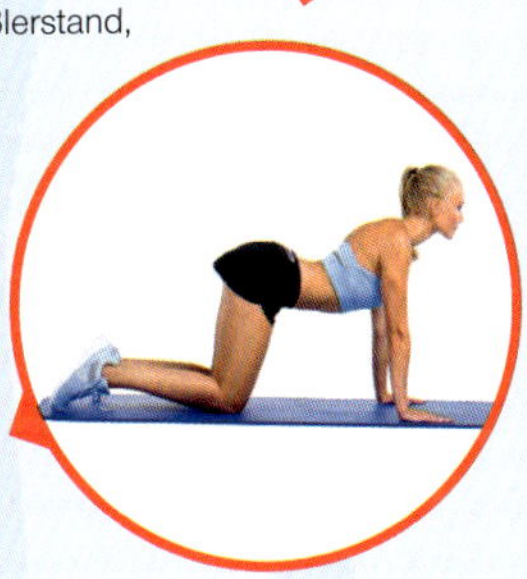

M 27: Rücken runden und senken im Vierfüßlerstand, Seite 112

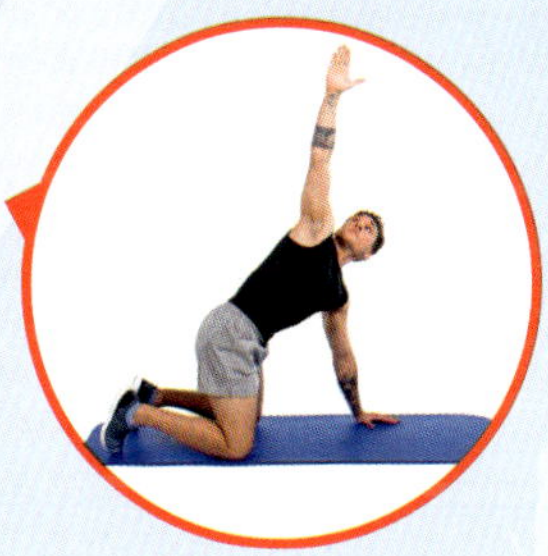

M 6: Rotation im Vierfüßlerstand, Seite 91

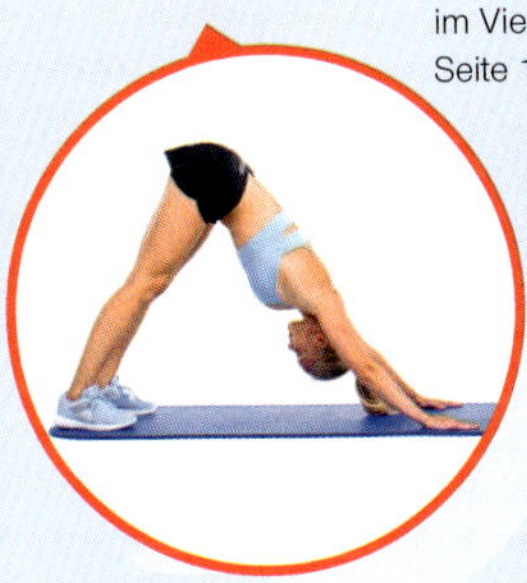

D 35: Beckenhochziehen im Vierfüßlerstand, Seite 186

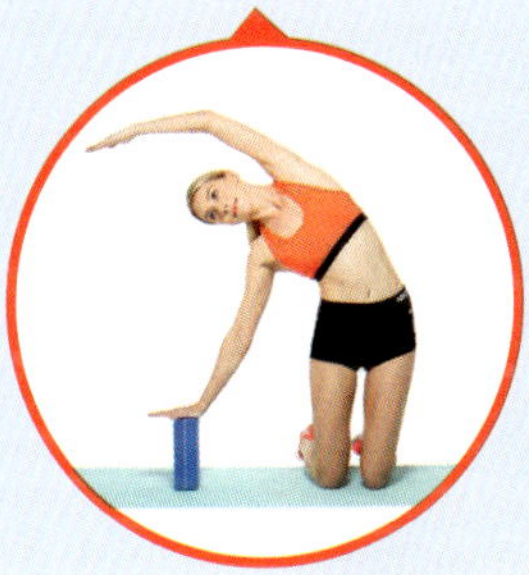

D 22: Seitneigen aus dem Kniestand, Seite 173

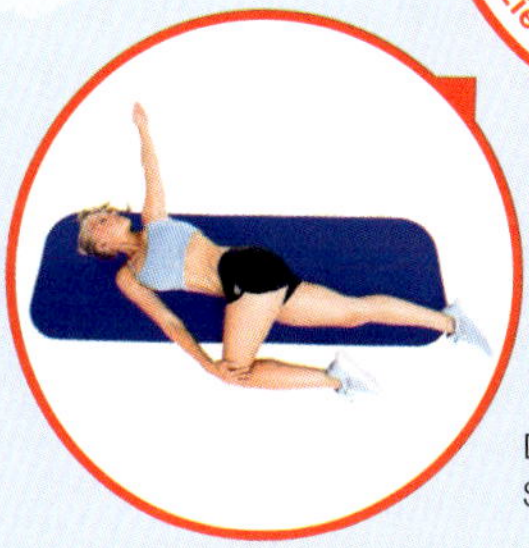

D 24: Körperdrehung in Seitenlage, Seite 175

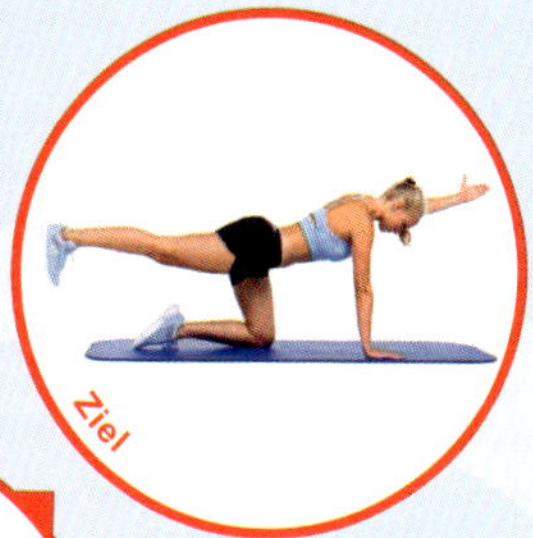

M 29: Diagonales Arm- und Beinheben im Vierfüßlerstand, Seite 114

Work-out 6 Bewegliche Hüften und Beine

Mit diesem Work-out verbesserst du deine Hüft- und Beinbeweglichkeit. Die optionalen Übungen zum Rollen bieten sich an, wenn du dort Problemstellen hast. Die anderen optionalen Übungen sind hilfreich, wenn du deine Beweglichkeit bei Front- und Seitspagat zügig verbessern willst.

	Übungsname	Dauer/ Wiederholungen	Seite
	Optional: R 27: Behandeln der Füße, R 28: Behandeln der Waden, R 26: Behandeln der Gesäßmuskulatur, R 19: Behandeln der Vorderseiten der Oberschenkel, R 23: Behandeln der Rückseiten der Oberschenkel	1–2 Min. je Seite/1 Satz	71, 72 70 63 67
1	R 20: Behandeln der Außenseiten der Oberschenkel	1–2 Min. je Seite/1 Satz	64
2	R 24: Behandeln der Innenseiten der Oberschenkel	1–2 Min. je Seite/1 Satz	68
3	M 37: Hüftkreisen im Stand oder M 41: Hüftdrehungen im Sitz	10–15 Wdh./1 Satz	122, 126
4	M 38: Beinschwingen vor und zurück	10–15 Wdh./1–2 Sätze	123
5	M 39: Seitliches Beinschwingen	10–15 Wdh./1–2 Sätze	124
6	M 40: Tiefe Hocke halten oder M 47: Weite Kniebeuge halten	1 Min. je Seite/1–2 Sätze	135, 142
7	M 43: Ausfallschritt und halber Front-Spagat M 44: Bein vorschieben im Ausfallschritt	1–2 Min. je Übung/1–2 Sätze	128, 129
	Optional: M 46: Frontspagat ausbalancieren	30–60 Sek. je Seite/2 Sätze	131
8	M 48: Seitliche Kniebeuge im Spreizstand	10–15 Wdh./1–2 Sätze	133
	Optional: M 49: Beinheben im Spreizsitz oder M 50: Vorbewegen im Spreizsitz	10–15 Wdh./2 Sätze	134, 135
	Optional: D 30: Aufrichten im Ausfallschritt oder D 29: Rückwärtiges Fersenanziehen	1 Min. je Seite/1–2 Sätze	181, 180
9	D 31: Gestrecktes Beinanziehen in Rückenlage oder D 32: Beinstrecken am Türrahmen	1–2 Min. je Seite/1–2 Sätze	182, 183
10	D 40: Gestrecktes Beinspreizen in Rückenlage, D 41: Spreizsitz oder D 37: Kniesenken im Sitz	1–2 Min./1–2 Sätze	191, 192, 188

TRAININGSTOOLS:

Matte/Teppich, Faszien-Tools, Stuhl/Wand, Türrahmen, starkes Stretch-Band/Gürtel.

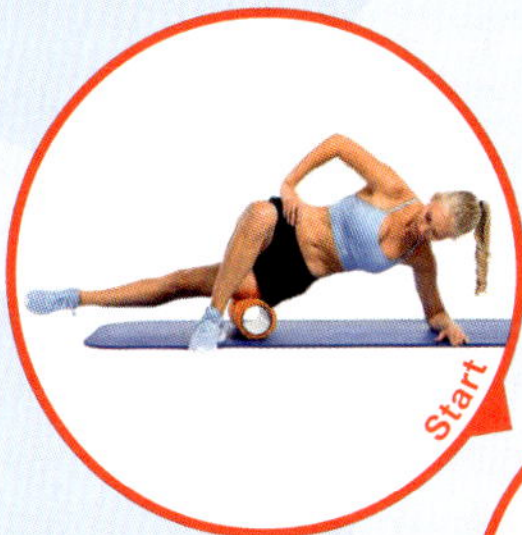

R 20: Behandeln der Außenseiten der Oberschenkel, Seite 64

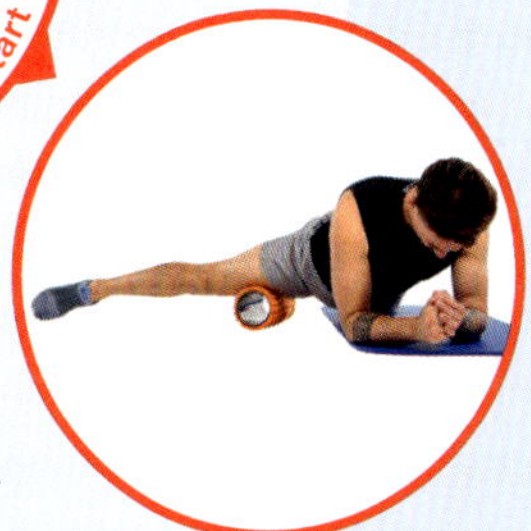

R 24: Behandeln der Innenseiten der Oberschenkel, Seite 68

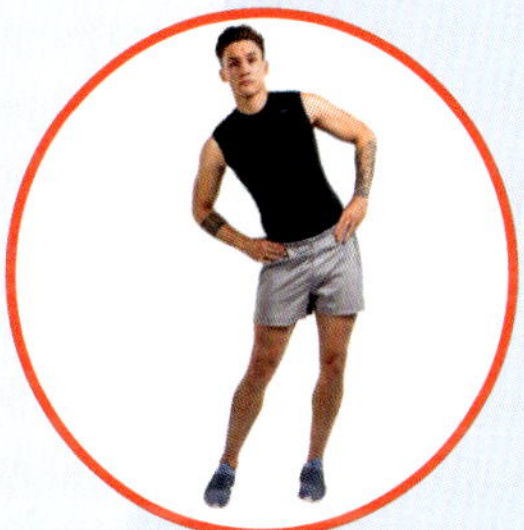

M 37: Hüftkreisen im Stand, Seite 122

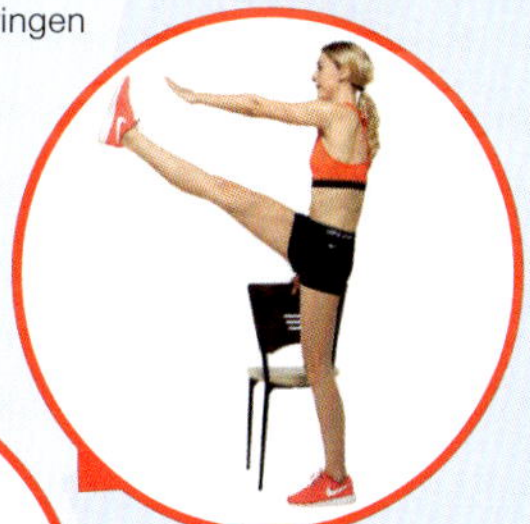

M 38: Beinschwingen vor und zurück, Seite 123

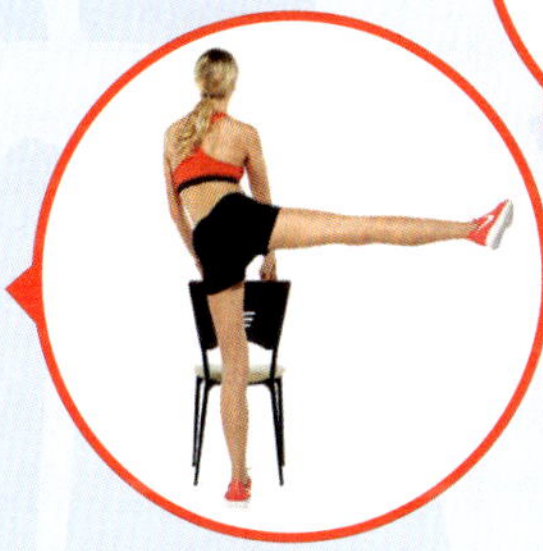

M 39: Seitliches Beinschwingen, Seite 124

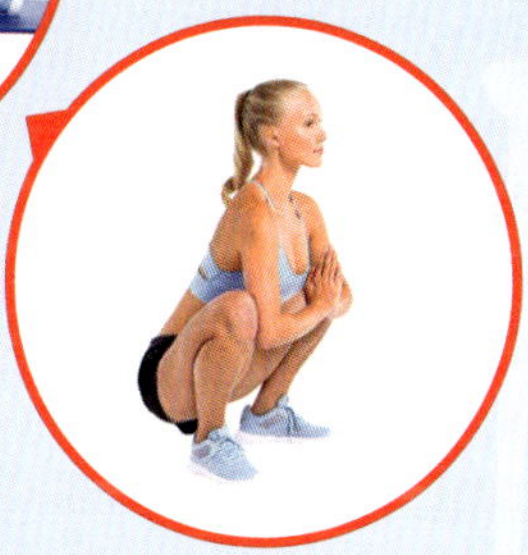

M 40: Tiefe Hocke halten, Seite 125

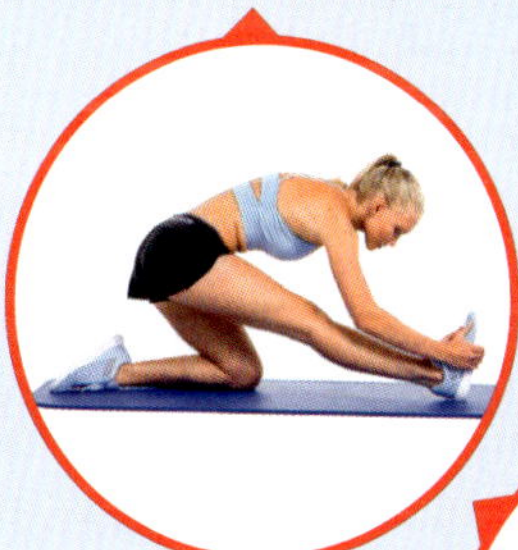

M 43: Ausfallschritt und halber Front-Spagat, Seite 128

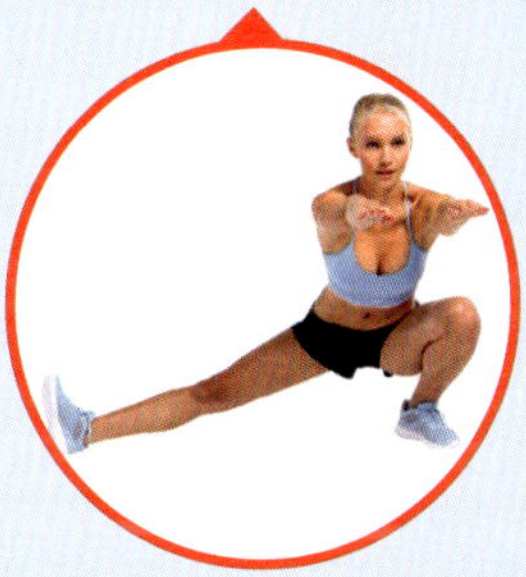

M 48: Seitliche Kniebeuge im Spreizstand, Seite 133

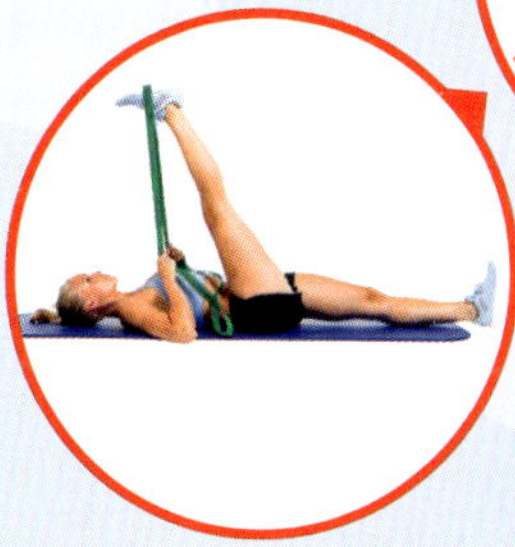

D 31: Gestrecktes Beinanziehen in Rückenlage, Seite 182

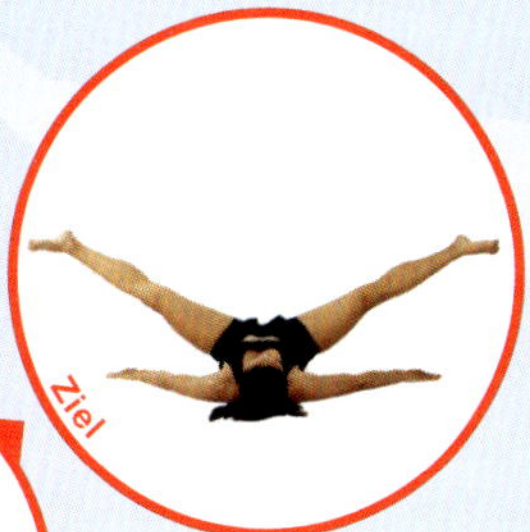

D 40: Gestrecktes Beinspreizen in Rückenlage, Seite 191

Work-out 7 Unterschenkel und Füße

Mit diesem Work-out widmest du dich der Beweglichkeit und der Stabilität der Füße. Zuerst löst du Verspannungen und Verklebungen der Fußsohle und Wade. Hast du zudem Verspannungen an Fußseite, Spann, Unterschenkelseite oder Schienbein, lohnt es auch dort zu rollen. Danach machst du Übungen zur Mobilität und besseren Fußausrichtung, wobei auch Kräftigung und somit Stabilität entwickelt wird. Anschließend nutzt du Dehnübungen für Bereiche, die oftmals Problemstellen darstellen. Kleine Änderungen der Fußposition können zu deutlichen Effektunterschieden führen.

	Übungsname	**Dauer / Wiederholungen**	**Seite**
1	R 27: Behandeln der Füße	1–2 Min. je Seite/1 Satz	71
2	R 28: Behandeln der Waden	1–2 Min. je Seite/1 Satz	72
	Optional: R 29, R 30 und/oder R 31: Behandeln der Unterschenkel	1–2 Min. je Seite/1 Satz	73–75
3	M 53: Fußgewölbe aufrichten	1 Min. je Seite/1–2 Sätze	138
4	M 54: Zehengreifen	1 Min. je Seite/2 Sätze	139
5	M 51: Fußkreisen oder M 52: Fußwippe	10–15 Wdh./1 Satz	136, 137
6	M 56: Einbeinstand oder T-Stand	1 Min. je Seite/2 Sätze	141
	Optional: D 48: Fußdehnung im Stand oder Vierfüßlerstand	30–60 Sek. je Seite/2 Sätze	199
7	D 45: Fersensenken im Stand auf Erhöhung oder D 46: Beinstrecken im Ausfallschritt	30–60 Sek./1–2 Sätze	196, 197
8	D 47: Fußanziehen bei vorzeigendem Bein	1 Min. je Seite/1–2 Sätze	198
9	D 31: Gestrecktes Beinanziehen in Rückenlage oder D 32: Beinstrecken am Türrahmen oder D 35: Beckenhochziehen im Vierfüßlerstand	60 Sek. je Seite/1–2 Sätze	182, 183, 186

TRAININGSTOOLS:
Matte/Teppich, kleine Rolle, 4–6-cm-Ball, große Rolle, Socke, Türrahmen.

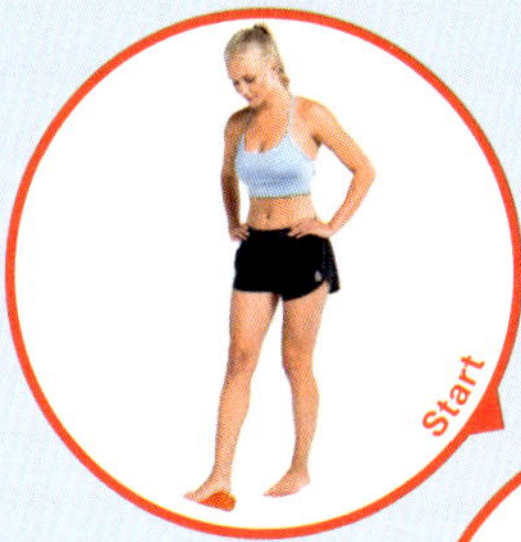

R 27: Behandeln der Füße, Seite 71

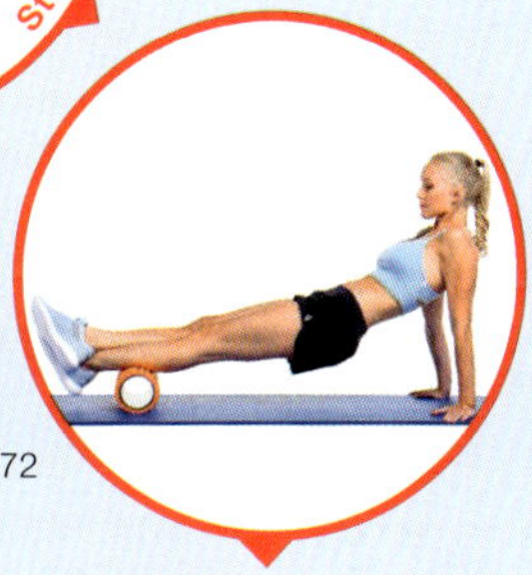

R 28: Behandeln der Waden, Seite 72

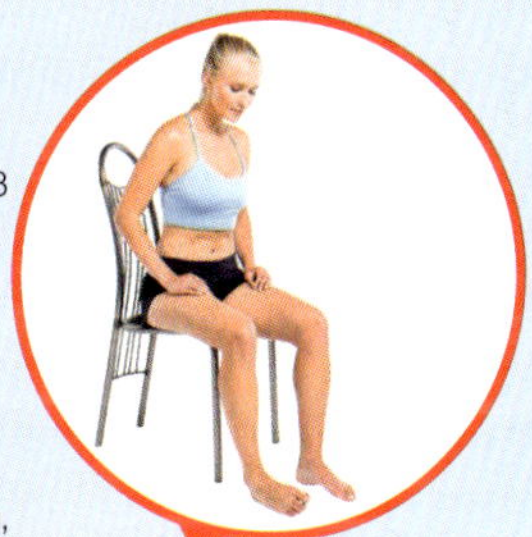

M 53: Fußgewölbe aufrichten, Seite 138

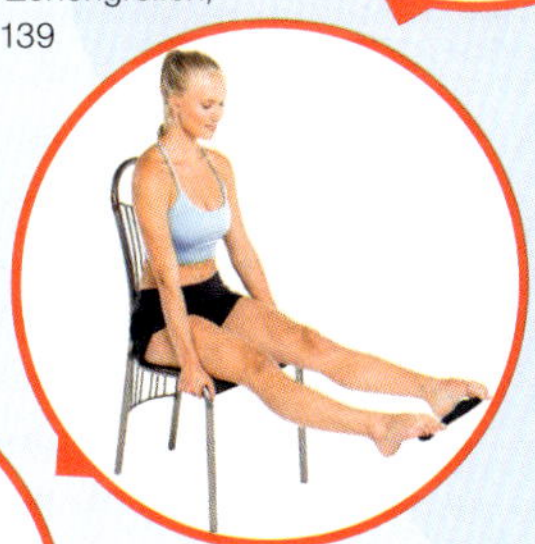

M 54: Zehengreifen, Seite 139

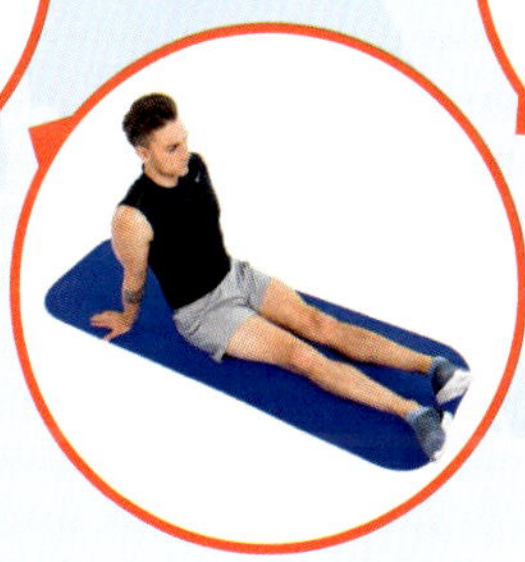

M 51: Fußkreisen, Seite 136

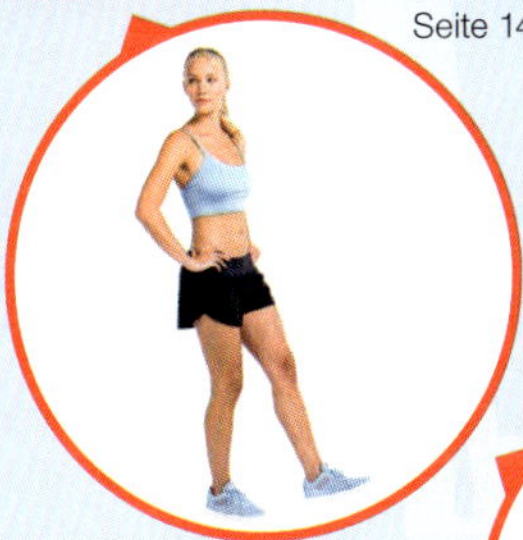

M 56: Einbeinstand, Seite 141

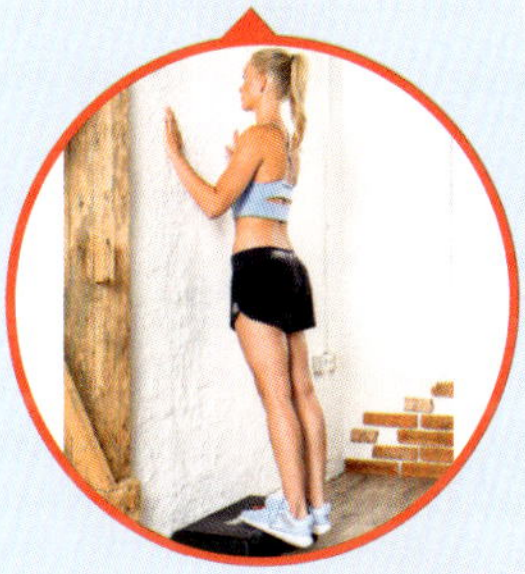

D 45: Fersensenken im Stand auf Erhöhung, Seite 196

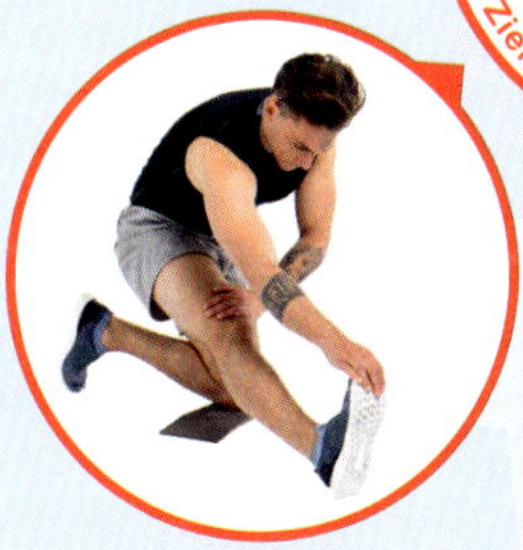

D 47: Fußanziehen bei vorzeigendem Bein, Seite 198

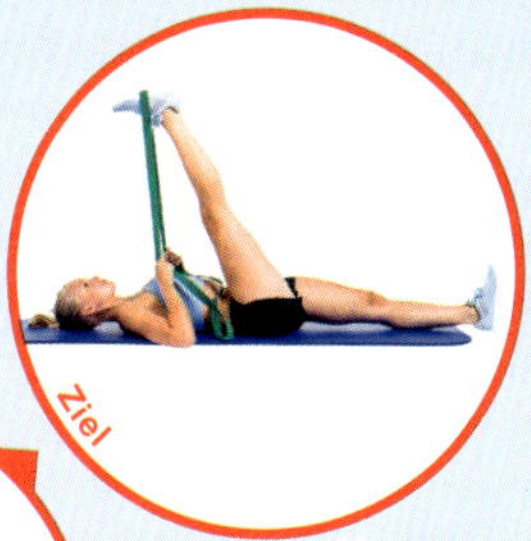

D 31: Gestrecktes Beinanziehen in Rückenlage, Seite 182

Quellenverzeichnis

Bücher

Arend, S.: Vital und gesund durch Faszienmassage, 2. Aufl., Darmstadt 2016.

Bauermeister, W.: Schmerzfrei durch Trigger-Osteopraktik, München 2012.

Blum, B: Perfektes Stretching, 5. durchges. Neuausgabe, München 2000.

Brinkmann, K.: Yoga-Faszien-Training, München 2016.

Delp, C.: Bodyweight-Training, Stuttgart 2019.

Delp, C.: Dehnen für Kampfsportler, 3. Aufl., Stuttgart 2019.

Delp, C.: Perfektes Hanteltraining, 4. Aufl., Stuttgart 2019.

Delp, C.: Thai-Boxen Training, 3. Aufl., Stuttgart 2019.

Delp, C.: Kampfsport Solotraining, 2. Aufl., Stuttgart 2018.

Delp, C.: Selbstverteidigung für jeden Kerl, Stuttgart 2018.

Delp, C.: Thai-Boxen basics, 3. Aufl., Stuttgart 2018.

Delp, C.: Best Stretching, 2. Aufl., Stuttgart 2017.

Delp, C.: Fit mit Faszientraining, Stuttgart 2017.

Delp, C.: DMAX Power für echte Kerle, Stuttgart 2016.

Delp, C.: Kickboxen Basics, 3. Aufl., Stuttgart 2016.

Delp, C.: Funktionelles Hanteltraining, München 2016.

Delp, C.: Krafttraining für Kampfsportler, Stuttgart 2016.

Delp, C.: Medizinball-Training, München 2015.

Delp, C.: Fitness für Kampfsportler, 3. Aufl. Stuttgart 2013.

Delp, C.: Perfektes Training für Bauch und Rücken, Stuttgart 2013.

König, M./Staege, L.: Calisthenics X Mobility: Stark – Beweglich – Schmerzfrei, Aachen 2019.

Meinart, P./Bayer, J.: Mobility: Das große Handbuch, München 2018.

Myers, W. T.: Anatomy Trains. Myofasziale Leitbahnen für Manual- und Bewegungstherapheuten. 2. Aufl., München 2010.

Schleip, R.: Faszienfitness, München 2014.

Slomka, G./Regelin, P.: Stretching – aber richtig, München 2005.

Starrett, K./Cordoza, G.: Werde ein geschmeidiger Leopard – aktualisierte und erweiterte Ausgabe: Die sportliche Leistung verbessern, Verletzungen vermeiden und Schmerzen lindern, 2. Aufl., München 2016.

Stechmann, K.: Faszien selbst behandeln, Berlin 2016.

Steiner, R.: Der Yoga-Doc: Heilen mit Yoga – die besten Übungen für zahlreiche Beschwerden, München 2019.

Sternad, D.: Richtiges Stretching, 6. Aufl., München 1994.

Strietzel, M./Walsberger, F.: Mobility Guide: Das Trainingsbuch für jeden Tag, Aachen 2019.

Zylla, A.: Dynamisches Faszien-Yoga, München 2016.

Zum Schluss

In diesem Buch findest du ein effektives Konzept zum Beweglichkeitstraining. Du lernst viele Roll-, Mobility- und Dehnübungen kennen. Zudem sind Work-outs zum Nachmachen enthalten, die du an deine Anforderungen anpassen kannst. Wichtig ist beim Training, dass du auf deinen Körper achtest, regelmäßig trainierst und behutsam die Anforderungen steigerst. Versuche hingegen nie, deine Trainingsziele mit Gewalt und unter Schmerzen zu erreichen. Ich werde gefragt, welche meiner Bücher ergänzend für das Training eingesetzt werden können. Ich nenne hier einige Bücher und erläutere, für welche Ziele sie sich am besten eignen. Die Auflistung bedeutet nicht, dass du diese Bücher für dein Training benötigst und kaufen musst. Du kannst mit den in diesem Buch enthaltenen Informationen effektiv trainieren.

Dank

In diesem Buch stecken viel Herzblut und unzählige Stunden. Ich bedanke mich deshalb bei meiner Familie und meinen Freunden für die Unterstützung und Geduld und bei Ulrike Ruh (Verlag Pietsch) für die tolle Zusammenarbeit und Unterstützung bei meinen Buchprojekten. Mein Dank gilt auch den Darstellern Chiara Schmitt, Libby Jennings und Max Roll für die Ausdauer und gute Laune während der anstrengenden Fotoshootings.
Schließlich bedanke ich mich bei der Grafikerin Sabine Ufer für das schöne, instruktive Layout als anschauliche Grundlage für das selbständige Training zuhause und unterwegs.

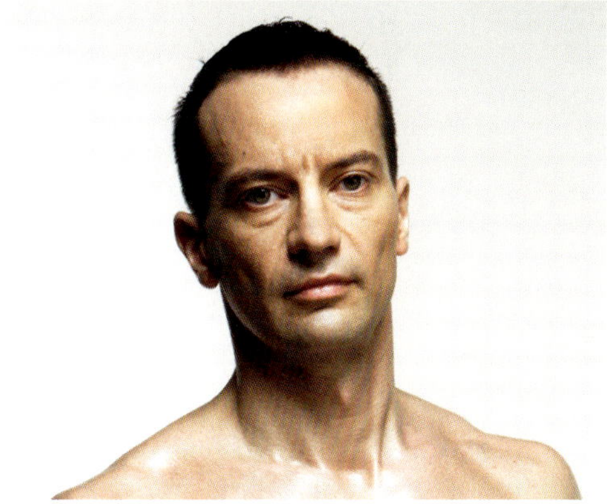

Christoph Delp
Autor, Produzent, Trainer für Functional Fitness, Trainer für Muay Thai (Thai-Boxen), Kampfsport und Selbstverteidigung

Unter diesen Links findest du Infos zu Online- und Personal-Training sowie neue Bücher, Apps und Kurse.

www.christophdelp.de
www.muaythai-dvd.com
www.muaythai-app.com
www.instagram.com/coach_chrisdelp
www.youtube.com/muaythaidvd

Für das Krafttraining findest du Konzepte und Übungen in den Büchern »Bodyweight-Training« (2019), »Perfektes Hanteltraining« (2019), »Medizinball-Training« (2015), »Funktionelles Hanteltraining« (2016) und »Power für echte Kerle« (2016). Möchtest du dich detailliert über das Faszientraining informieren, dann kann das Buch »Fit mit Faszientraining« (2017) helfen. Anregungen zur Beseitigung von Rückenproblemen liefert »Perfektes Training für Bauch und Rücken« (2013).
Hintergründe und Techniken zur Selbstverteidigung findest du in den Büchern »Selbstverteidigung für jeden Kerl« (2018) und »Wehr Dich!« (2017), sowie Techniken in »Kampfsport Solotraining« (2018).

Informationen zum Kraft- und Fitnesstraining von Kampfsportlern sind enthalten in den Büchern »Krafttraining für Kampfsportler« (2016) und »Fitness für Kampfsportler« (2013). Interessierst du dich für Muay Thai, dann findest du detaillierte Informationen in »Muay Thai: Die komplette Serie«, als App (2020), Online-Training (2019) und DVDs (2018) verfügbar, sowie in den Büchern »Thai-Boxen basics« (2018) und »Thai-Boxen Training« (2019). Über Kickboxen kannst du dich in den Büchern »Kickboxen basics« (2016) und »Kickboxen perfekt« (2008) informieren.

Informationen zu Apps, Büchern, Online-Training und DVDs findest du auf meinen Homepages. Weitere Kampfsport- und Fitness-Apps sind in Vorbereitung.

Bei Interesse an neuen Projekten kannst du dich in den Newsletter auf www.christophdelp.de eintragen.

Ich freue mich und bin dankbar über Rückmeldungen von Lesern. Du kannst dich gerne zum Buch ebenso wie bei Trainingsanfragen an mich wenden über christophdelp@hotmail.com.

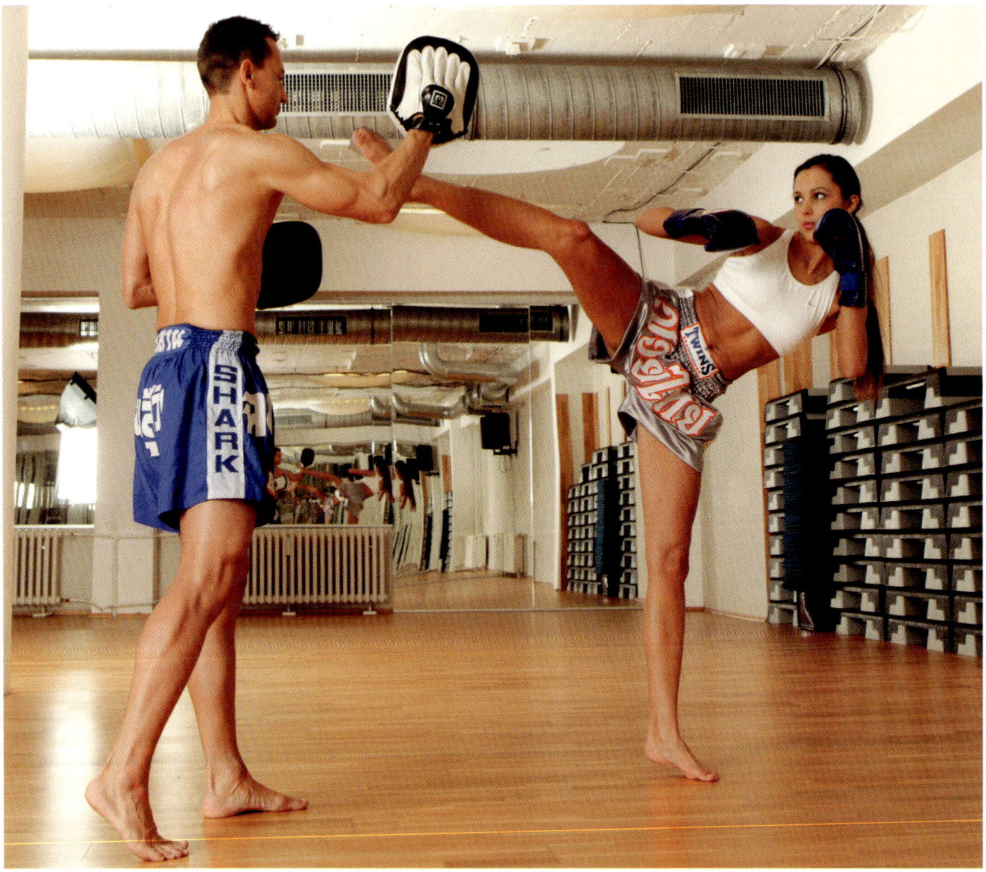

Du kannst Online- und Personal-Training zu Fitness, Muay Thai und Selbstverteidigung erhalten und findest Beweglichkeitskonzepte in Büchern, Online-Training und Apps.

ZUM WEITERLESEN

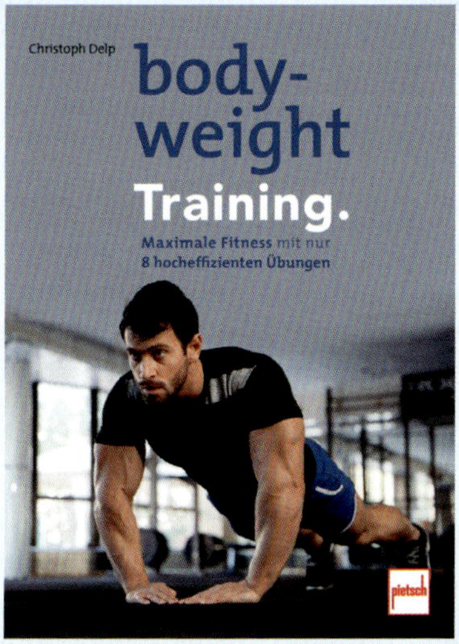

In diesem Buch wird das Trainingskonzept auf die 8 effektivsten Bewegungen heruntergebrochen, die man nicht nur leicht im Kopf behält, sondern mit denen man auch seinen »Wunschkörper« entwickeln kann.

152 Seiten, 124 Bilder, 170 x 240 mm
ISBN: 978-3-613-50877-4
€ 14,95 / € (A) 15,40

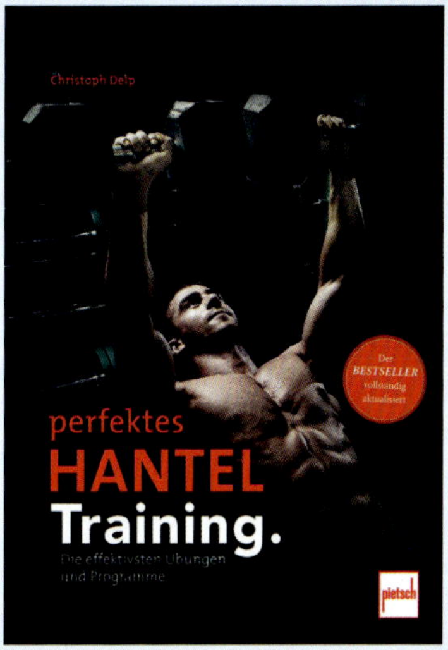

Der Autor und Profi Christoph Delp erklärt alles, was man über ein effektives Training wissen muss, inklusive fertiger Trainingspläne. Mit diesem Buch und einem Paar Kurzhanteln kann's sofort losgehen.

128 Seiten, 172 Bilder, 170 x 240 mm
ISBN: 978-3-613-50883-5
€ 14,95 / € (A) 15,40

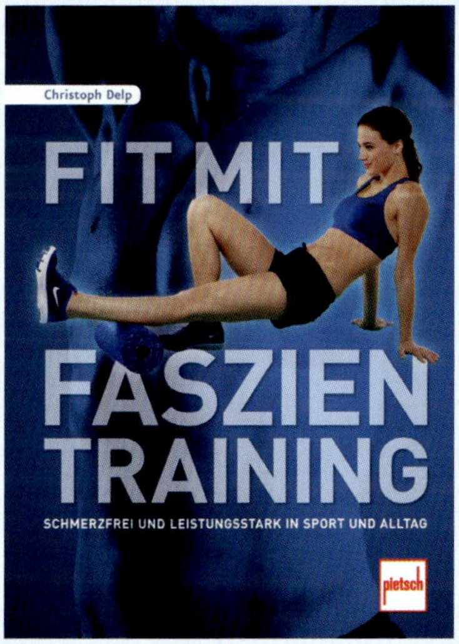

Dieser Ratgeber enthält alles, was man zum Training der Faszien wissen muss: Die effektivsten Übungen, um schmerzende Körperstellen zu behandeln und die Beweglichkeit zu verbessern sowie erprobte Workouts für Alltag und Sport.

144 Seiten, 259 Abbildungen, Format 170 x 240 mm
ISBN 978-3-613-50841-5
€ 16,95 / € (A) 17,40

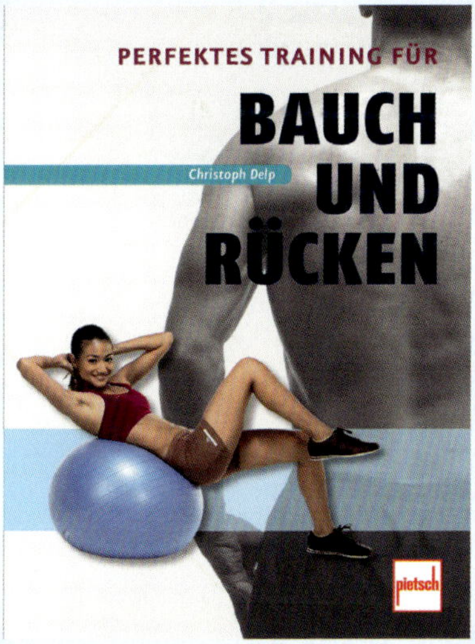

Das Buch zeigt effektive Übungen und Programme für die Bauch- und Rückenmuskulatur. Dabei stehen der gesundheitliche, der optische sowie der sportliche Aspekt im Vordergrund.

112 Seiten, 318 Abbildungen, Format 170 x 240 mm
ISBN 978-3-613-50736-4
€ 14,95 / € (A) 15,40

Stand Juli 2020
Änderungen in Preis und Lieferfähigkeit vorbehalten.

Überall, wo es Bücher gibt, oder unter
WWW.MOTORBUCH-VERSAND.DE
Service-Hotline: 0711/78 99 21 51

ZUM WEITERLESEN

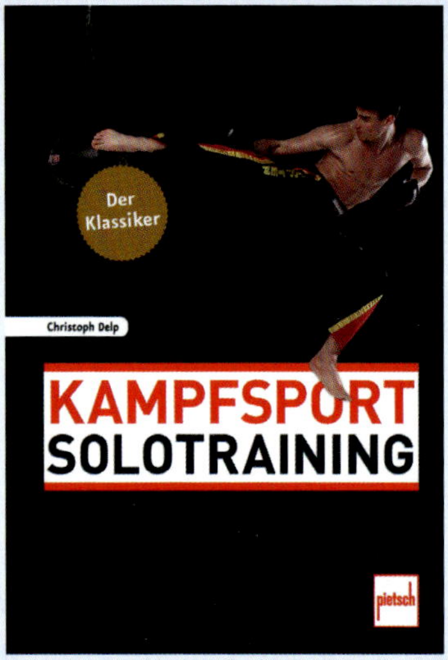

Gezieltes Solotraining lohnt sich für Kampfsportler aus unterschiedlichen Gründen: Um Kampftechniken zu üben und die Technik zu verbessern, oder um Kraft und Ausdauer durch zusätzliche Fitnesseinheiten zu verbessern.

144 Seiten, 294 Bilder, Format 170 x 240 mm
ISBN 978-3-613-50858-3
€ 19,95 / € (A) 20,60

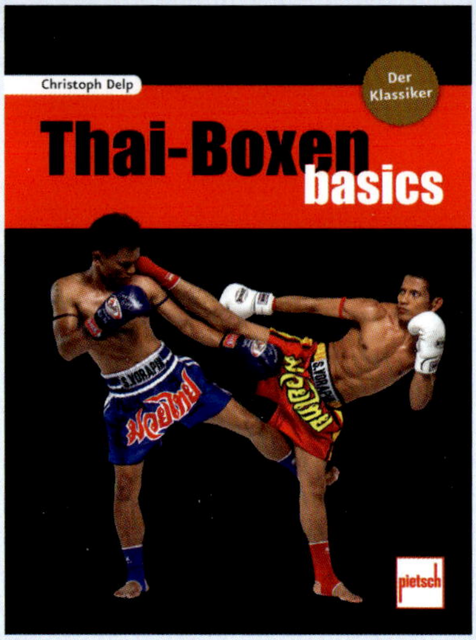

Das Buch nimmt den Leser mit auf eine Reise durch die ganze Welt des Muay Thai. Von den Hintergründen des Kampfsports über Angriffstechniken bis hin zum Training erfährt der Leser hier alles Wissenswerte.

192 Seiten, 400 Bilder, Format 170 x 240 mm
ISBN 978-3-613-50859-0
€ 24,90 / € (A) 25,60

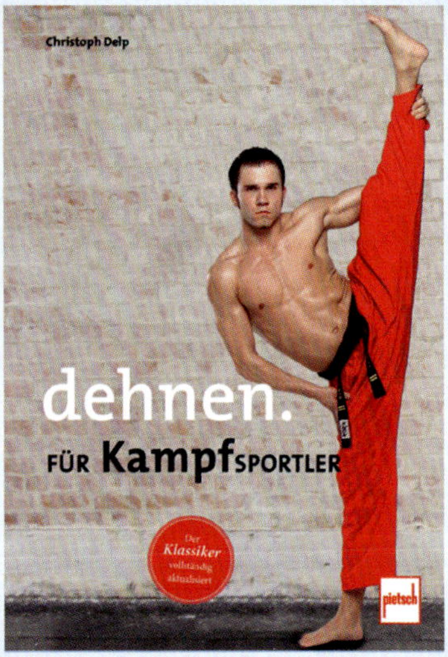

Für eine erfolgreiche Ausübung der Bewegungen und zur Vermeidung von Verletzungen sind Kampfsportler auf ein wirksames Dehntraining angewiesen. Dieser Ratgeber liefert die Grundlagen und stellt die wichtigsten Dehnmethoden und -programme für die populärsten Kampfsportarten vor.

144 Seiten, 240 Bilder, 170 x 240 mm
ISBN: 978-3-613-50890-3
€ 19,95 / € (A) 20,60

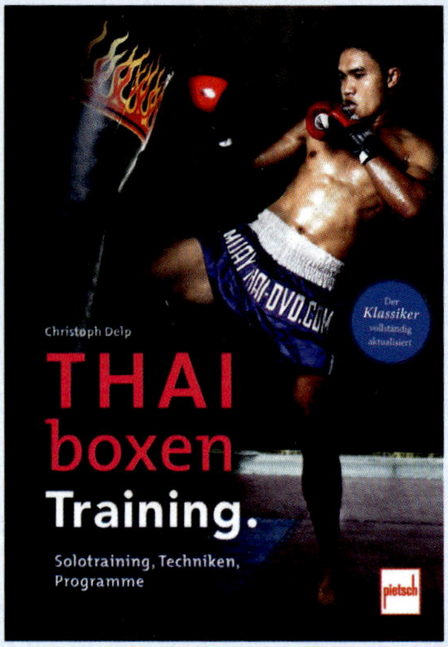

Ein gutes Training benötigt eine sinnvolle Trainingsplanung, das gilt gerade für anspruchsvolle Sportarten wie dem Thai-Boxen. Dieser Kampfsportklassiker zeigt die Erfolgstechniken und Trainingsmethoden von Weltmeistern und bekannten Trainern aus Thailand.

144 Seiten, 240 Bilder, 170 x 240 mm
ISBN: 978-3-613-50891-0
€ 19,95 / € (A) 20,60

Stand Juli 2020
Änderungen in Preis und Lieferfähigkeit vorbehalten.

Überall, wo es Bücher gibt, oder unter
WWW.MOTORBUCH-VERSAND.DE
Service-Hotline: 0711/78 99 21 51

pietsch